◎白话彩插典藏版◎

黄帝内经

中国养生第一书

《图解经典》编辑部 ◎ 编著

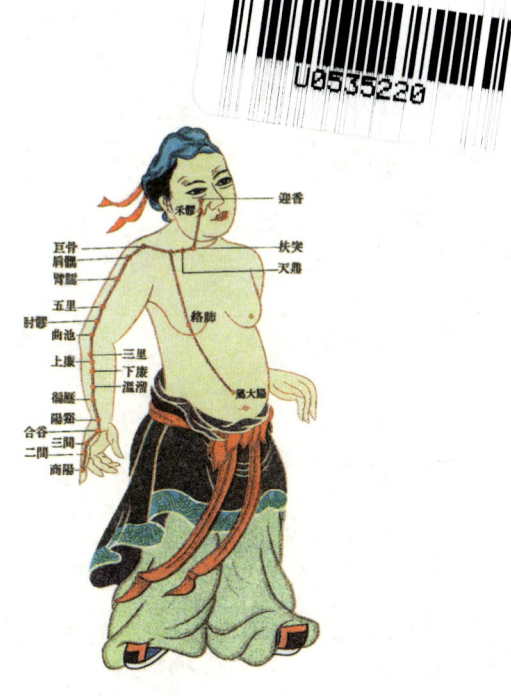

吉林科学技术出版社

人体的穴位和反射区

《黄帝内经》研究的核心内容之一就是经络穴位和人体脏腑。人体如果发生异常现象，一定会在相应的经络穴位上反映出来。手、脚、头部是人体脏腑和穴位的重点反射区，了解这些反射区对养生有重要作用。

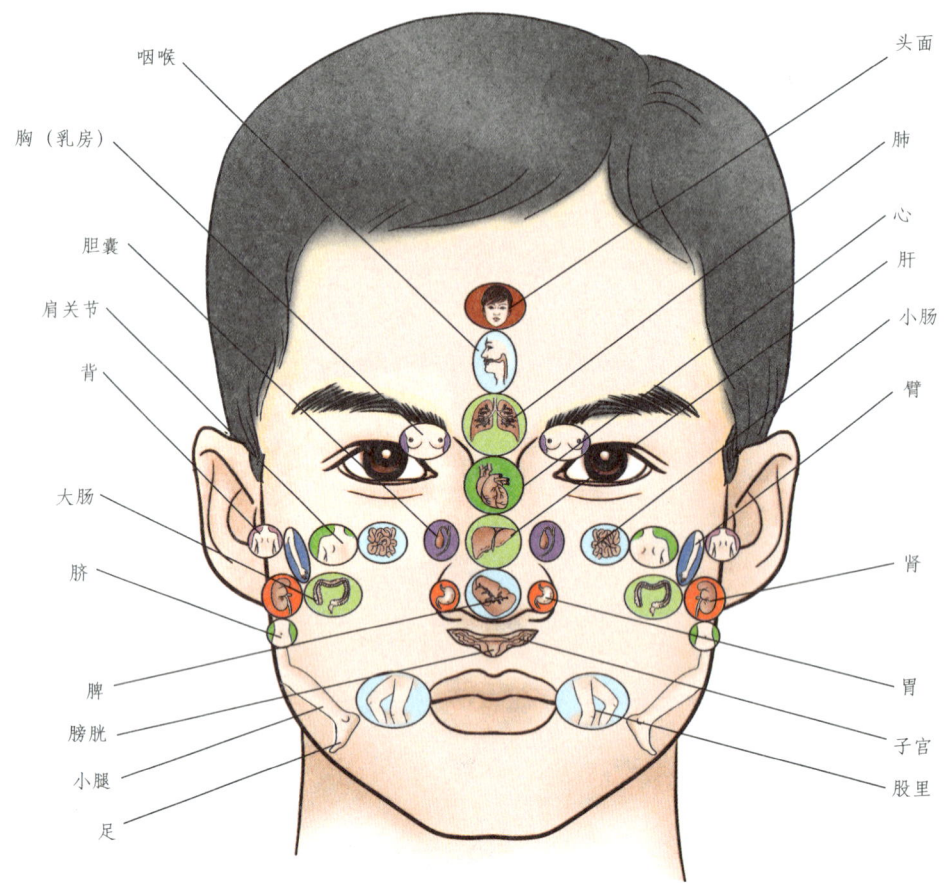

面部反射区

在我们身体当中，最爱说话提醒生病的部位就是头面，最方便观察内在疾病变化的也是头面。头面部是脏腑气血的外荣，又是经脉的聚集之处，是望诊最适当的部位。

面部与人体部位及疾病对照图

头面：额正中点。**主治**：头面病、脑病。
咽喉：头面与肺连线的中点。**主治**：咽喉炎、梅核气等。
肺：两眉端连线的中点。**主治**：咳嗽、哮喘等呼吸系统疾病。
心：位于鼻梁骨的最低处。**主治**：心悸、失眠等。
肝：心区与脾区连线的中点。**主治**：肝病及两胁疼痛
胆囊：在肝区两旁。**主治**：胆囊炎、胆石症等。
脾：位于鼻尖。**主治**：食欲不振、腹胀、消化不良等。
胃：鼻翼的中央偏上方。**主治**：胃痛、呕吐。
膀胱：相当于水沟穴的位置。**主治**：腰酸背痛。
子宫：与膀胱区重叠。**主治**：痛经、阴部痛。
大肠：目外眦直下、颧骨下缘。**主治**：便秘、腹痛、泄泻等。
小肠：在颧骨的内侧，与肝区、胆区在同一水平。**主治**：泄泻。
肾：鼻翼水平线与太阳穴的垂直线相交处。**主治**：遗尿、癃闭等。
脐：肾区稍下方。**主治**：绕脐腹痛。
胸（乳房）：在目内眦稍上方。**主治**：胸痛、胸闷、产后乳少等。
股里：近口角旁约0.5寸。**主治**：大腿内侧疼痛

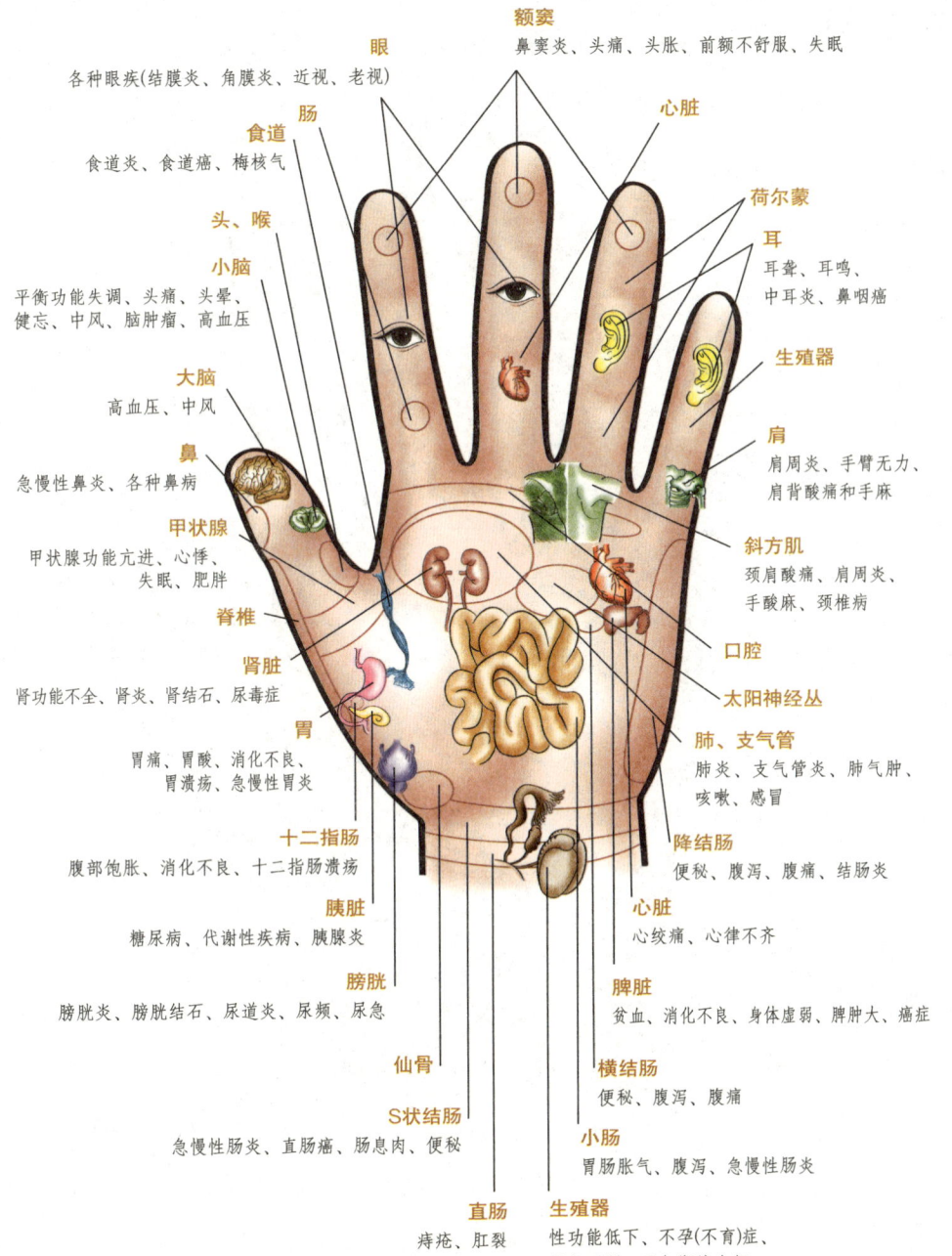

手掌反射区

手掌代表人体正面，各部位与不同的内脏相对应。掌纹、指纹、指节纹、手掌软硬及手掌颜色等揭示了人体健康状况和可能发病的一种信号，也是防患于未然的一种预防手段。

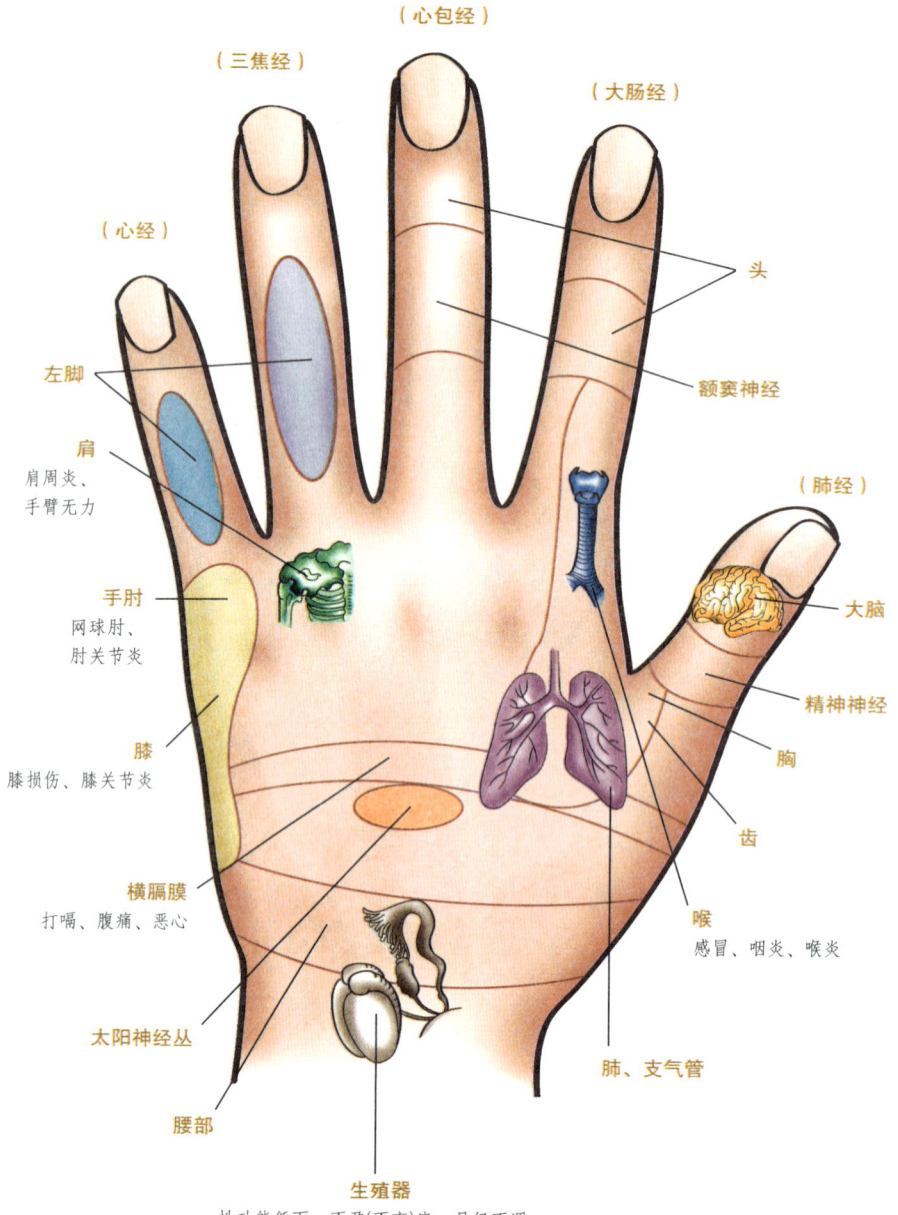

手背反射区

　　手背代表人体背面。手背诊病是通过手背的异常情况来判断身体健康，它是建立在中医经络学的理论基础之上，对人的手形、指甲等进行医学诊断的一门学科。

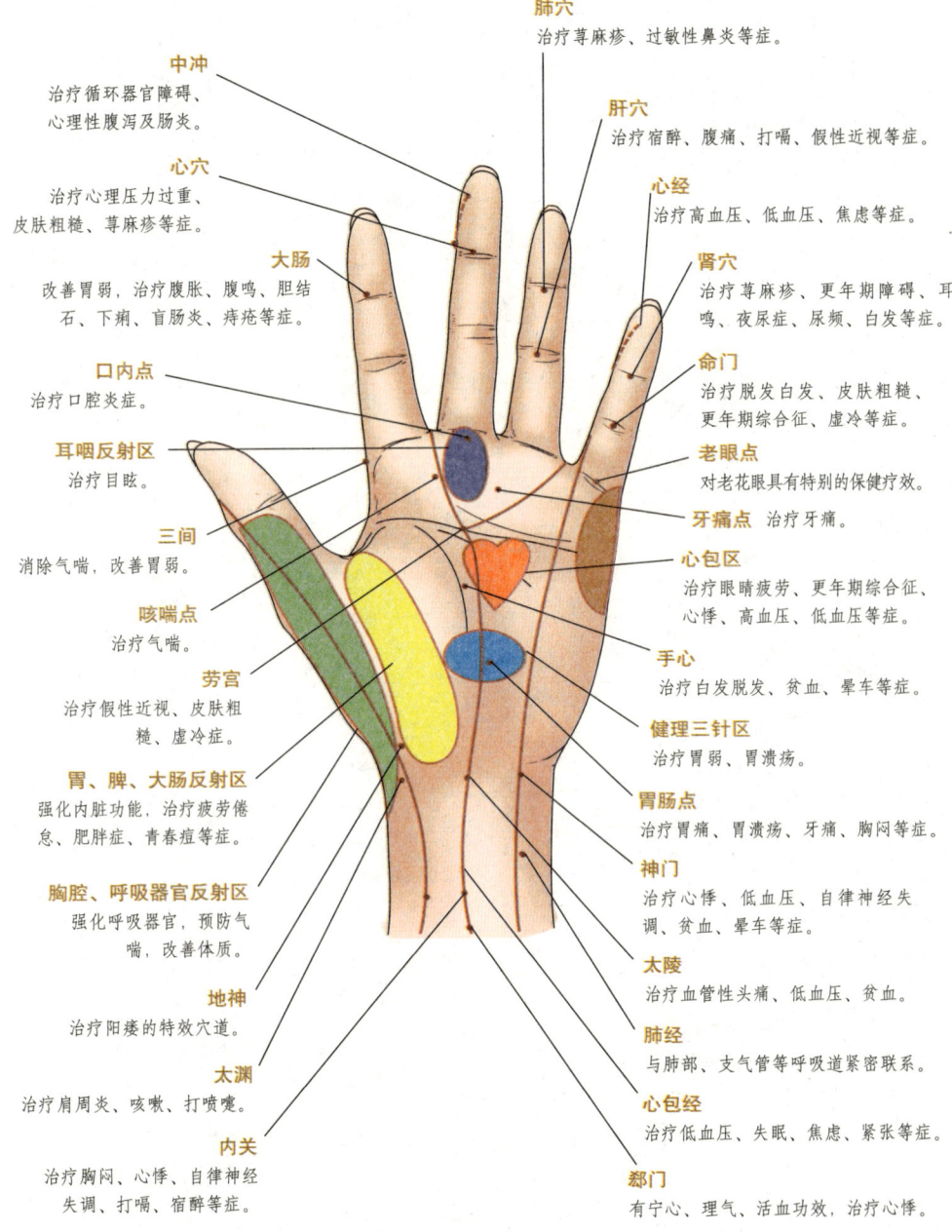

手掌穴位图

经络是人体内气血运行的通道，它们贯穿全身，将人体的脏腑、肢节和肌肉联结成一个有机整体。其中终始于手掌的经络，占据身体八条主脉络的3/8。

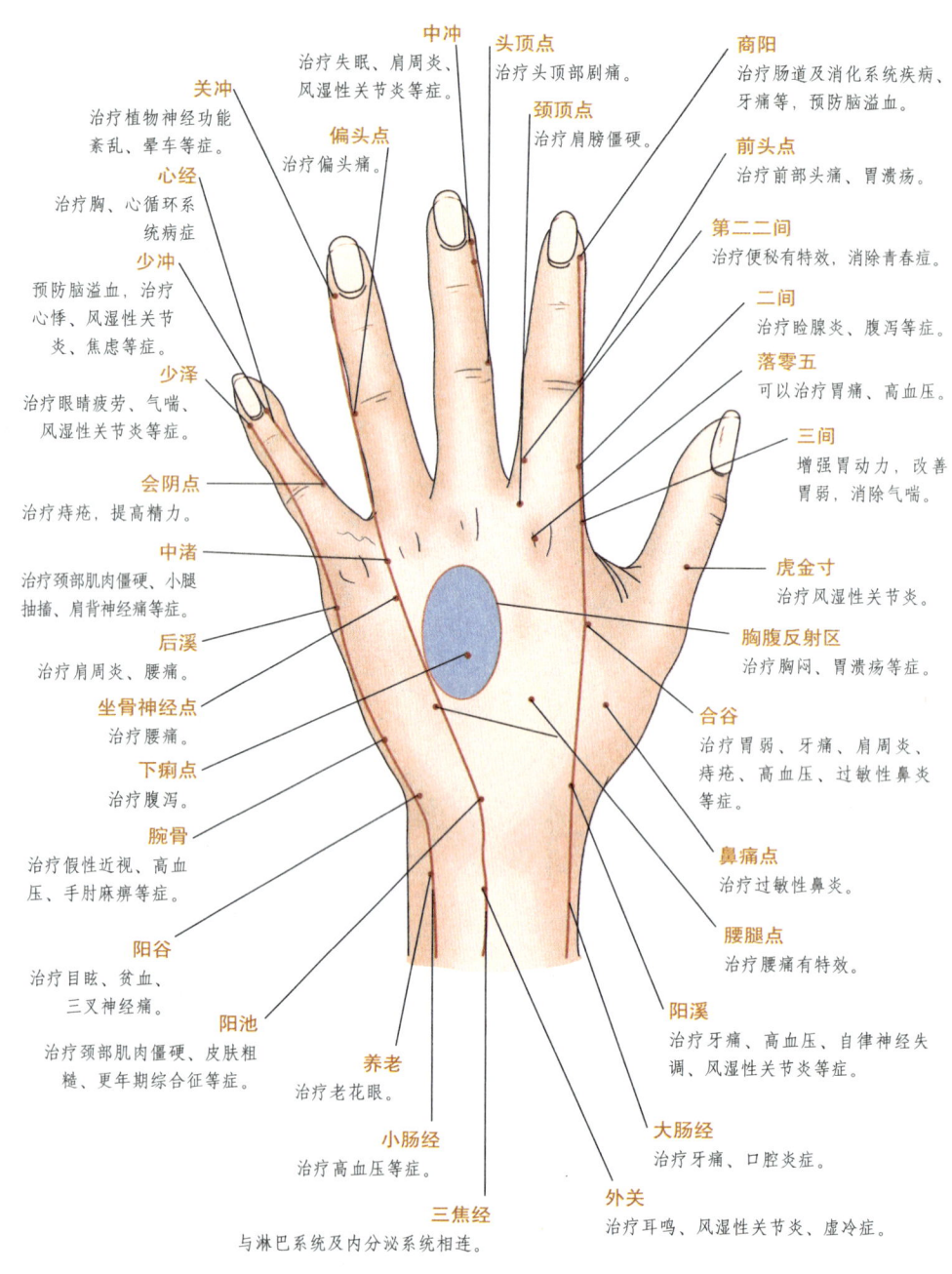

手背穴位图

手诊主要是依赖中医经络学和西医解剖学建立起来的，其中手背按摩自疗是以经络穴位为依据。人体的主要经络一共有八条，起始于手背的有两条。

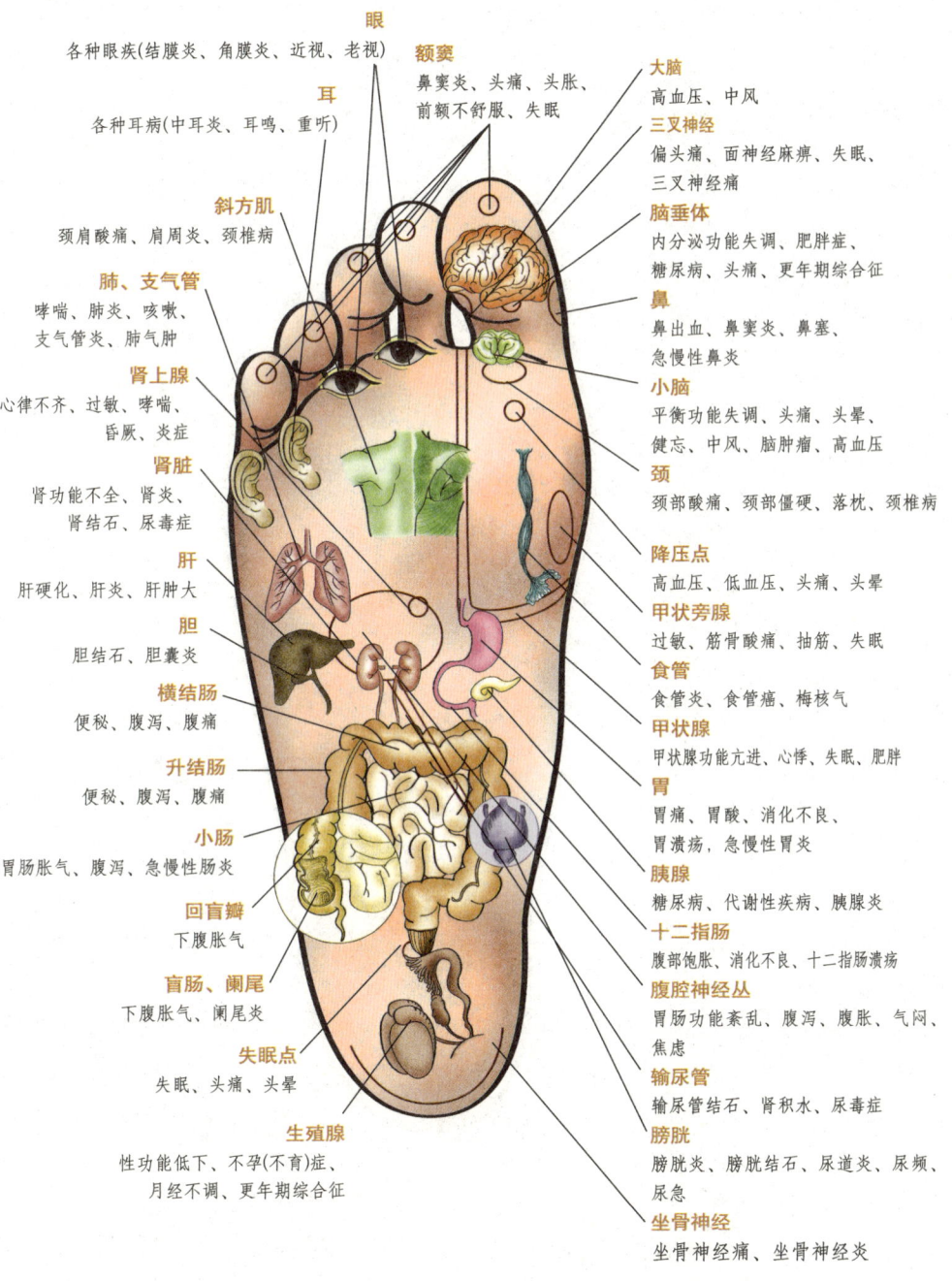

眼
各种眼疾(结膜炎、角膜炎、近视、老视)

耳
各种耳病(中耳炎、耳鸣、重听)

斜方肌
颈肩酸痛、肩周炎、颈椎病

肺、支气管
哮喘、肺炎、咳嗽、支气管炎、肺气肿

肾上腺
心律不齐、过敏、哮喘、昏厥、炎症

肾脏
肾功能不全、肾炎、肾结石、尿毒症

肝
肝硬化、肝炎、肝肿大

胆
胆结石、胆囊炎

横结肠
便秘、腹泻、腹痛

升结肠
便秘、腹泻、腹痛

小肠
胃肠胀气、腹泻、急慢性肠炎

回盲瓣
下腹胀气

盲肠、阑尾
下腹胀气、阑尾炎

失眠点
失眠、头痛、头晕

生殖腺
性功能低下、不孕(不育)症、月经不调、更年期综合征

额窦
鼻窦炎、头痛、头胀、前额不舒服、失眠

大脑
高血压、中风

三叉神经
偏头痛、面神经麻痹、失眠、三叉神经痛

脑垂体
内分泌功能失调、肥胖症、糖尿病、头痛、更年期综合征

鼻
鼻出血、鼻窦炎、鼻塞、急慢性鼻炎

小脑
平衡功能失调、头痛、头晕、健忘、中风、脑肿瘤、高血压

颈
颈部酸痛、颈部僵硬、落枕、颈椎病

降压点
高血压、低血压、头痛、头晕

甲状旁腺
过敏、筋骨酸痛、抽筋、失眠

食管
食管炎、食管癌、梅核气

甲状腺
甲状腺功能亢进、心悸、失眠、肥胖

胃
胃痛、胃酸、消化不良、胃溃疡、急慢性胃炎

胰腺
糖尿病、代谢性疾病、胰腺炎

十二指肠
腹部饱胀、消化不良、十二指肠溃疡

腹腔神经丛
胃肠功能紊乱、腹泻、腹胀、气闷、焦虑

输尿管
输尿管结石、肾积水、尿毒症

膀胱
膀胱炎、膀胱结石、尿道炎、尿频、尿急

坐骨神经
坐骨神经痛、坐骨神经炎

右足底反射区

绝大多数反射区的分布是双足相同的，例外的是颈项以上的组织器官反射区会发生交叉性分布。其中肝、胆囊、盲肠、阑尾等少数反射区只分布于右足底。

15

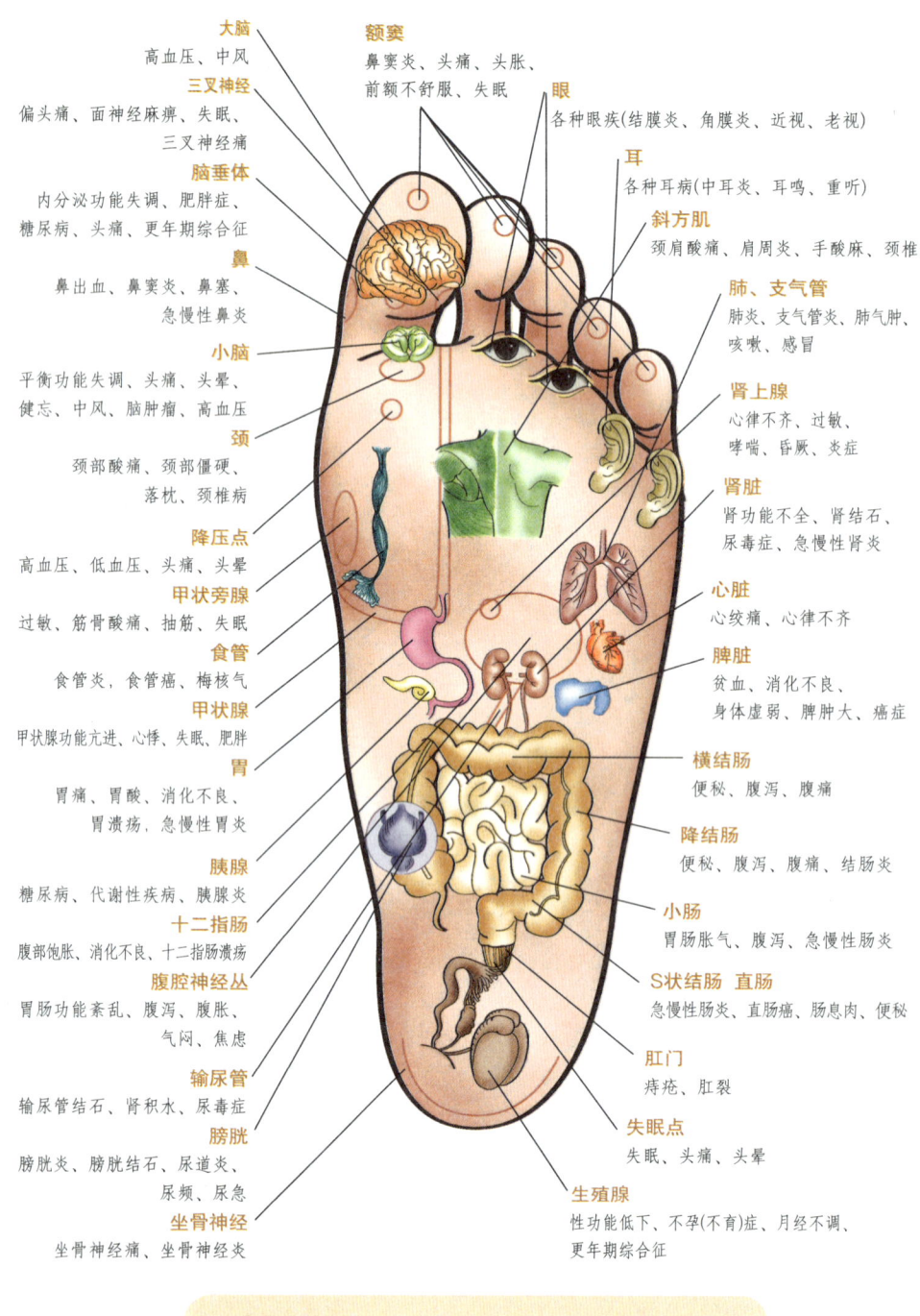

左足底反射区

足部可以说是人体的第二心脏。右侧的额窦、三叉神经、小脑、脑干、鼻、大脑、颈项、眼、耳等反射区都分布在左足底。同理，相反一侧的反射区分布在另一足底。

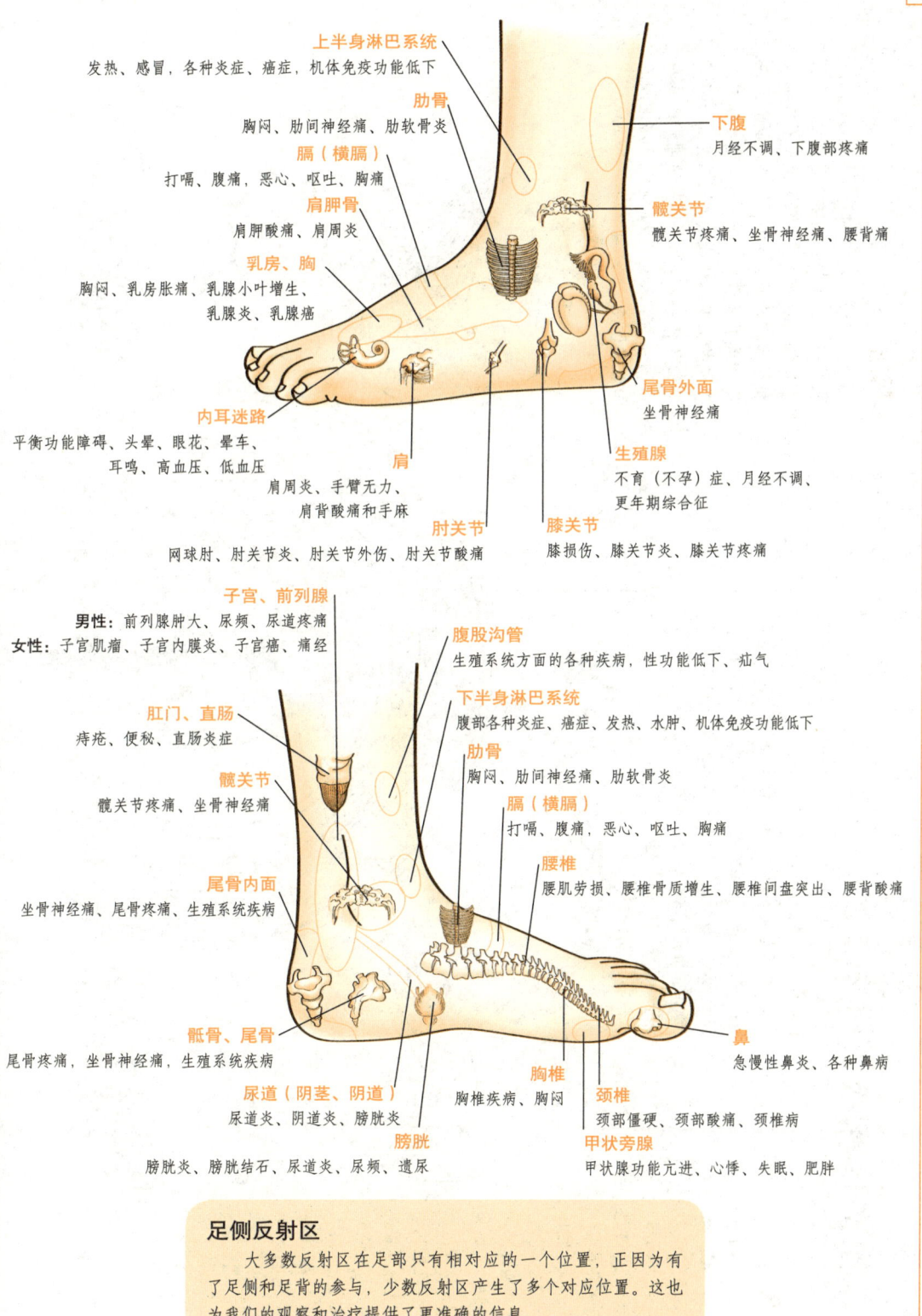

足侧反射区

大多数反射区在足部只有相对应的一个位置，正因为有了足侧和足背的参与，少数反射区产生了多个对应位置。这也为我们的观察和治疗提供了更准确的信息。

《黄帝内经》全图

六气

六气即风、寒、暑、湿、燥、火六种气候变化因素。《内经》的六气说指的是以自然界的气候变化以及生物体（包括人体在内）对这些变化所产生的相应反应为基础，从而把自然气候现象和生物的生命现象系统一起来，把自然气候变化规律和人体发病规律统一起来的学术观点。

四时

《内经》把人与自然界看成一个整体，自然界的种种变化，人有所应。《内经》强调人体要适应自然变化，因而，"顺四时而适寒暑"，避免外邪侵袭，这一观点开辟了中医防病养生的先河。

阴阳

《内经》运用阴阳五行思想，将人体自身以及人体与外部环境之间看作一个有机的系统整体。阴阳说侧重于揭示事物有机整体的动因及其本质联系，而五行说则侧重于揭示有机整体内部诸要素之间的结构关系和普遍联系。二者都代表了对整体要素之间关系的特定理解，从而共同强调了人体以及人体与环境之间的有机整体性。

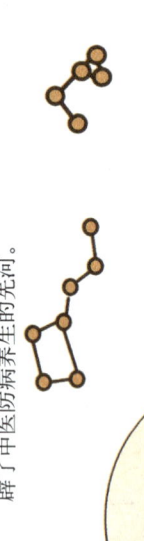
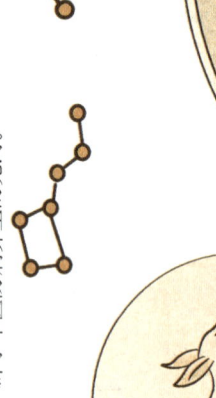
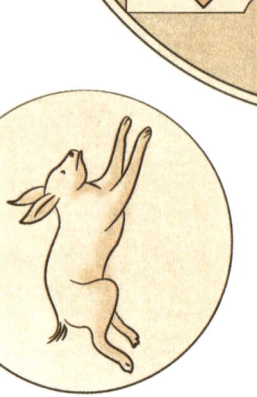
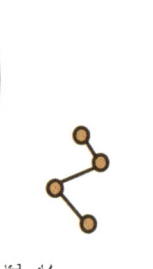
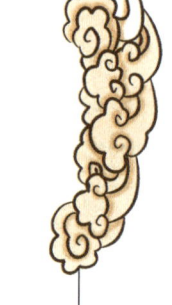

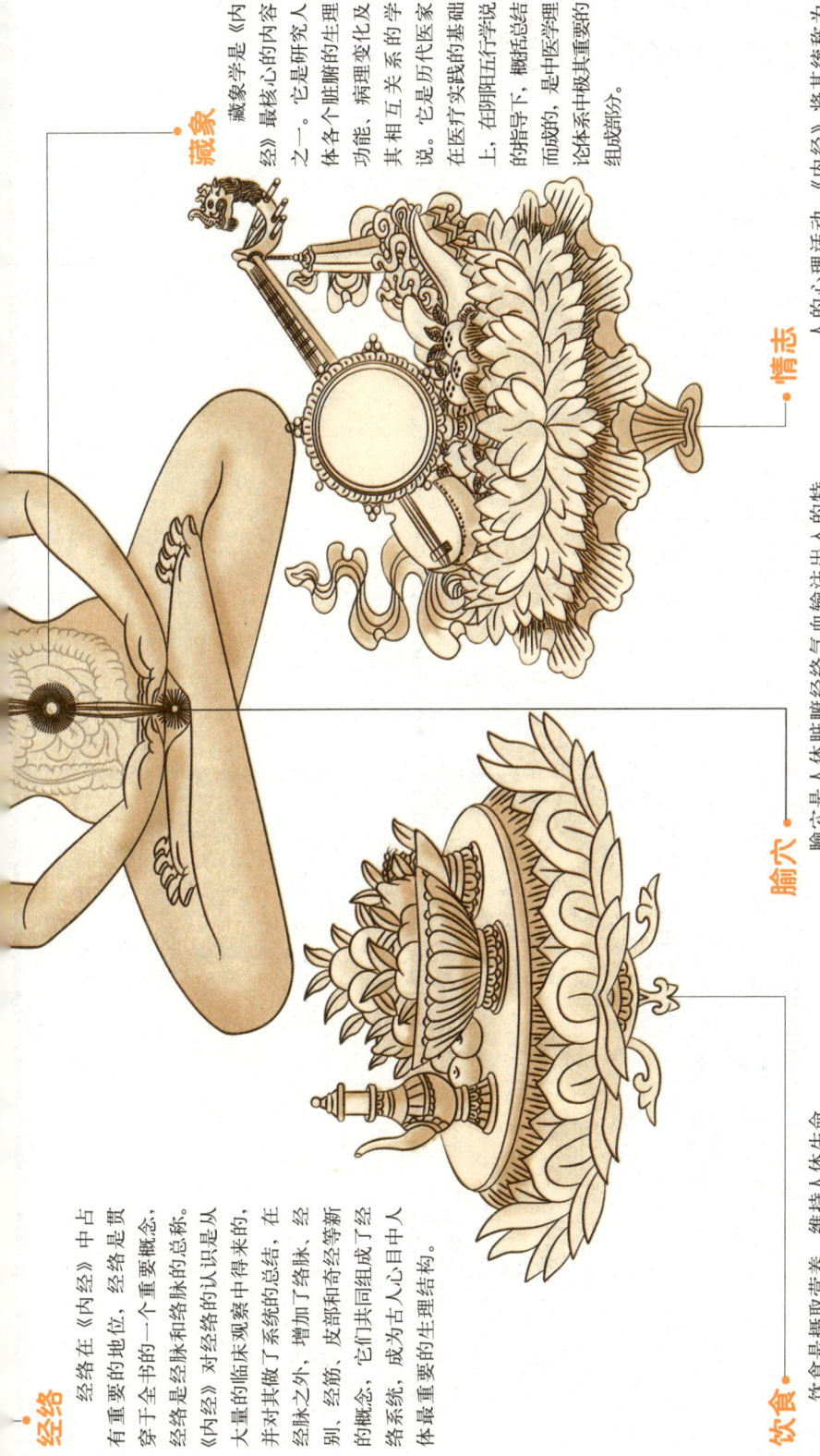

藏象

藏象学是《内经》最核心的内容之一。它是研究人体各个脏腑的生理功能、病理变化及其相互关系的学说。它是历代医家在医疗实践的基础上，在阴阳五行学说的指导下，摒弃总结而成的，是中医学理论体系中极其重要的组成部分。

情志

人的心理活动，《内经》将其统称为情志，或叫作情绪。它是人在接触和认识客观事物时，人体本能的综合反应。合理的心理保健是人体健康的一个重要环节。

腧穴

腧穴是人体脏腑经络气血输注出入的特殊部位，又称之为"腧""穴""气穴""气府"等。腧"输"通"输"，"穴"是空隙的意思。《内经》所记载的"输""会""节""气穴""气府"等，腧穴是与深部组织器官有着密切联系，互相通的特殊部位。"腧通"是双向的。从内通向外，反映病痛，从外通向内，接受刺激，防治疾病。

经络

经络在《内经》中占有重要的地位，经络是贯穿于全书中的一个重要概念，经络是经脉和络脉的总称。《内经》对经络的认识是从大量的临床观察中得来的，并对其做了系统的总结，在经脉之外，增加了络脉、经别、经筋、皮部和奇经等新的概念，它们共同组成了经络系统，成为古人心目中人体最重要的生理结构。

饮食

饮食是最取营养、维持人体生命活动所不可缺少的物质，人体通过饮食，从食物中吸收各种营养物质，化生气、血、津液，以维持人体正常的生命活动。因此《内经》说："故合不人，半日则气衰，一日则气少矣。"

《黄帝内经》的历史沿革

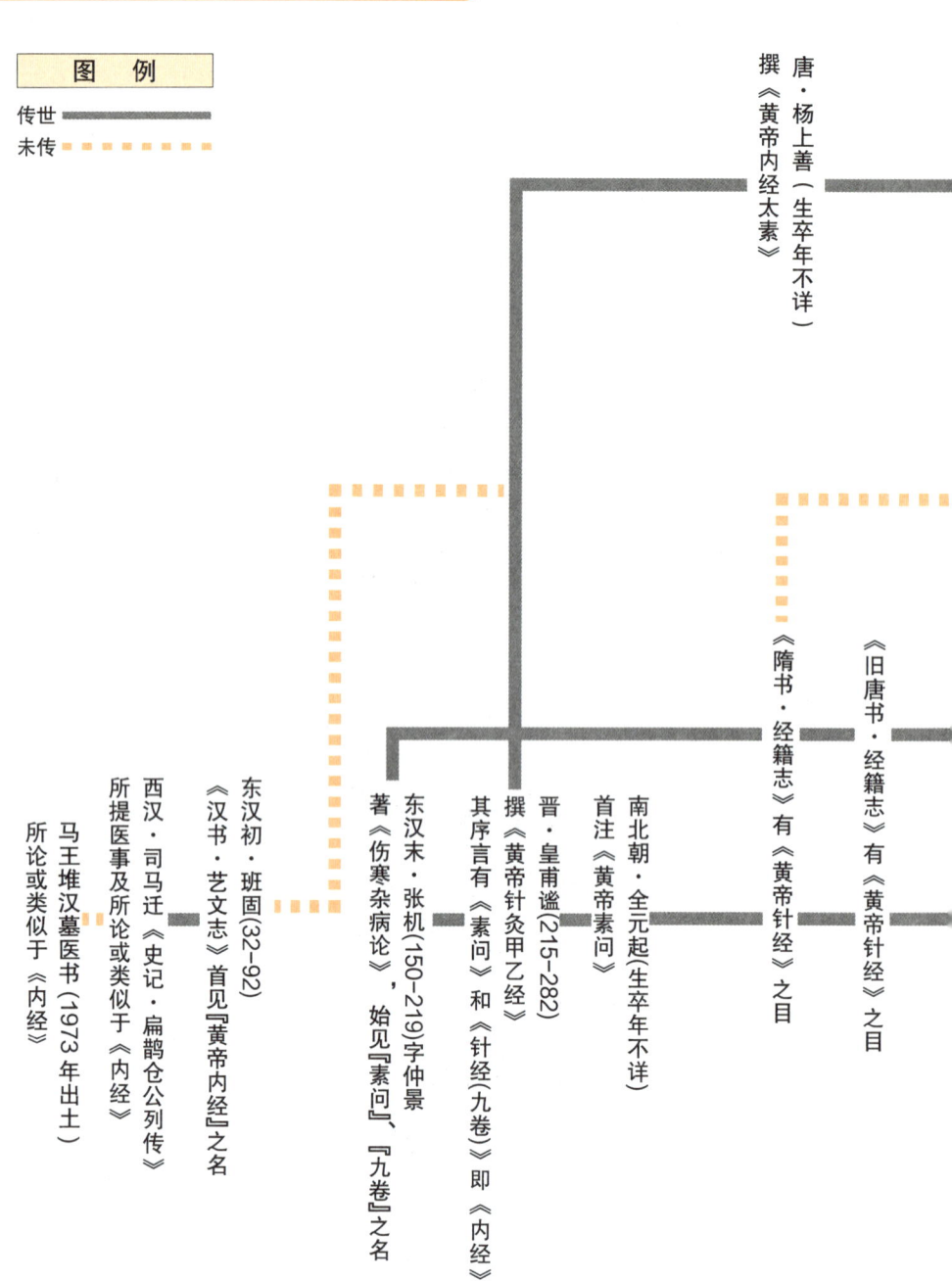

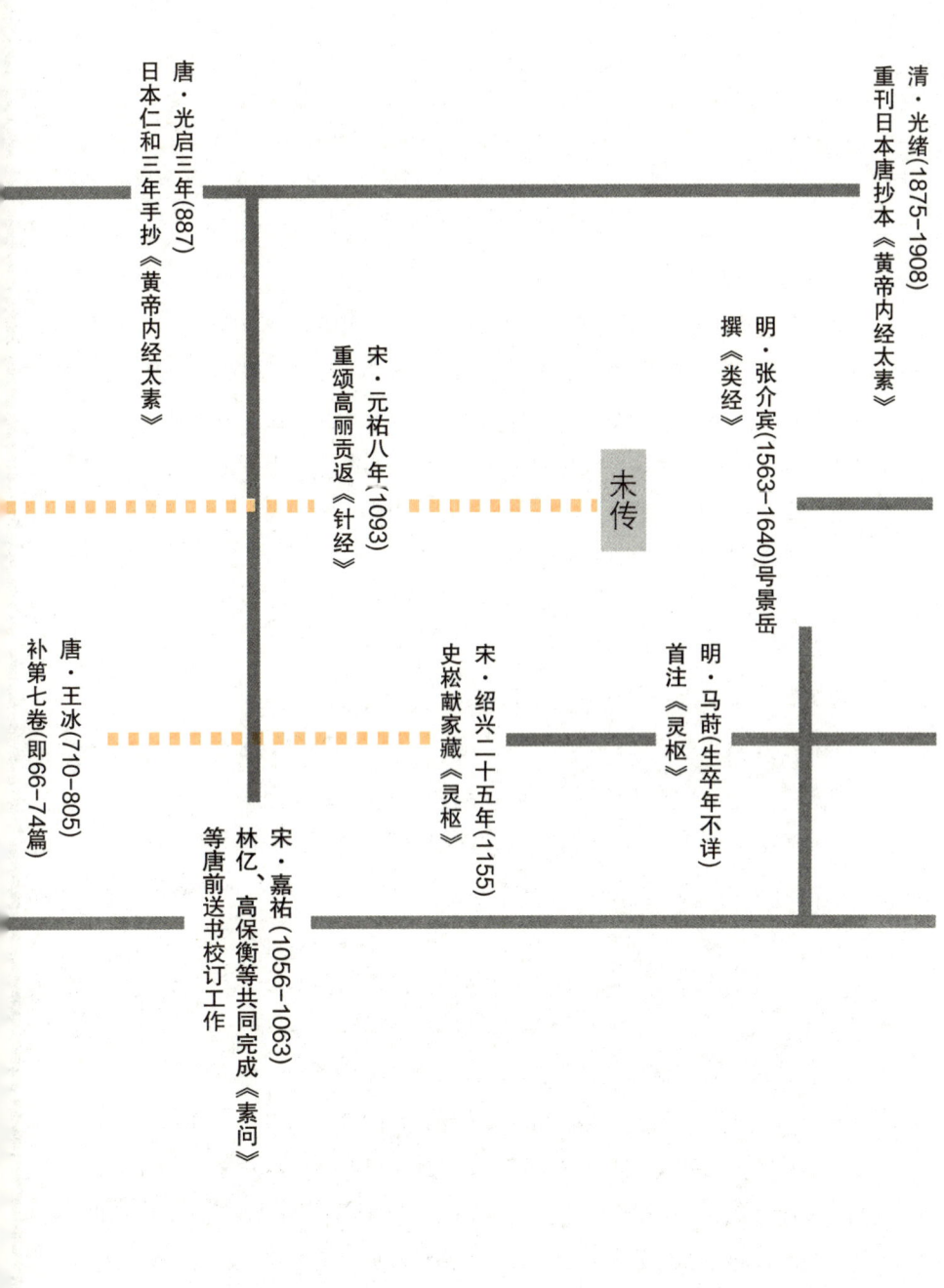

编者序

再识《内经》，感生命哲学之美

《黄帝内经》作为中医学最早的典籍、中医四大经典著作之首（另外三本是《难经》《伤寒杂病论》《神农本草经》），自诞生至今，就没有一个人动摇过它的理论框架。历史上无数名医临死时发现：自己一生心血，只是对此书中的某些内容多了一些心得，并没有为这座大厦添一砖一瓦。但到了现代，由于现代医学的发展，中医研究者越来越少。甚至有很多人批判中医，认为它是"最大的伪科学"，原因很简单——看不懂，也无法用实验证明，诊断方法也没有统一的标准，八个中医大夫会有九种结论，所以否定之。

中医确实有不可证的特点，因为它与现代科学走的是完全不同的路。我们对世界的认识源于提问的方法，方法不同，答案就不同。西医用解剖、测量的方法，将生命变成数字，比如血压，低压60~90mmHg、高压90~140mmHg为正常。西医认为，解剖刀下看不到的就是不存在的，至少是不可理解的。比如经络，国家经过两个五年计划投入大量人力财力，只得到一个结论：经络是存在的。这让科学家很头疼："怪事，这么先进的仪器为什么就看不到经络呢？"

不仅是经络，整个中医学都很难用现代医学的方法来研究，因为中医用的是"玄而又玄"的方法。对此，我们做出如下探讨：人类发现的"定理""规律"越多，便越限制自己的认知能力。知识越多，头脑中的"框框"就越多。因此有人说，博士的眼里只有偏见。而中国古人的学习方式与此相反，他们不是在垒墙，而是在砸墙，也就是老子说的"为道日损"。他们每得到一个知识，就相当于拆了墙上一块砖。在这里，书不是越读越厚，而是越读越薄。所以，大智者是佛或老子那样的人，学到最后，高墙被拆平了，因而超凡入圣。这种"入圣"在常人眼里是无法理解的。不过，东方的佛学、易学、中医都是这种类型的文化，它们是先贤在"减欲""入定""无为"中发现的与眼前世界并行不悖的另一个世界。比如人体的经络、穴位、解剖学上不存在的器官——三焦等。这些东西与"暗物质"相似（现代物理学认为，宇宙中90%的东西是看不到摸不到的暗物质），它们看似不存在，但却始终在发挥作用，这很玄，因此被称为"玄学"。

　　中医"玄"的另一个体现是：它从产生之始（诞生《黄帝内经》）就有完美的体系。历史表明，后人只是在研究它而没有发展它。《黄帝内经》的理论庞大而深邃，藏象学、经络学、运气学、阴阳五行学……环环相扣，纵横穿插，错综复杂。两千年来，人们的研究只是在给这本古籍添加注脚，将原本浑然一体的经典肢解出众多门派。其实，这种肢解几乎是所有东方传统文化的发展道路（如中医、易学、佛学、儒学）。而现代科学的发展道路正好与此相反——先提出一个理论，然后完善之、再完善之（这就是老子说的"为学日益"）……这导致了相反的现象：研究传统文化注重首创典籍，研究现代科学注重新发现。或者说，西医要向前看，中医要向后看。

　　《黄帝内经》是对我国上古医学的第一次总结，是仅存的战国以前中医学的集大成之作。鉴于它如此重要的地位，我们出版了这本《图解黄帝内经》，让你摆脱干扰，直视中医的根本。《黄帝内经》中讲了治病之法，但更重要的是怎样不得病。看完本书，你会发现每个人都是一个宝，如果合理运用人体的奥秘，近可强身祛病，远可延年益寿。

　　在本书编辑过程中，我们得到了医学专家李健先生的指导，才得以抽丝剥茧、理清脉络，在此表示衷心感谢。此外，本书得以顺利出版还要感谢插画师王新利和版式设计师韦志民，没有他们的协助，本书不会如此生动地呈现在您面前。

　　自出版以来，《图解黄帝内经》深受大众喜爱。本次修订结合了读者反馈意见以及市场需要，并综合了之前版本精华，图书内容更加精准实用。同时也欢迎广大读者对本书提出意见与建议，我们力求打造最为实用美观的图解国医作品。

目录

源于《黄帝内经》的道家养生功法——《内经图》..................1-4
《黄帝内经》的理论体系及十二经脉..................5-8
人体的穴位和反射区..................10
《黄帝内经》全图..................18
《黄帝内经》的历史沿革..................20
编者序 再识《内经》，感生命哲学之美..................22
如何阅读本书..................30

第一章
中医学最早的典籍

1　本书的主角①：黄帝..................34
2　本书的主角②：岐伯..................36
3　阅读本书你可以了解：生命活动的基本特征..................38
4　揭示生命的根本：维持和死亡..................44
5　《内经》的基本思想①：阴阳之说..................48
6　《内经》的基本思想②：五行之术..................52
7　《内经》的基本思想③：脏腑之象..................56
8　最后的探究：《内经》成书之谜..................58

第二章
生命的周期

1　生的宿命：人体的生命周期..................64
2　两种物质，身体不可缺少：生命的动力..................66
3　生命的考验：人体老化的过程..................68
4　究竟我们能活多久：合理的寿限..................70
5　命中注定了吗：影响寿命的因素..................72

  6 因人而异的结果：早衰 74
  7 四种长寿之人：真人、至人、圣人、贤人 76
  8 帮助延寿的秘技：长寿的要诀 78

第三章
养生的原则

  1 阴阳协调是健康的保证：阴阳和合 82
  2 理解阴与阳的互根：阳为本，阴从之 84
  3 推动、兴奋、升发、温煦：阳气 86
  4 宁静、抑制、肃降、凉润：阴气 88
  5 警告：切避虚邪贼风 90
  6 修身：补精、养气、守神 92
  7 安命：补气、养血、辅阴 94

第四章
五脏六腑

  1 脏居于内，形见于外：五脏系统总览 98
  2 主宰一切的"君王"：心者，君主之官 100
  3 辅佐着君主的"良臣"：肺者，相傅之官 102
  4 勇武忠心的"将军"：肝者，将军之官 104
  5 为"君主"表达意志的"内臣"：膻中（心包），护卫之官 106
  6 受纳和布化的"仓官"：脾胃者，仓廪之官 108
  7 专司内务的"内侍"：大肠者，传导之官 110
  8 接收纳贡的"礼官"：小肠者，受盛之官 112
  9 使"王廷"井然的"工部侍官"：肾者，作强之官 114
  10 明辨是非的"清官"：胆者，中正之官 116
  11 负责水道循环的"漕官"：三焦者，决渎之官 118
  12 司水之职的"一郡之官"：膀胱者，州都之官 120

第五章
奇经八脉

1. 经络是什么：众说纷纭话经络……124
2. 臂内拇侧上下循，中府乳上数三肋：手太阴肺经……128
3. 臂前外侧须审量，商阳食指内侧取：手阳明大肠经……129
4. 起于头面向下行，承泣眼眶边缘下：足阳明胃经……130
5. 下肢内侧向上循，隐白大趾内甲角：足太阴脾经……132
6. 极泉腋窝动脉牵，青灵肘上三寸览：手少阴心经……133
7. 臂外后缘尺内详，少泽小指外甲角：手太阳小肠经……134
8. 目内眦角是睛明，眉头陷中攒竹取：足太阳膀胱经……135
9. 内侧后缘足走腹，足心凹陷是涌泉：足少阴肾经……137
10. 臂内中线诸穴匀，天池乳后旁一寸：手厥阴心包经……138
11. 臂外中线头侧绕，关冲无名指甲外：手少阳三焦经……139
12. 从头走足行身旁，外眦五分瞳子髎：足少阳胆经……140
13. 前内侧线穴细分，大敦拇趾三分处：足厥阴肝经……142
14. "别道奇行"的特殊通道：奇经八脉……143
15. 千年珍藏，秘不授人：《内经图》详解……146

第六章
四季顺养

1. 人体与自然的相通相应：生命之本，通乎天气……154
2. 四时阴阳是万物的根本：从之则生，逆之则死……156
3. 万物生发蓬勃、向荣，须布陈于自然：春季"发陈"……158
4. 茂盛华丽，须使精神之气适应繁茂秀美的时令：夏季"蕃秀"……160
5. 肃杀之气凄风冷雨，花木凋零，须调摄精神：秋季"容平"……162
6. 生机潜伏，万物蛰藏，须少动阳气，深藏于内：冬季"闭藏"……164
7. 气血的运行受四时中风雨晦明变化的影响：四时的脉象……166

第七章
食养

1　饮食为生人之本：食养的意义 170
2　得谷者昌，失谷者亡：五谷是怎样营养全身的 172
3　谨和五味，骨正筋柔：五味的功能与作用 174
4　五味调和适合人体脏腑的营养需要：五味与脏腑 176
5　脏腑失调，五色当显：五色当五脏 178
6　一定要忌口吗：饮食的禁忌 180
7　谨察阴阳所在而调：病后调养 182

第八章
形神合一的情志养生

1　情志活动属于人类正常生理现象：认识五志 186
2　生命现象的总称：什么是"神" 188
3　神宜静，而不宜躁：养"神"之道 190
4　喜怒无常，过之为害：五志太过对人体的影响 192
5　千般疢难，不外情志：五脏虚实对情志的影响 194
6　身心并治之基础：形神合一 196

第九章
阴阳虚实与梦境

1　梦是由外邪刺激而产生：梦的发生 200
2　梦象的阴阳属性是体内阴阳关系的反映：阴阳与梦 202
3　阴盛涉水生恐，阳盛大火燔灼，显现五脏虚实之象：气盛之梦 204
4　肺虚金白战，肾虚黑沉淹，心虚火烤，脾虚厌餐：气虚之梦 206
5　病邪侵脏腑，梦境现异象：邪寓之梦 208
6　梦中受制难脱，气血阻滞所致：体滞之梦 210

第十章
阴阳五行与体质

1. 形成体质的结构与要素：脏腑、经络、形体 214
2. 影响体质的基本物质：精、气、血、津液 216
3. 气质是体质中不可缺少的一部分：体质与气质 218
4. 察色按脉，先别阴阳：阴阳五态之人 220
5. 阴阳二十五人：五形之人 222
6. 脏固有小大，气血需充盈：脏腑之人 224
7. 先天强厚者多寿，先天薄弱者多夭：体态之人 226
8. 勇者气行则已，怯者则著而为病：性情之人 228

第十一章
病邪与六气

1. 六种自然界奇特的气候变化：六气之说 232
2. 六气的异常：六淫 236
3. 外来的病邪①："风"乃百病之始 238
4. 外来的病邪②："寒"乃损阳阴邪 240
5. 外来的病邪③："暑"乃盛热阳邪 242
6. 外来的病邪④："湿"乃秽浊阴邪 244
7. 外来的病邪⑤："燥"乃干涩之病邪 246
8. 外来的病邪⑥："火"乃热极阳邪 248

第十二章
神奇的针灸

1. 老祖宗的智慧：何为针灸 252
2. 一脉相承且相对独立：腧穴与阴阳五行 254
3. 有形抑或无形的管道：经络与穴道 256
4. 人体脏腑、经络、气血输注出入的特殊部位：腧穴说 258
5. 由外而内的特殊疗法：刺与灸 262

第十三章
常见病这样治

1. 牙痛不再是病：16个穴位轻松搞定你的牙 266
2. 睡到自然醒：失眠调养的妙招 270
3. 天再热也不怕：这些穴位可以防治中暑 274
4. 爱上坐车：不晕车的秘密 278
5. 轻松排毒：解决便秘的隐忧 282
6. 你也可以有最好的头脑：帮你解决头痛头晕的穴位 286
7. 跟岔气说不：治疗岔气的简易方法 290
8. 感冒不再难缠：教你用妙招治感冒 294
9. 健康的腹部是按出来的：腹胀腹痛可以通过按摩穴位解决 ... 298
10. 哮喘的克星：定喘等九穴 302
11. 与肠胃和谐共存：治疗消化不良有妙招 306
12. 肠胃炎不用怕：学会用穴位防治肠胃炎 310
13. 不论急性、慢性还是过敏性：鼻炎可以这样治 314
14. 解决女性的隐忧：穴位疗法调理月经 320
15. 经行腹痛不用愁：没有副作用的痛经止痛药 324

附录：《黄帝内经》名词解释速查 328

人体标准经络穴位图（一） 361-364
人体标准经络穴位图（二） 365-368

如何阅读本书

本节主标题
本节所要探讨的主题。

章名与序号
本书每章节分别采用不同色块标识，以利于读者识别。同时用醒目的序号提示该文在本章下的排列序号。

食养 5

脏腑失调，五色当显
五色当五脏

人体生命的健康，和赤、白、青、黄、黑五种气色在人面部的显现有很大关系。中医认为，面部气色都是五脏六腑的余光显现，所以才产生面部金、木、水、火、土的详细分类。

● **人体与五色**

《内经》根据五行学说，把五味与自然界众多的事物、属性联系起来。而在人体则以五脏为中心，五味、五色、五臭等皆与四时五脏相配属，由此发展衍生出了"五味所入""色味当五脏"等论述。五色之中，赤色属火，它是心之苗；青色属木，是肝之苗；黄色属土，是脾之苗；白色属金，是肺之苗；黑色属水，是肾之苗。这五种正常和异常的气色，都是体内五脏六腑生理或者病理状态的外显，是五脏六腑精微的外象。五色出现在异常的部位和异色呈现于面部，都是内脏病理变化的外在表象。人体一旦出现这些征兆，如果不及时调整和治疗，必将导致各种疾病的发生。

● **五色与内外五行相应**

人体面部气色的正常与异常，都是体内五脏六腑各器官生理功能强弱在面部的全息反映呈现，是五脏六腑先天素质的强弱和后天发育的变化在面部和五官上的显现。中医在望诊时，首先要察其先天基础，观面部整体的格局，辨别外五行的参差，分析内五行的强弱。其后便是对人面部气色的研判了。人体面部所出现的五种气色，都各有它应出现的正常位置。如果出现的部位异常，必然反映内部五脏六腑生理功能的异常。如果相应部位的骨骼偏斜、塌陷，则说明内应的脏腑先天生理功能不足，机能不全，抵抗力弱，致使邪气侵袭，难免患上疾病。有疤痕、纹理粗乱，必然具有相应的生命力不佳的反应。掌握了各部位应当出现的正常非正常气色后，还要灵活地运用五行生克之理进行辨色诊断。五色除反映内五行、对应于内五行之外，它们还反映出疾病的属性和部分症状。例如青色和黑色所反映的是疼痛症；黄色和赤色表现的是热症；白色则表现的是寒症。所以这种色的变化趋势，对疾病的诊断是极其重要的。

178

正文
通俗易懂的文字，让读者轻松阅读。

特别提示
针对容易混淆的概念和经常被误解的概念所做的特别说明。

30

图解标题
针对内文所探讨的重点图解分析，帮助读者深入领悟。

五色关乎五脏

五色关乎五脏

"黑色出于庭，大于拇指，必不病而卒死。""天庭如墨烟"，也就是"黑绕太阳神医难救"。火色出现在金地等症候，皆因体内元气严重衰败虚弱，贼邪病气容易长驱直入。

天庭直下，眉心区域之上的这一块范围，称为"阙上"，是人体咽喉的反应区。这一区域如果出现病色，则反映咽喉区域器官组织的疾病。

双眉中间的区域，别名为"阙"，它对应的内脏是肺。肺主皮毛，当外感风寒时，此区域出现的色薄而泽，呈现其中。

从阙中直下，是鼻的根部，也称为"山根"，古称"下极"，此地是心脏的外部显象区，当此处出现病色时，反映出心脏的内部病变。

"赤色出两颧，大如拇指者，病虽小愈，必卒死。"当赤色出现在两侧颧骨上时，也称为"东西两岳现赤霞"。如果赤色范围大如拇指，则十分凶险。

食养 五色当五脏

面部的天庭，是人体头部和面部器官组织的反应区，这一区域如果出现病色，说明头部或面部出现了病变。

五色的正常色和异常色

赤	
正常	异常
正常的赤色，就像白色的丝绸裹着鲜红的朱砂，红而润泽。	异常的赤色，像赭石一样，色虽赤但是带紫，表面色泽滞暗无光泽。

青	
正常	异常
正常的青色，应当像青色的玉石一样，青中透润。	异常的青色，则像蓝色无华。

黑	
正常	异常
正常的黑色，似重漆，黑而明泽。	异常的黑色，像草地的地衣，色虽黑而枯槁。

白	
正常	异常
正常的白色，应当像鹅的白羽毛一样，白而润泽。	异常的白色，则似海盐一般，白中带浊并有浮光。

黄	
正常	异常
正常的黄色，应当似白色的罗帕里裹雄黄，黄而明润。	异常的黄色，则像黄土一样，虽黄面枯。

特别提示
①古人将面部各部位定了许多类别的异名，例如将鼻称为"明堂"，两眉之间称为"阙"，天庭称为"颜"，两颊称为"蕃"，耳门称为"蔽"。
②古人根据五行和星象之理，将左耳名为金星，右耳名为木星，额名为火星，口名为水星，鼻名为土星。

插图
较难懂的抽象概念运用具象图画表示，让读者可以尽量理解原意。

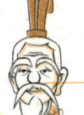

智慧老人
我最爱帮助大家解答难懂的问题啦！

图表
将隐晦、生涩的叙述，以清楚的图表方式呈现。此方式是本书的精华所在。

179

短箫铙歌乐
军中马上演奏的"横吹"主要乐器为鼓和角，是殿廷仪仗出巡时用的，其他乐器还有鼓，排箫和铙。"乐人"乘车或骑马，用来体现兵马急速出征的威武阵容。

名词解释
《黄帝内经》中名词及概念的解说。

第一章
中医学最早的典籍

据说轩辕黄帝在5000年前就写下了人类第一部中医中药著作《祝由科》。尽管在当时的条件下，这部著作还夹杂着一些迷信成分，但民间对它的评价是："家有《祝由科》，害病不吃药。"后世人又在这部医药著作的基础上去伪存真，不断增补，逐渐形成了后来的《黄帝内经》。

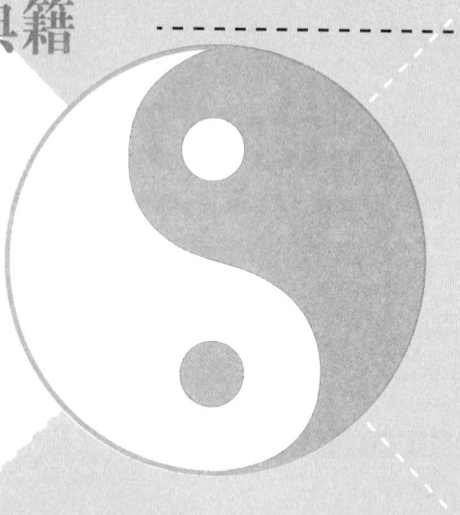

本章图解

黄帝的传奇

黄帝之师

生命的诞生（现代版）

生命的起源（内经版）

四种生命活动基本特征的探讨

决定生与死的基本元素

生命的起源（内经）

神秘的阴阳(1)

神秘的阴阳(2)

先人的朴素物质观探讨(1)

先人的朴素物质观探讨(2)

最初源于解剖知识的独特理论

春秋？汉代？(1)

春秋？汉代？(2)

中医学最早的典籍 1

本书的主角 ❶
黄帝

> 中华民族的始祖黄帝，相传是寿逾期颐而花甲重开的老寿星。在当时他的寿命已达到了120多岁，是人类自然寿命的高峰。据史料记载，其后代子孙皆寿高百岁，这自然是在黄帝的影响下，传承其养生之道使然。

黄帝，生于轩辕之丘（今河南新郑西北），故称轩辕氏。黄帝幼时聪明异常，见识广博，才干出众，成年遂继承父亲少典被拥立为有熊部落首领，故又被称为有熊氏。他所生活的时代，正是原始社会向阶级社会过渡的前期，社会变革十分激烈，因此史书中留下了许多关于他南征北战的生动记载。在当时，蚩尤暴虐无道，兼并诸侯，当时的天下共主"炎帝神农氏"已经衰落，酋长们互相攻击，生灵涂炭，而神农氏却无可奈何，于是他求助于当时年轻有为的有熊氏（黄帝）来平息蚩尤的叛乱。有熊氏（黄帝）欣然受命，不久黄帝与蚩尤便大战于涿鹿，"终擒蚩尤而诛之，诸侯尊为天子"，同时取代了炎帝，成为天下的共主。因他有土德之瑞，故被尊称为黄帝。

黄帝统一华夏后，国泰民安。据说在那个时代，有许多善于养生的人，人们称其为"真人""至人""圣人""贤人"，于是黄帝便派人四方寻访这些高人以求长生。有一次他去崆峒山向得道的"仙人"广成子请教养生之道，广成子告诉他："无视无听，抱神以静，形将自正。必清必静，无劳汝形，无摇汝精，无思虑营营，乃可长生。"黄帝受教之后大受启发，并将此法奉行了一生。

记载黄帝的养生之道最详细的便是《内经》了。在《素问·上古天真论》中明确地提出了他的养生大纲，即养生的最基本条件，要顺应自然的变化，根据四时的寒暑变化安排作息时间；对自然界的气候变化要敏感，在春夏季节多多保养阳气，秋冬季则要注意培补阴精；要把调摄精神情志作为养生的重要措施，做到恬淡虚无、精神内守，也就是所谓"正气存内，邪不可干"。

由于黄帝注重养生，并且长期坚持修养，因此，他得以保全"天真之气"而活到120多岁的高龄。

黄帝的传奇

黄帝在位时，国势强盛，中华文明在这一时期得到了长足的发展和进步，出现了许多发明和创造，如文字、音乐、历数、宫室、车船、衣裳和指南车等。

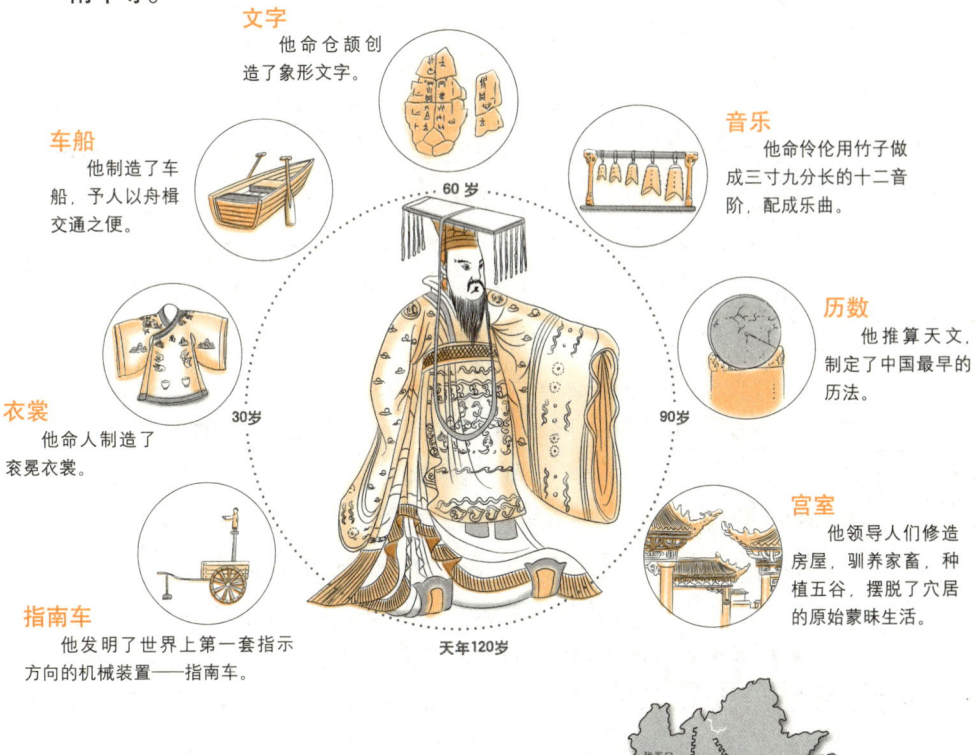

文字 他命仓颉创造了象形文字。

车船 他制造了车船，予人以舟楫交通之便。

音乐 他命伶伦用竹子做成三寸九分长的十二音阶，配成乐曲。

历数 他推算天文，制定了中国最早的历法。

衣裳 他命人制造了衮冕衣裳。

宫室 他领导人们修造房屋，驯养家畜，种植五谷，摆脱了穴居的原始蒙昧生活。

指南车 他发明了世界上第一套指示方向的机械装置——指南车。

中医学最早的典籍 黄帝

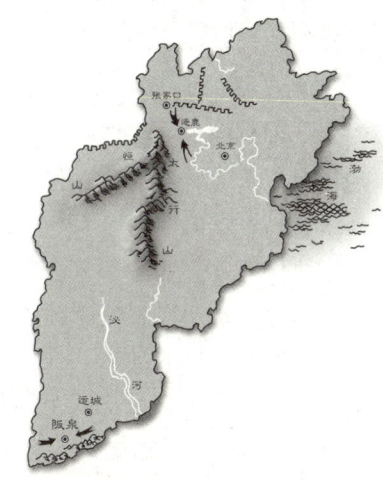

黄帝大战蚩尤的故事，最早见于《山海经·大荒北经》："蚩尤作兵伐黄帝，黄帝乃令应龙攻之冀州（杭州）之野。应龙畜水。蚩尤请风伯雨师，纵大风雨。黄帝乃下天女曰魃，雨止，遂杀蚩尤。"

特别提示

每个民族都有自己的传说时代，黄帝就是中国传说时代的一位代表人物，他带领中华民族从野蛮向文明发展，因而后人将他奉为人文始祖。根据《二十五史新编》记载，黄帝可能实有其人，是父系氏族时期中原地区的一位部落联盟长。他通过战争使中原各部落实现了联合，并做了许多好事，因而在古人的口传历史中占有重要的地位。

本书的主角 ❷
岐伯

岐伯在世时总结学习前人的医学经验，并刻苦钻研、反复实验，终于取得了《素问》的成果。使《内经》成为全人类的宝贵医学遗产，岐伯是对此贡献最大者，因此他被后人称为中医鼻祖。

岐伯，黄帝的太医，同时又是向黄帝传习医药的师长。他出生于今甘肃的庆阳县，南宋郑樵《通志》记："古有岐伯，为黄帝师，望出安化。"相传岐伯成为黄帝的"医学顾问"后，黄帝让他尝草药，编著医药经方。《经史百家杂钞》注云："岐伯，黄帝臣。帝使岐伯尝味草木，典主医病与论医，更相问难……"因此他一生著有医书众多，见于医籍者有《岐伯经》十卷，《岐伯灸经》一卷，《黄帝岐伯针论》二卷，及《岐黄要旨》《岐伯精藏论》《岐伯五藏论》《岐伯奥旨》等。但以上诸书大多已失传，唯留《黄帝内经》一书，成为古今研究中医的经典著作。他也被后人称为中华医学鼻祖，由此才会有传世的《本草》《素问》等书，后世还将中医学称为"岐黄之学"。

岐伯不仅是黄帝的"太医"，同时也是"黄帝之旷"，即"天师"。宋嘉祐年间高保衡等人所著《黄帝内经序》中说："岐伯上穷天纪，下极地理，远取诸身，更相问难，垂德以福万世。"清朝著名医学家张志聪云："天师，尊称岐伯也……故称谓曰天师。"同时《史记·孝武本纪》记载有："公玉带曰：黄帝时虽封泰山，然风后、封钜、岐伯令黄帝封东泰山、禅凡山，合符，然后不死焉。"这些都说明，岐伯并非仅仅只是黄帝的"太医"，同时他还是黄帝的启蒙老师、军师，也就是今天所说的"智囊"与"顾问"。《隋书·音乐志》云："汉明帝时，乐有四品……其四曰《短箫铙歌乐》，军中之所用焉。黄帝时岐伯所造，以建武扬德，风敌励兵。"以上记载进一步证明了岐伯不仅精通医理，而且还是一个上知天文、下极地理、多才多艺、才智过人的博学家，是名副其实的"黄帝之师"。

黄帝之师

岐伯是我国远古时期的重要人物，著名的医学家，他被后人称为中华医学鼻祖。岐伯著述颇多，但多失传。《黄帝内经》是黄帝与岐伯等大臣讨论医学的记述，对后世中医学理论的奠定有深远的影响。

中医学最早的典籍　岐伯

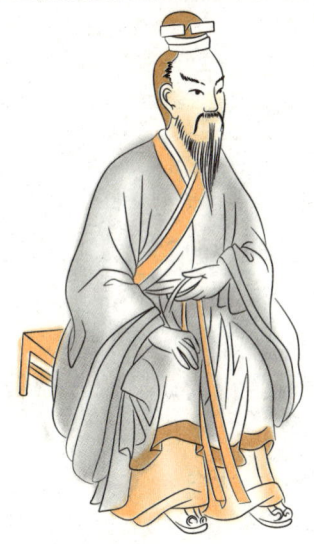

军乐之祖

黄帝时，岐伯所造的《短箫铙歌乐》用以建武扬德和体现兵马急速出征的威武阵容。

医祖

岐伯一生著有医书众多，但大多失传，唯有《黄帝内经》一书成为古今研究中医的经典著作。

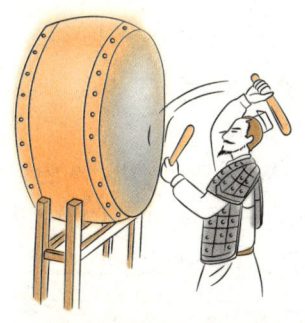
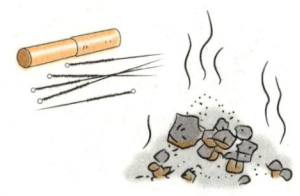

名词解释

《短箫铙歌乐》

军中马上演奏的"横吹"，主要乐器为鼓和角，是殿廷仪仗出巡时使用的，其他乐器还有排箫和铙。"乐人"乘车或骑马，用来体现兵马急速出征的威武阵容。

37

阅读本书你可以了解
生命活动的基本特征

> 其实人类自开化至今，对生命之谜的探索就一刻都没有停止过。古人对自然界的许多现象不能理解时，就会认为是产生了超自然"神"的作用，虽然这已被证明是非科学的论断，但也足以说明古人对生命和自然最朴素的探索。

● 生命

一般人不难区分什么东西是有生命的，什么东西是没有生命的。但如果要给生命下一个科学的定义的话，一定会难倒我们。因为，这个问题直接关系着人类对自身的了解，千百年来还没有人能够完全破解它。

中国古籍中"生命"一词最早见于《战国策·秦策三》："万物各得其所。生命寿长，终其年而不夭伤。"而唐朝李延寿的《北史》中对生命又有全新的理解，其中有："人之所宝，莫宝于生命。"既然生命如此宝贵，那生命二字又包含什么样的寓意呢？"生"从字面上我们不难理解，代表了生殖、出生、生长之活力；而"命"却是一个很抽象的概念，古人把它解释为"非人力所能为的天赋之命"，即不以人的意志为转移的自然规律。推而广之，我们似乎能得出一个结论，生命就是：具有生长、发育活力，并按自然规律发展变化的某种形态。

● 现代科学对生命起源的认识

宇宙万物千变万化，自然界绚丽多彩，不外乎是生物和非生物之分。从现代科学的角度来看，生命只是物质运动的一种形态，它只是由蛋白质、核酸、脂类等生物分子组成的物质系统而已，远没有古人对生命的理解那么玄妙。

供我们生息的这个深蓝色的星球，大约形成于40~46亿年前，那时的地球在无际的宇宙中只是沧海一粟，并且是一片死寂的世界，有的只是高热的大气和原始海洋。但随着亿万年地球的变迁，组成生命的物质同时也是生命存在的基本要素的蛋白质和碳氢化合物孕育而生。这样生命就有了最基本的物质基础。又经过漫长的岁月，逐渐产生了原始的生命形态——原始细胞。它的出现，标志着第一个生命的诞生。

生命的诞生（现代版）

生命物质的运动形态

细胞是生命的基本单位，它是由蛋白质、核酸、脂类等生物分子组成的物质系统。生命现象就是这一系统中物质、能量和信息三个量的综合运动的表现，生命活动的各种特征本质上都是这种复杂系统的效应和属性。

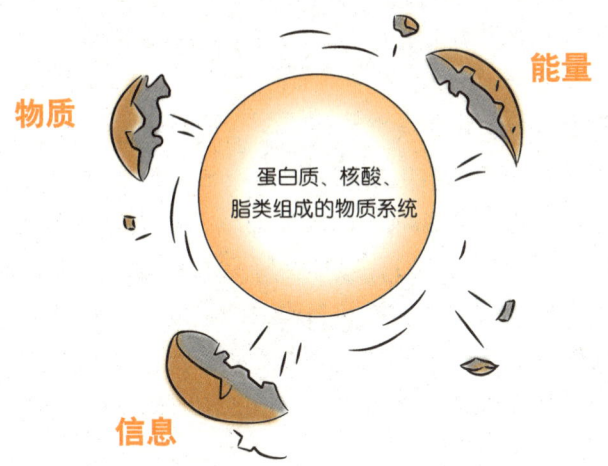

生命的诞生过程

地球不断冷却，大气及地球产生了与生命有关的物质，如水（H_2O）、甲烷（CH_4）、氨气（NH_3）和氢气（H_2），经过复杂的变化，逐渐组成一些最简单的氨基酸。这些氨基酸便是组成生命的基础，即蛋白质的基本成分。

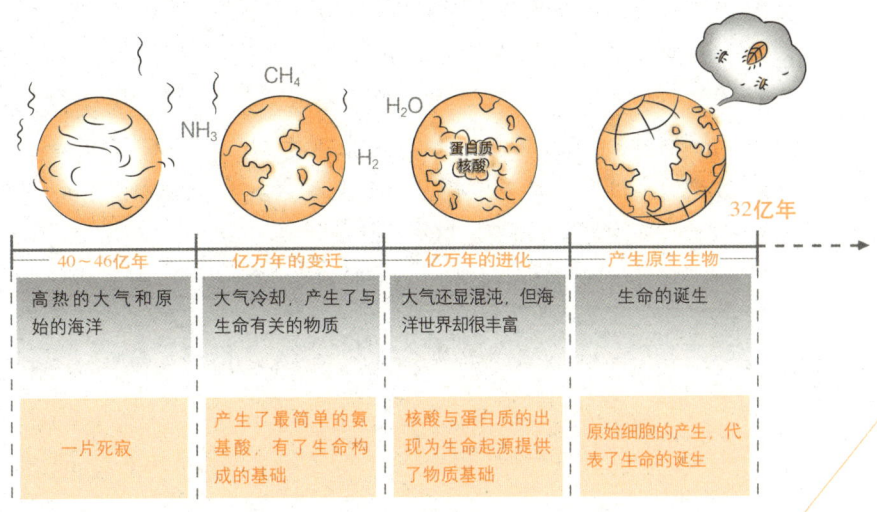

中医学最早的典籍 3

● **《内经》对生命起源的认识**

《内经》洋洋20多万字，大则天地，小则动植飞潜，特别是对人体生命的起源、本质，生命的生长、繁殖、发育、运动形式、思维等生命现象有着极为丰富的论述。

（1）人以天地之气生，四时之法成

所谓"以天地之气生，四时之法成"也就是说，天地之间，万物俱备，没有一样东西比人更宝贵。人依靠天地之大气和水谷之精气生存，并随着四时生长收藏的规律而生活。更具体地说，生命的起源，其实是源于天地与日月，其中主要源于太阳的火和地球的水。因为天地的水火是生命发生发展的物质根源。另外天地春、夏、秋、冬四时自然气候的变化，也与人的生命活动是密不可分的，人体必须适应四时气候变化来维持生命活动。如果逆四时的规律而动，生命必会受到损伤。

（2）阴阳是生命之源

《内经》明确提出，自然界的生命，源于天地阴阳的运动变化。《素问·生气通天论》记载：**自有通天者，生之本，本于阴阳**。数十亿年前，天地未开之时，宇宙是一个混沌状态，其中阴阳二气相混，但运动不止。随着时间的推移，阴气逐渐下降，凝而成地；阳气逐渐上升，聚而成天。天地成而有春温、夏热、秋凉、冬寒四时的气候变化。此时，便具备了产生生命的环境条件。但生命的产生又经历了十分漫长的过程。关于这种漫长、复杂的生命起源，《内经》解释为"天地形气相感"，也就是说，天地之气相互感应后而形成生命形态，这是对生命起源高度而合理的概括。历史上有众多关于生命起源的不同学说，但都不如《内经》论述得这么客观、合理。

生命的起源（内经版）

中医学最早的典籍　生命活动的基本特征

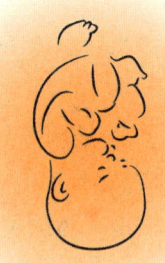

生命的起源

| 天地之气生，四时之法成 | 阴阳是生命之源 | 精气是生命的核心 |

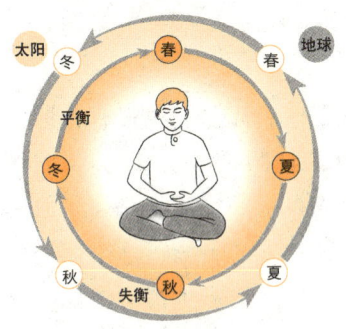

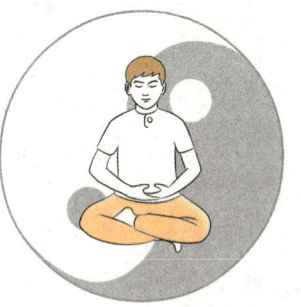

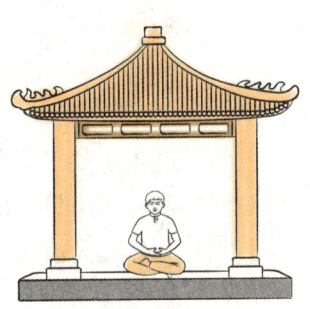

人体要靠天地之气提供的物质条件而获得生存；同理还要适应四时阴阳的变化规律，才能发育成长。

生命源于天地阴阳的运动变化，是经历了漫长的过程，由天地之气相互感应而后形成的。

气直接关系到人体生命力的强弱，是后天所生的；而精却是与生俱来的，禀受于先天，为生命的起源物质。

名词解释

精
精是生命的基础，人的生成必从精始，由精而后生成身形五脏、皮肉筋骨脉。

气
气分为先天之气与后天之气——禀受于父母的先天精气和后天摄取的水谷精气与自然界的精气。它就如同为人遮风挡雨的房屋，一旦崩塌，生命就有夭折的危险。

（3）精气是生命的核心

东汉哲学家王充说："天地合气，万物自生。"他认为，人禀受了元气中的精微部分，即"精气"；气不仅是物质的，而且具有无限的生命力。人之所以有生命，就是因为构成人体的"气"具有生命力。人体生命力的强弱、生命的寿夭，就在于"精气"的盛衰存亡。气既是构成人体的基本物质，又是人体的生命动力。

不仅气是生命的核心，"精"同样也是生命的核心，《内经》认为"精"是生命的原始物质。"精"是自然界天地之气的精华。只有一种精是不能产生生命的，必须在两种不同性的精相结合的基础上，才能产生生命，如阴阳两精、雌雄两精、父母两精。由此可见，精气为维持人体生命机能所必需。

● 生命活动的基本特征

（1）新陈代谢

《内经》指出："阳化气，阴成形。"就是说，阳是化气过程，即把机体中的形质，化为无形的气（肉眼难辨的精微物质），以为功能活动。而阴是成形过程，即把外界的物质合成自己的形质。化气与成形总是此消彼长，彼消此长的，同时又保持其动态的平衡，这个过程即新陈代谢。新陈代谢是生命的最显著的特征，任何有生命的个体，都具有这一基本特征。

（2）具有反应性

生命体在受到来自外界和内部的刺激时，均具有产生反应的能力，如冷热刺激的反应，瞳孔对光的反应，呕吐反应，排便反应等。

（3）生长和发育

世界上所有生命都经历着从诞生到生长发育的过程。生命在诞生后通过新陈代谢，其形态和体积便会发生变化，这便是生长。而发育，对有性生殖的生物来说，是指从受精卵开始，经过胚胎期、幼年期、成年期、老年期，一直到死亡。

（4）生殖和遗传

生殖的结果，可使生物的种族得以绵延不绝；遗传的结果，则是使生物体维持其稳定性。

四种生命活动基本特征的探讨

生命活动的基本特征

生命所具备的特征

❶ 新陈代谢

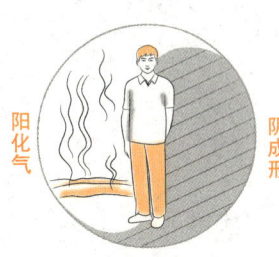

阳化气　阴成形

生命过程就是不断的化气（阳）与成形（阴）的过程，即有机体同外界进行不断的物质交换和能量交换的过程。

❷ 反应性

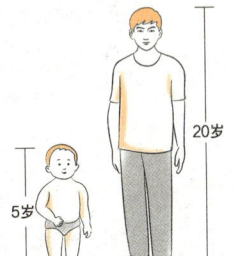

生命体在受到来自外界和内部的刺激时，会产生各种反应，如冷热刺激的反应，瞳孔对光的反应等。

❸ 生长与发育

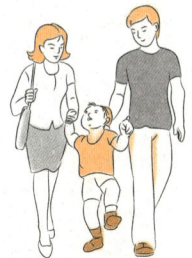

5岁　20岁

任何生命都会经历从受精卵开始，经过胚胎期、幼年期、成年期、老年期，一直到死亡的过程。

❹ 生殖和遗传

生殖与遗传，是生命得以绵延不绝的根本，同时也是生命维持稳定性的基础。

生命的运动形式

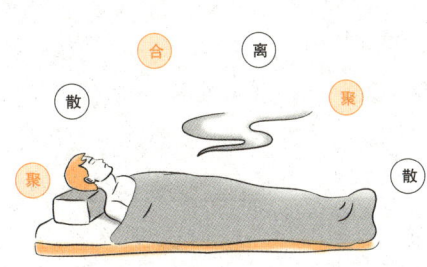

死去的人

物质运动的升降出入停止

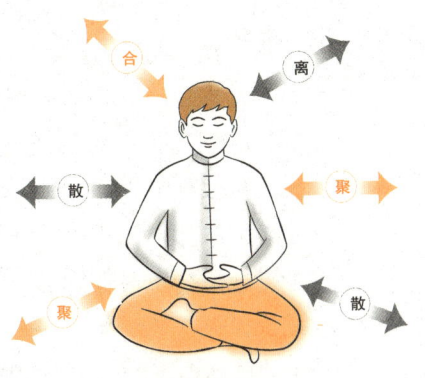

活着的人

物质运动的升降出入活跃

中医学最早的典籍　生命活动的基本特征

43

中医学最早的典籍

4 揭示生命的根本
维持和死亡

> 人的生命活动概括起来可分为两大类：一类是以物质、能量代谢为主的生理性活动；另一类是精神性活动。它们共同组成了维持生命的基础。

古人不仅把精气看作是生命的物质基础，而且把与人体的生命活动密切相关的神、脏腑、经络看作是能够把人体的各个部分有机联系在一起的系统。它是以脏腑为中心，通过神与经络的作用来实现的。具体地说，《内经》认为关乎人的生与死，是由以下几个方面决定的：神、精、血、津液、气、经络。

● "神"是生命活动的主宰

"神"在中国人的传统观念中有着举足轻重的地位。"神"是由先天之精生成的，当胚胎形成之际，生命之神也就产生了。"神"在人体居于首要地位，唯有"神"在，才能有人的一切生命活动现象。"神"广义上包括思维、意识、情绪、感知、运动等，亦即是神、魂、魄、意、志五种神志的综合反映。"心神"是人生命活动现象的总称，只有在"心神"的统率调节下，生命活动才表现出各脏器组织的整体特性、整体功能、整体行为、整体规律。《内经》中说："失神者死，得神者生。"可见，"神"的得失关系到生命的存亡。

● "精、血、津液"是生命的物质基础

"精、血、津液"是人的三宝。首先《内经》认为人体的形成必先从"精"始，"精"是人体的起源和生命的基础，故《内经》又云："精者，身之本也。"另外，在维持人体生命活动中，"血"也是不可缺少的重要物质。关于它，《内经》里也有精辟的论述：对于供养人体的营养物质来说，没有比"血"更重要的了。最后就是"津液"，它是人体内各种正常水液的总称，其清而稀者为津，浊而稠者为液。它布散于体表能温润肌肤，内注于身体则灌溉脏腑，输送于空窍可润泽目、耳、口、鼻，流注于关节以滑利关节，渗透于骨髓能补益脑髓。由此我们也不难看出，"精、血、津液"是构成人体及促进人体生长发育的基本物质。若其不足，将会严重影响人体的健康。

决定生与死的基本元素

维持生命的四大系统

这四大系统共同决定了一个人的生死。

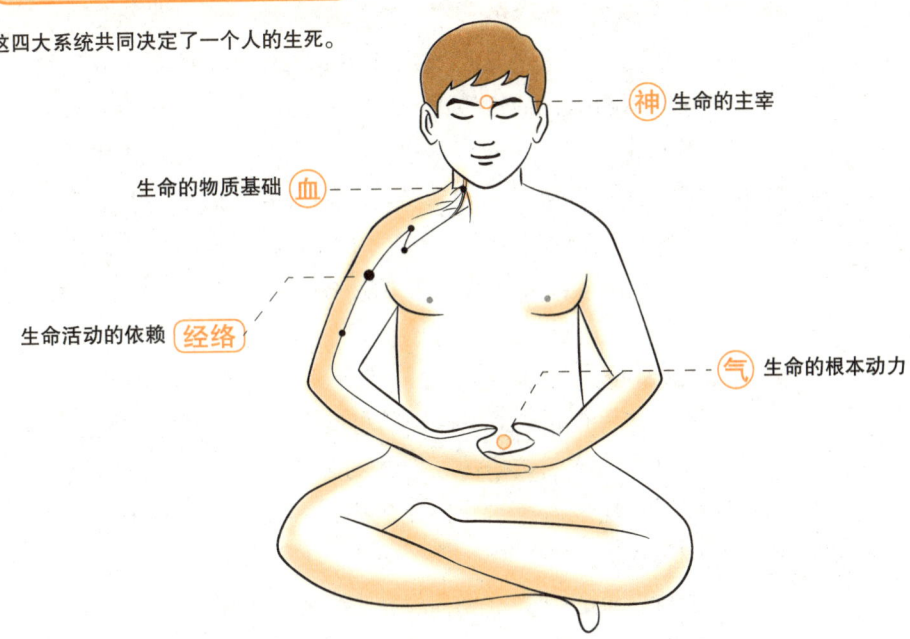

- 神 生命的主宰
- 血 生命的物质基础
- 经络 生命活动的依赖
- 气 生命的根本动力

中医学最早的典籍　维持和死亡

四大系统图示

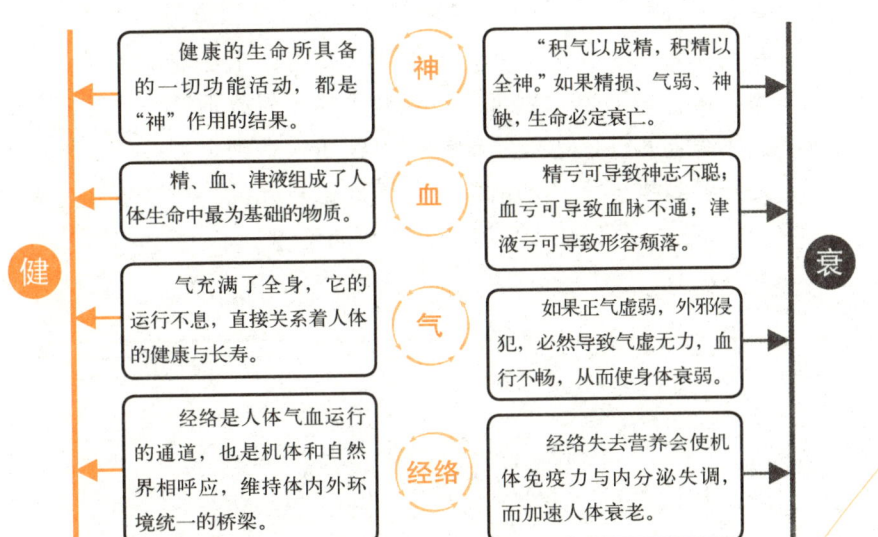

健

- 神：健康的生命所具备的一切功能活动，都是"神"作用的结果。
- 血：精、血、津液组成了人体生命中最为基础的物质。
- 气：气充满了全身，它的运行不息，直接关系着人体的健康与长寿。
- 经络：经络是人体气血运行的通道，也是机体和自然界相呼应，维持体内外环境统一的桥梁。

衰

- 神："积气以成精，积精以全神。"如果精损、气弱、神缺，生命必定衰亡。
- 血：精亏可导致神志不聪；血亏可导致血脉不通；津液亏可导致形容颜落。
- 气：如果正气虚弱，外邪侵犯，必然导致气虚无力，血行不畅，从而使身体衰弱。
- 经络：经络失去营养会使机体免疫力与内分泌失调，而加速人体衰老。

● "气"是生命活动的动力和根本

茫茫苍穹，宇宙洪荒，气是其构成的最基本元素，其间的一切都是由于气的运动变化而产生的，人当然也不例外。《内经》认为气同样也是构成人体的基本物质，并以气的运动变化来说明机体的各种生命现象。气是人体生命活动的根本，万物依赖气而生化和存在。正因为气是生命活动的根本和动力，宋《圣济总录》提出了"万物壮老，由气盛衰"的观点，足见气的变化直接关系着人体的盛衰和寿夭。

● 生命活动必须依赖经络

经络，是我们的老祖宗在长期与疾病做斗争的过程中逐步发现的。他们在与自然的不断抗争中，身体的某处时时会出现各种病痛，就会本能地用手去揉按或捶击，以使病痛得到缓解；偶然也会发现体表某处被火烧伤或被乱石荆棘刺伤，结果使身体某部位的疾患得以减轻或消失。这种现象的多次重复，就使他们逐渐积累起疗伤的经验，这就是古人对经络最初的感性认识。

其实人体的经络就像是一张结构联络网，它是由连缀交错、网络全身的经脉与络脉所组成。在这个庞大的网中，总是会有支流与主干吧。是的，在经络中经脉纵贯上下，就是主干；而络脉，便是分支（支流）。我们还可以更形象地说，经脉仿佛大地之江河，络脉好似原野之小溪滋润着大地山川。在人体中它们是各组织器官之间的气血运行通道。只有气血循环不休，周流不息，才能营养全身的各组织器官。由于经络能将营养物质输送到全身各处，从而保证了全身各组织器官的功能活动。因此也有人说，经络系统是人体的总控制系统，是保持人体健康、长寿的关键。

生命的起源（内经）

经络之来源

古人发现穴位并学会了针刺之后，在长期的实践中他们又发现，针刺时施以捻转提插等手法，可以使针感加强或向某一特殊的部位传导；新的穴位又不断地被发现。在此基础上，人们对已知的穴位进行分析与归类，发现许多治疗作用大同小异的穴位。这些穴位往往成行地分布在一定的部位，而且能够治疗一定脏器的疾病。如手太阴肺经的穴位，一般都能治疗肺脏、支气管、咽喉部位的疾患。同时进一步证实，具有同类治疗作用穴位的分布与针感传导线路常常相一致，这样就使人们认识到穴位和穴位之间有着一条联系的途径。古人又在观察穴位的基础上，发现穴位之间的联系，产生了线的认识，并探索出各条线路之间复杂的内在联系，这样通过一番由点到线的认识以及同类归经、经上布点的归纳与总结，经络的概念便形成了。

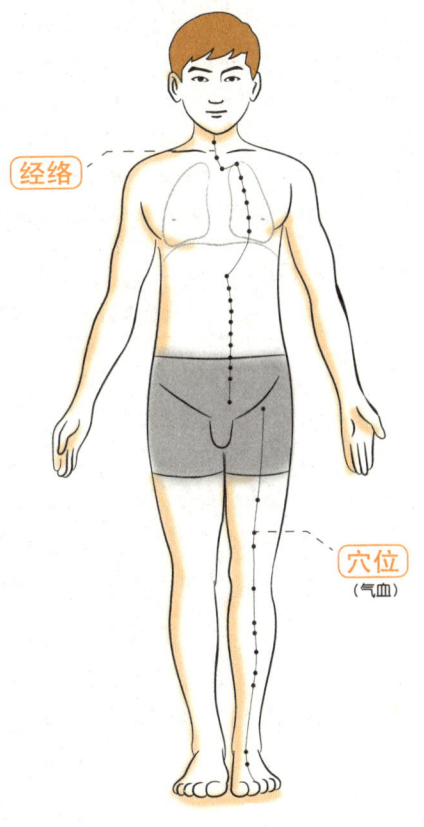

经络

穴位（气血）

中医学最早的典籍　维持和死亡

气之构成

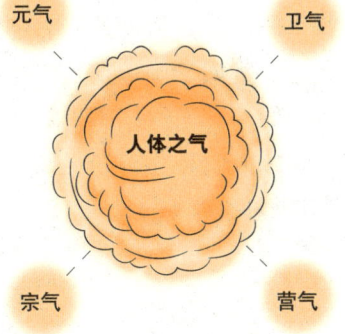

元气　卫气

人体之气

宗气　营气

元气。是人体各种气中最重要、最基本的一种，又称"原气""真气"。它主要由先天之精化生而来；禀生之后，又需要水谷精微的滋养和补充。

卫气。是由水谷之气化生，是人体阳气的一部分，故又称"卫阳"。卫气有温煦脏腑、润泽皮毛、保卫肌表、抵御外邪的功能。

宗气。是由肺吸入的清气与脾胃运化来的水谷之气结合而成，聚集于胸中。它推动肺的呼吸和心血的运行。

营气。是由脾胃运化的水谷精微所化生，是水谷之气中比较精粹而富有营养的部分。它除了有营养全身的功用外，还能化生血液。

47

《内经》的基本思想 ❶
阴阳之说

> 阴阳的概念最初是非常朴素的，仅指日光的向背。然而随着古人对自然观察的拓展，阴阳原始而朴素的概念逐渐得到引申。但对这一阴阳概念的引申仍然是以日光的向背为基础，只是通过类比思维而引申出了若干相对的概念。

● 中国人认识宇宙事物的思维方法

古人对各种自然现象，经过长期的观察，认识到宇宙间一切事物，都存在着对立统一的两个方面，于是便用"阴阳"这两个字来概括它们。早在殷商时期的甲骨文中，就有"晦月""阳日"等具有阴阳含义的字词，这是古人对自然现象观察的真实记录。一般地说，日常最容易见到的东西，也就是最先认识到的东西。日和月是古人最常见到的天体，不论人们看到或看不到日月，日月都在不停地运行。通常太阳白天普照，夜间则无，但随之月亮却又会升上天际，这样人们便产生了日与月的相对概念。阴与阳也是相对而言的，这时古人把白天普照的太阳定为了"阳"，那么"阴"自然就是与太阳相对的月亮了。这便是古人最初的"阴阳观"。当时"阴阳"的概念是非常朴素的，仅指日光的向背，并不具备哲学上的意义。但是随着以后古人观察面的拓宽、观察深度的增加，阴阳原始而朴素的概念逐渐得到引申，出现了以日光的向背为基础，通过类比思维而引申出的若干相对的概念。如天为阳，地为阴；日为阳，月为阴；昼为阳，夜为阴；火为阳，水为阴；男为阳，女为阴。凡是活动的、无形的、向外的、向上的、温热的、明亮的、亢进的都属于阳；凡是沉静的、有形的、向内的、向下的、寒冷的、晦暗的、衰退的都属于阴。这样古人便将自然界和人体内的各种事物和现象分归于阴阳的属性，同时也创造了以阴阳相对的概念为基础的基本思维体系。

● 最初的阴阳学

阴阳学，最早萌芽于西周末年，形成于先秦的战国时期，发展于西汉时期。

西周末年，古代哲人就已经把地震这个自然现象，纳入了阴阳的

神秘的阴阳（1）

阴阳之属性（1）

阴阳属性分类表

阳	运动	外向	上升	温热	明亮	无形	功能	兴奋	推动	温煦
阴	静止	内守	下降	寒冷	晦暗	有形	物质	抑制	凝聚	滋润

将阴阳的相对属性引入医学领域，即是将对人体具有推动、温煦、兴奋等作用的事物与现象统归于阳；将对于人体具有凝聚、滋润、抑制等作用的事物与现象统归于阴。

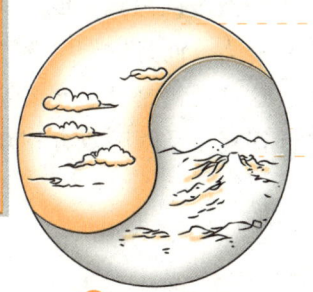

天气清轻、上升为阳

地气重浊、下降为阴

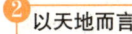
❷ 以天地而言

炎热、温暖为阳

寒冷、凉爽为阴

白昼光明为阳

夜晚黑暗为阴

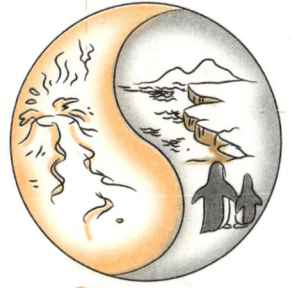

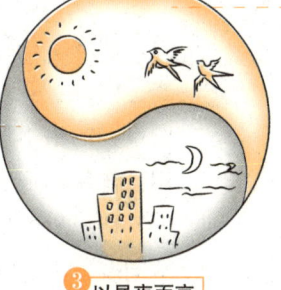

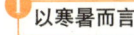
❶ 以寒暑而言

内部难见阳光为阴

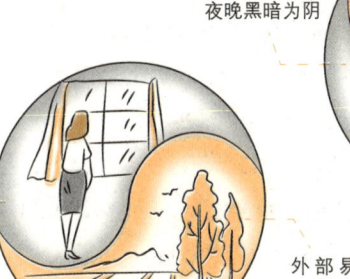

外部易显于阳光为阳

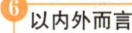
❸ 以昼夜而言

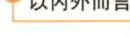
❻ 以内外而言

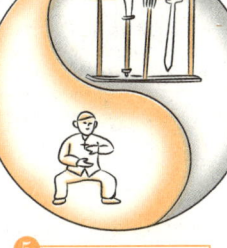

功能无形而外显为阳

物质有形而内守为阴

火性炎热而上腾为阳

水性寒凉而滋润下行为阴

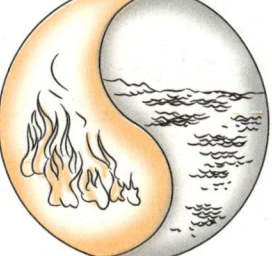

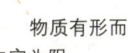
❺ 以功能与物质而言　　❹ 以水火而言

中医学最早的典籍　阴阳之说

理论范畴。如《国语·周语上》记载了伯阳父用阴阳来解释周幽王二年陕西发生的大地震时说："阳伏而不能出，阴迫而不能蒸，于是有地震。"把地震的发生归结为阴阳两种势力的不协调，这可以说是阴阳学说作为一种哲学理论的最初萌芽。

要说阴阳学前所未有的蓬勃发展时期，那当属春秋战国时期了，当时作为古代哲学的阴阳学已初步形成。此时的阴阳学理论，就不光指日光的向背了，人们慢慢认识到，世间的任何一种事物或现象内部都存在着阴与阳两种势力，而且它们是不断运动与变化的，并且又是相互作用与制约的。这种力量是推动宇宙发展与变化的动力。日有升落，月有圆缺，循环往复，是阴阳双方相互推移的结果，也是宇宙间事物发展的规律。

● **阴阳学与中医学的融合**

原本的阴阳学，是一种世界观和宇宙观，可是阴阳学与中医学融合后，便成了一种方法论。阴阳学与中医学的融合最早的经典理论，自然非《内经》莫属了。《内经》理论认为，阴阳是对立统一的存在，是一切事物的根本法则，事物的变化是由事物本身阴阳两个方面不断运动和相互作用形成的。一切事物都不能违背这个法则而存在，这就是自然界中一切奥妙的所在。以《内经》的观点，要想治好病，就必须从这个根本问题——阴阳上求得解决。人体疾病的发生、发展，也超越不出阴阳这个道理。如果我们想要掌握疾病的发展过程，探求疾病的本质，就必须探求人体阴阳变化的情况。即用阴阳的对立、制约、互根、互藏、交感、消长、转化、自和、平衡等运动变化规律和形式来指导对疾病的诊察、辨识、预防和治疗。先秦时的阴阳，只是以内外论阴阳。同一物的两种形态，则被冠以雌雄、牝牡、刚柔等等。而《内经》中的阴阳，同样也继承了上述说法，但不同的是，它是以阴阳统世界，把宇宙的一切都分成了阴阳。所以后世的阴阳又都脱离不了《内经》的阴阳。可以这么说，《内经》阴阳是集大成的阴阳。

神秘的阴阳（2）

阴阳之属性（2）

阴阳具有无限可分性：即阴阳中复有阴阳。例如昼为阳，夜为阴，而白天的上午与下午相对而言，则上午阳的特征不断增加，因此为阳中之阳，下午太阳西斜，阳的特征渐减，为阳中之阴；黑夜的前半夜与后半夜相对而言，则前半夜阴的特征渐增，为阴中之阴，后半夜阴的特征渐减，为阴中之阳。

中医学最早的典籍 阴阳之说

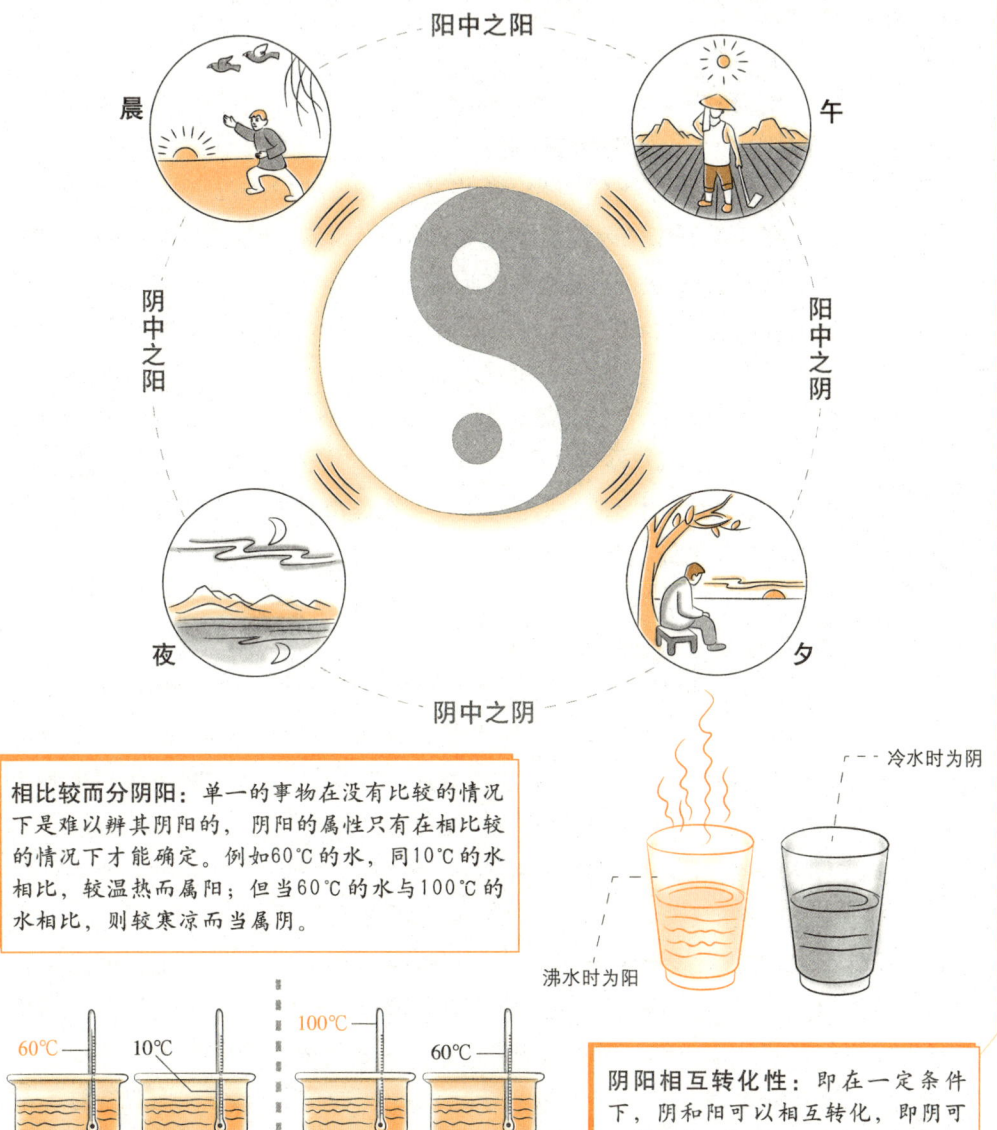

相比较而分阴阳：单一的事物在没有比较的情况下是难以辨其阴阳的，阴阳的属性只有在相比较的情况下才能确定。例如60℃的水，同10℃的水相比，较温热而属阳；但当60℃的水与100℃的水相比，则较寒凉而当属阴。

阴阳相互转化性：即在一定条件下，阴和阳可以相互转化，即阴可以转化为阳，阳也可以转化为阴。

51

《内经》的基本思想 ❷
五行之术

> 五行，即木、火、土、金、水五种物质及其运动变化。五行中的"五"，是指木、火、土、金、水五种构成世界的基本物质或基本元素；"行"，是指这五种物质的运动变化及其相互联系。

● 五行概念的产生根源

中国西周末年，出现了一种朴素的哲学观点——"五材说"。《左传》中有："天生五材，民并用之，废一不可。"这里虽然没有用上"五行"两字，但显然是指木、火、土、金、水五种材料而言，并且说明它们都是生活中不可缺少的基本物质，非常朴素，一点神秘的色彩也没有。到了战国晚期，人们便开始把五行属性抽象出来，推演到其他事物，形成一个固定的组合形式。这就构成了"五行学"最基本的理论基础，同时还进一步说明了大自然中的一切都由五种要素所构成，即金、木、水、火、土；随着这五种要素的盛衰，而使得大自然产生变化，不但影响到人的命运，同时也使宇宙万物循环不已。随后又产生了五行相胜（克）相生的理论，并把胜（克）、生的次序固定下来，形成了事物之间相互关联的模式。就在这个时期，"五行学"成为了中国古代最早的原始物质观和哲学观。

● 《内经》把五行学说应用于医学

五行学说认为，宇宙万物都由木、火、土、金、水五种基本物质的运行（运动）和变化所构成。它强调整体概念，描绘了事物的结构关系和运动形式。在它渗透到医学领域以后，首先是用来和人体的五脏相配合，如肝属木、心属火、脾属土、肺属金、肾属水。五脏中的一脏和其他四脏的关系，比拟五行中的一行对其他四行的关系。例如肝和心、脾、肺、肾之间的关系，是以木和火、土、金、水之间的关系来比拟的。五行学说认为木、火、土、金、水之间有相互推动的作用，就是所谓"五行相生"；同时也有相互制约的作用，这就是所谓"五行相克"。如果运用到古代医学中去，在说明人体内部脏器的联系时，就是在正常的生理状况下，便是有规律性的活动；在病理的状况下，便是正常规律性遭到了破坏。

先人的朴素物质观探讨（1）

五行学说是以木、火、土、金、水等五种物质的基本特性作为分类依据，并以五行之间的相生、相克规律来认识世界、解释世界和探求自然规律的一种自然观和方法论。

相生与相克

金生水，水生木，木生火，火生土，土生金。

金克木，木克土，土克水，水克火，火克金。

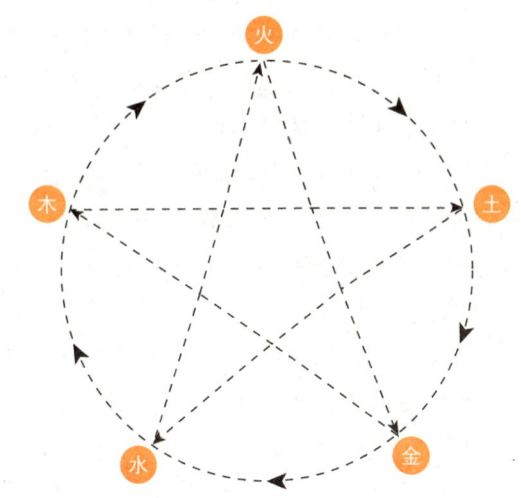

相生：互相滋生和助长

a. 钻木取火——木生火
b. 火的灰变成泥土——火生土
c. 泥土蕴含矿物质及金属——土生金
d. 金属熔后会有水——金生水
e. 水滋养树木——水生木

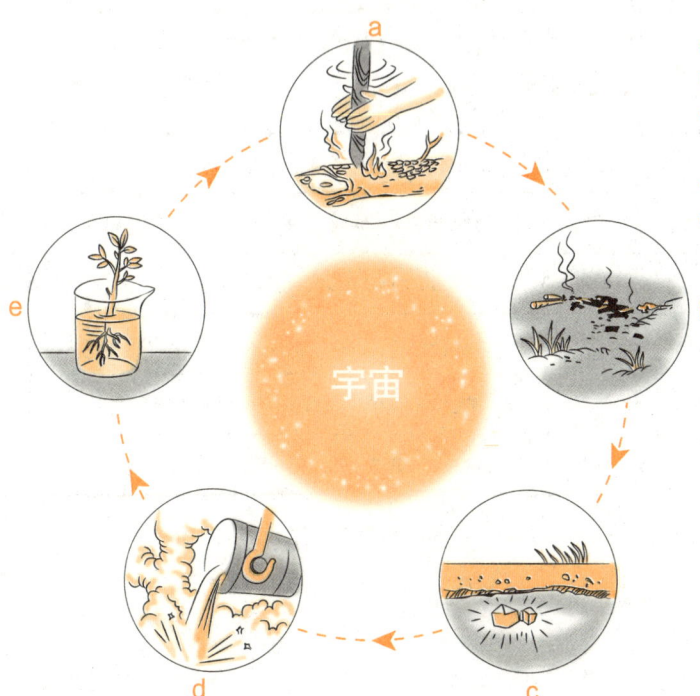

相生与脏器

脾在五行中属土，它主管消化系统，负责提供人体所需的营养。而肺在五行中属金，它负责着人体的一身之气，有气人才有呼吸，才有生命力。所以按《内经》的五行理论，如果肺虚可以采用健脾的方法来治疗，这也就是培土生金法。

中医学最早的典籍　五行之术

● 天人合一与五行对中医的影响

中国传统医学与中国哲学是一脉相承，且相互影响的，儒家的"天人合一"和道家的"圣行"观念贯穿在传统的中医理论中。儒家认为，天和人都是同一个宇宙，没有你我之分，只有大小之分。由于天是圆的，地是方的，因此，人的头是圆的而脚自然是方的。天上有日月星辰和风雨雷电，因而人有五官和七情六欲。地上有九州，因而人有九窍。圆周分为三百六十度，人因而有三百六十块骨骼。中国有十二条河川，因而人体有十二条经脉。这便是儒家天人合一的观念。

那道家的"五行学"又是如何影响中医学的呢？五行学认为，世界是由金、木、水、火、土这五种元素构成的，那人体同样也是由五行所构成。当五行在人体内分布均匀时（生克有序时），人体便是健康的；但如果五行在人体内分布不均（生克出现混乱），人体就会出现疾病了。另外，五行不仅跟五脏六腑相对应，它还跟五色、五味、五音、五方等息息相关。

● 五行与主要人体器官关系表

五行	脏	腑	特 性
木	肝	胆	肝的特性是怕郁结，要像树木般得到舒展。
火	心	小肠	心推动气血，温暖整个人。
土	脾	胃	脾主消化吸收，滋润身体，如大地孕育万物。
金	肺	大肠	肺主声，肺气宜清，如金属般铿锵。
水	肾	膀胱	生命的本源来自水，而肾属先天的本源。

先人的朴素物质观探讨（2）

相克：互相制约和克服

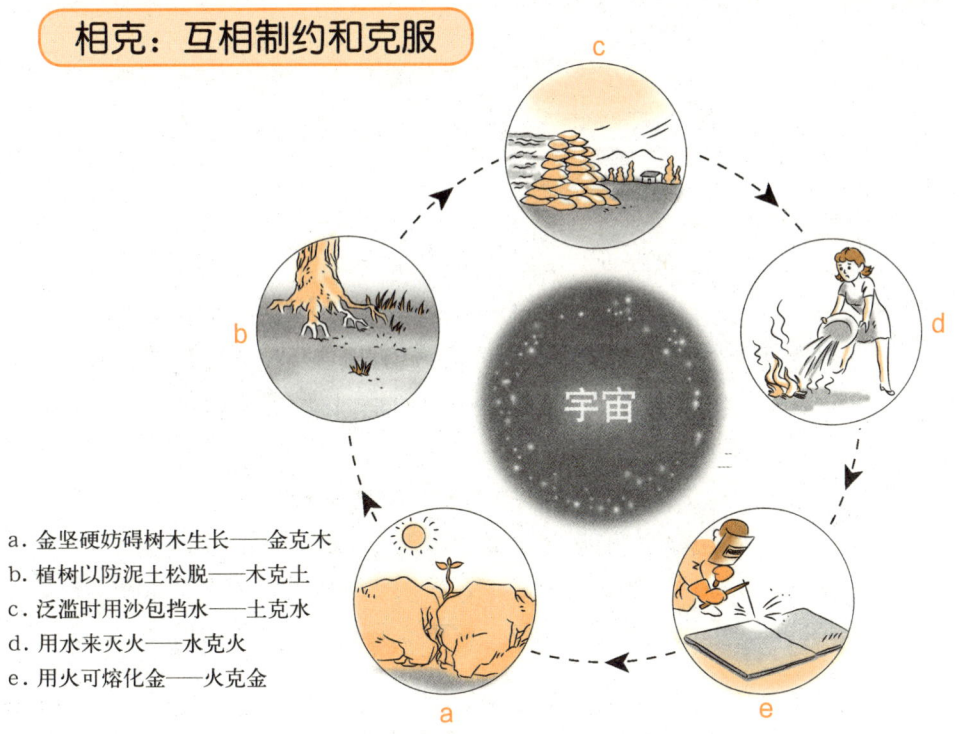

a. 金坚硬妨碍树木生长——金克木
b. 植树以防泥土松脱——木克土
c. 泛滥时用沙包挡水——土克水
d. 用水来灭火——水克火
e. 用火可熔化金——火克金

相克与脏器

肝（木）的生理功能如果失常，会影响脾胃（土），并导致消化功能紊乱，即肝气犯胃。治疗胃不适时，不单要针对肠胃，还要疏肝理气。肾属水，心属火，水火不容；若肾水不足，心火相对便旺盛，以致心跳加速，肾上腺素激增，精神过度活跃，表现出来的症状是无故心跳、心慌，但心脏功能却正常。《内经》称这种现象为"心肾不交"。医治的方法是加强肾水，以扑减心火，即所谓的"滋水制火"。

配合上述的生克观念，《内经》藏象学中的生克关系可以阐释如下：

金生水	金＝肺，水＝肾。肺有气，肾有精，气生精。新陈代谢良，利于肾。
水生木	水＝肾，木＝肝。肝清洗血液，废物如尿酸等，借助肾排出。
木生火	木＝肝，火＝心。肝是血液清洗的工厂。
火生土	火＝心，土＝脾。血液循环全身，将信息交脾处理。
土生金	土＝脾，金＝肺。脾消化食物，以助氧气之运行。
金克木	金＝肺，木＝肝。气的充足，可克制肝功能之过旺。
木克土	木＝肝，土＝脾。血液新鲜，可克制脾功能之不良。
土克水	土＝脾，水＝肾。内分泌健全，可克制肾功能不良。
水克火	水＝肾，火＝心。排泄正常，可克制血液循环不良。
火克金	火＝心，金＝肺。血液健康，可克制呼吸功能不良。

《内经》的基本思想 ❸
脏腑之象

> 脏腑是内脏的总称，按照生理功能特点，分为五脏、六腑和奇恒之腑；并以五脏为中心，一脏一腑、一阴一阳为表里，由经络相互络属。

● 藏象学说的形成

（1）源于古代的解剖学知识

藏象学最初源于古代的解剖知识。春秋战国时期，古人对脏腑的形态已有了一定的认识，并应用于医疗实践，上古时期就有名医俞跗对人体实施割腹治疾。《内经》对解剖人体观察脏腑更有详细的描述（参见《灵枢·经水》）。

（2）源于长期以来对人体生理、病理现象的观察

古人还采取"有诸内，必形诸外""视其外应，以知其内脏"，以及"取象类比"等思维方法来认识人体脏腑的机能。例如因皮肤受凉而感冒，会出现鼻塞、流涕、咳嗽等症状，从而认识到皮毛、鼻窍和肺之间存在着密切联系。

（3）源于反复医疗实践的印证与反证

最后古人是通过长期医疗经验的总结积累，发现了如食用动物肝脏可治夜盲，从而提出了"以脏补脏"的原则，并佐证了"肝开窍于目"等关于人体脏腑的理论。

● 古代哲学思想与藏象学

阴阳学说渗透到中医学后，被用以说明人体的部位、功能等多个方面。在藏象学说中，分脏腑为阴阳，分气血为阴阳，分精气为阴阳。尤其围绕精化为气、气分阴阳而建立了"五脏精气阴阳"理论。

五行学说对中医学最重要的影响是它建立了五行藏象体系。五行藏象体系是古代医家借助五行，运用类比、推演方法建立的一个以五脏为中心的整体模式。它将复杂的人体组织结构划分为五个功能系统，每个系统都以五脏为核心，联系六腑、五官、九窍、五体、五志，体现了人体整体功能的统一、形神的统一。

最初源于解剖知识的独特理论

脏 腑

它是人体内脏的总称。按脏腑的生理功能特点、形态及一般功能,可分为脏(心、肝、脾、肺、肾)、腑(胆、胃、大肠、小肠、三焦和膀胱)和奇恒之腑(脑、髓、骨、脉、胆和女子胞)。

五 脏	六 腑
化生和贮藏精气	受盛和传化水谷

藏象学之特点

整体观是中医藏象学说的基本特点。藏象学说以脏腑为基础、五脏为中心、心为主导,通过经络联属关系,把人体各部分视为一个既分工又合作的有机整体,从而维持人体正常的生命活动。

脏与脏之间

- ⓐ 心与肺　心肺同居上焦,两者是心主血、肺主气的关系。
- ⓑ 心与脾　心脾表现为血液的生成和运行方面的关系。
- ⓒ 心与肝　心肝表现为血液运行和情志活动方面的关系。
- ⓓ 心与肾　心肾表现为上下、阴阳之间平衡与互制的关系。
- ⓔ 肺与脾　肺脾表现为气的生成和津液输布代谢方面的关系。
- ⓕ 肺与肝　肺肝表现为气机的升降方面的关系。
- ⓖ 肝与脾　肝脾表现为水谷运化和血的贮藏、运行方面的关系。
- ⓗ 肝与肾　肝肾表现为精和血之间相互滋生和相互转化的关系。
- ⓘ 脾与肾　脾肾表现为先天与后天相互资助、相互促进的关系。

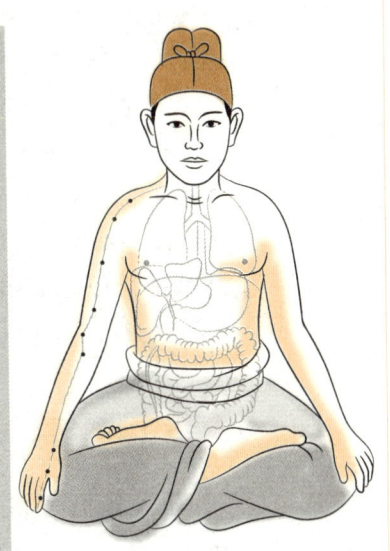

中医学最早的典籍　脏腑之象

最后的探究
《内经》成书之谜

作为中国古代成书最早、影响最深远的一部中医宝典，它总结了古代中国人对于人体科学的认识，也奠定了中医学的理论基础，两千年来医家学者无不从中受益。因此，这部书被后人尊称为"经"。然而令人遗憾的是，时至今日，这部书的成书年代仍然未能确定。

● 考证

《黄帝内经》这部书的书名，最早载录于《汉书·艺文志》中。今天我们所看到的《内经》，分为《素问》和《灵枢》两大部分，内容极其广泛。《汉书·艺文志》载录的书目中，还记载有《黄帝外经》三十七卷，但至今没有发现，似乎早已散佚。

我们从《黄帝内经》的名字及其内容来看，它通篇几乎都是黄帝和岐伯等的对话，有人便据此认为这部书肯定成书于黄帝时代。如晋代的皇甫谧在其《黄帝三部针灸甲乙经》序中曾说："黄帝咨访岐伯、伯高、少俞之徒，内考五脏六腑，外综经络血气色候，参之天地，验之人物，本性命，穷神极变，而针道生焉。"还有《太平御览》卷72引《帝王世纪》语说："岐伯，黄帝臣也，帝使岐伯尝味草木，典主医病经方，《本草》《素问》之书咸出焉。"然而关于它的真正出现年代，更多却是质疑之声，自宋至清，程颐、司马光、朱熹、方孝孺、魏荔彤、崔述等人都对其提出了质疑。他们普遍的观点是：黄帝时代，是人类文明启蒙时期，在那个时代，生产力水平是相当落后的，科学技术更是极不发达，在这样的条件下是不可能产生像《黄帝内经》这样高水平的理论著作的。并由此推断"黄帝之说"是不可信的。那么《黄帝内经》到底成书何时呢？

● 争论

（1）成书于先秦、战国之时

持这种观点的代表人物有宋代的邵雍，明代的桑悦、方以智，清代的魏荔彤等。他们通过对《内经》和《周礼》及《史记·扁鹊仓公列传》的对比，发现三者在学术思想上是极其相似的；同时还通过对《素问》文学结构的分析，说明至少《素问》这一部分是出自于先秦，并不迟于扁鹊所处的时代。另外从"文字气象"方面看，春秋战国时

春秋？汉代？(1)

中医学最早的典籍 《内经》成书之谜

成书之争

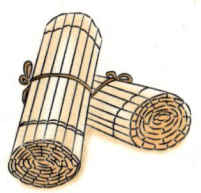

成书于先秦、战国之时

持这种观点
宋代的邵雍，明代的桑悦、方以智，清代的魏荔彤等。

论 据
 《内经》和《周礼》及《史记·扁鹊仓公列传》的对比。
ⓑ 从当时"文字气象"方面看。

?

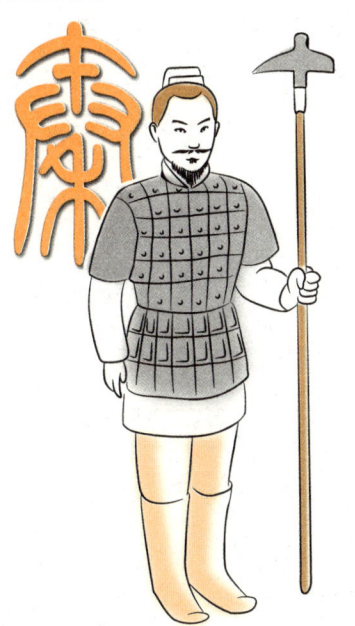

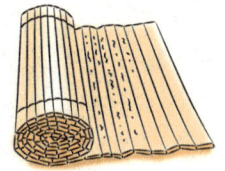

成书于秦汉之间与汉朝

持这种观点
宋代的程颢、司马光等。

论 据
 从夏禹时仪狄造酒的传说和"罗"出现于汉代等证据推断。
ⓑ 从中国学术思想发展的情况来看。

?

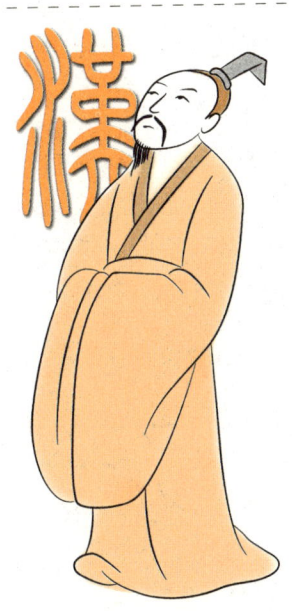

59

期成书亦是可能的。这是因为，当时是中国政治和思想文化上发生巨大变革的一个重要历史时期，各种学术思想在这一时期蜂拥而出，出现了历史上空前绝后的"诸子蜂起，百家争鸣"的现象。自由活跃的思想空间、重视学术的良好风气造就了一大批思想家，他们分别对后世各种文化体系的形成和发展起到了极为重要的作用。在这样一个历史时期的特殊学术氛围中，《黄帝内经》的问世可以说是顺理成章。

（2）成书于秦汉之间与汉朝

持这种观点的人有宋代的程颢、司马光等。他们认为："黄帝亦治天下，岂可终日坐明堂，但与岐伯论医药针灸邪？此周、汉之间，医者依托以取重耳。"同时还有人认为成书于西汉时期。明代郎瑛所著的《七修类稿》，从夏禹时仪狄造酒的传说和"罗"出现于汉代等证据，推断《素问》产生于西汉时期。他还从中国学术思想发展的一般情况来看，认为春秋时期成书的著作极少，那时的学者多述而不作，或仅有一些零散的作品刻写下来；编纂成比较完整的书籍，如先秦诸子的著作，大都是战国以至秦汉时代的事。因此，像《黄帝内经》这种有了专名系统讲述基础理论的医书，不可能在春秋时期形成。

春秋？汉代？（2）

中医学最早的典籍 《内经》成书之谜

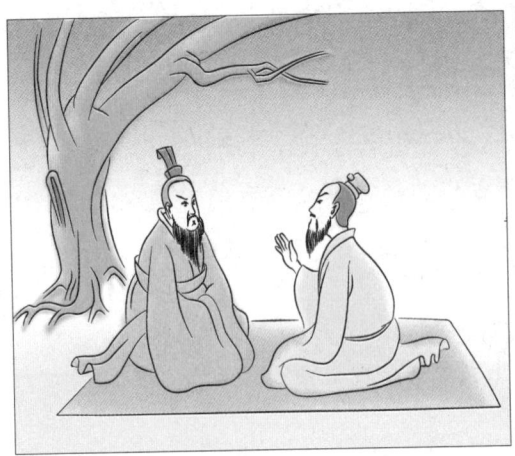

❶《黄帝内经》通篇都是黄帝和岐伯等的对话，后人便据此认为这部书肯定成书于黄帝时代。

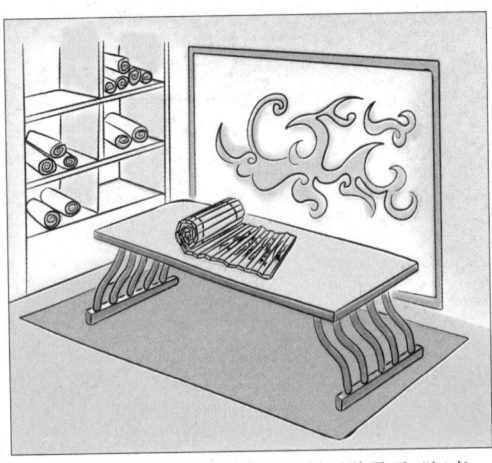

❷《黄帝内经》这部书的书名，最早载录于《汉书·艺文志》中。

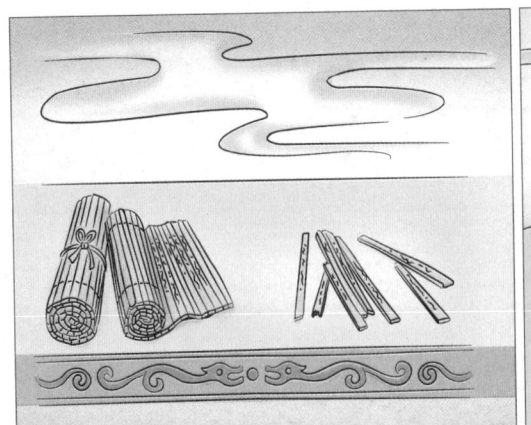

❸《汉书·艺文志》载录的书目，还记载有《黄帝外经》三十七卷，至今没有发现，似乎早已散佚。

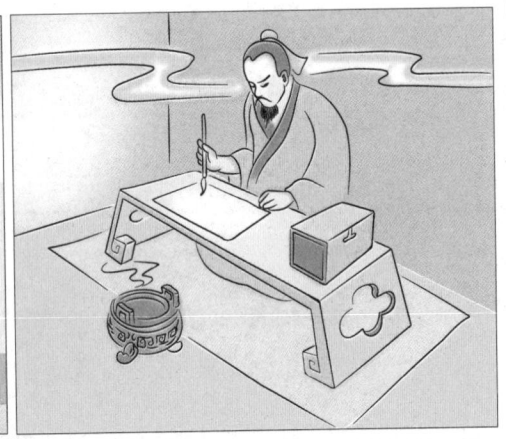

❹关于它的出现年代，历代有众多质疑之声，自宋及清，程颐、司马光、朱熹、方孝孺、魏荔彤、崔述等人都对其提出了质疑。

特别提示

现在的人更多地相信，《黄帝内经》非一人一时所作，而是"后人"所托而成。《黄帝内经》原来有两种版本。一种是古本，一种是今本。古本内容是非常简单的，只有短短的18篇。而我们现在所看到的《黄帝内经》则多达168篇，内容明显要多出许多。显然今本《黄帝内经》是在一个特殊时代，由后人突击出来的，并假借了"黄帝"的说法。长沙马王堆出土的医书，较之今本《黄帝内经》更是少得可怜。马王堆出土的医书中的《十问》，其中"尧问于舜"一节才151个字，"帝盘庚问于旬老"一节仅有136个字，显然，不能与今本的《黄帝内经》相比了。这也许可以进一步证明，在公元前168年下葬的汉代长沙马王堆墓的各种医书中，还不存在今天我们见到的长达二十多万字之浩大的《黄帝内经》。由此可见，今天我们所看到并使用的《黄帝内经》，一定是汉代以来逐渐完善起来的一部医书。

第二章 生命的周期

最早意识到人体机能运动形态有规律变化的先驱者是我国古代的医学家。古老的中国，很早就有医家在研究人体机能形态规律变化与人的疾病发展的关系。《内经》认为，所有生命现象都表现出一种周期性。具体到人体也是如此，都有一个从生到死的生理周期。

本章图解

纯阳之焰与阴柔之火

人体宇宙之日月：天癸、肾阳

剖析衰老的奥秘

1~120岁

影响寿命的因素

你早衰了吗

能完成人生最高境界的四个重要角色

长寿潜能自测与长寿穴

生的宿命
人体的生命周期

古人在长期的观察与实践中，逐渐对人体生长发育的过程，有了规律性的认识。《内经》就详尽地记载了人从生到死的生长周期。如女子以七岁为基数，男子以八岁为基数。大多数女性是经历七个阶段，男性则经历八个阶段，这样就完成了从生长到衰老的过程。

● 男子生命历程

八岁：肾气充实起来，头发生长开始茂盛，乳齿也更换了。

十六岁：肾气旺盛，天癸产生，精气满溢而能外泻，两性交合，就能生育子女了。

二十四岁：肾气充满，筋骨强健有力，真牙生长，这时牙齿已经长全。

三十二岁：筋骨丰隆盛实，肌肉丰满健壮。

四十岁：肾气衰退，头发与牙齿都开始脱落。

四十八岁：人体上部阳气逐渐衰竭，面部憔悴无华，头发和两鬓逐渐花白。

五十六岁：肝气衰弱，筋的活动不再灵活自如，身体抵抗力下降。

六十四岁：天癸枯竭，精气不再充盈，肾脏开始慢慢衰弱，牙齿头发脱落，形体衰疲。身体沉重，步伐不稳，人这时已不能生育子女了。

● 女子生命历程

七岁：肾气盛旺起来，乳齿更换，头发生长开始茂盛。

十四岁：天癸产生，任脉通畅，太冲脉旺盛，月经按时来潮，具备了生育子女的能力。

二十一岁：肾气充满，真牙生出，这时牙齿就长全了。

二十八岁：筋骨强健有力，头发的生长达到最茂盛的阶段，此时身体最为强壮。

三十五岁：阳明经脉气血渐衰弱，面部开始憔悴，头发也开始有脱落的现象。

四十二岁：三阳经脉气血衰弱，面部憔悴无华，此时头发开始由黑变白。

四十九岁：任脉气血虚弱，太冲脉的气血也衰弱了，天癸枯竭，月经断绝，形体渐渐衰老，因此失去了生育能力。

纯阳之焰与阴柔之火

成长与衰老

《内经》中提出，齿、发、生殖生育能力强弱，也是用以观察人体生长发育的重要标志。

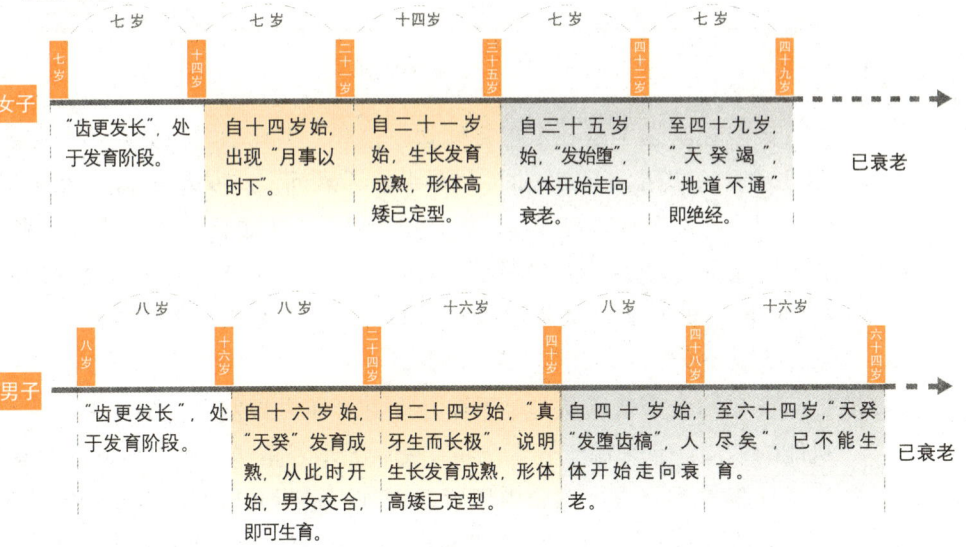

女子
- 七岁："齿更发长"，处于发育阶段。
- 十四岁：自十四岁始，出现"月事以时下"。
- 二十一岁：自二十一岁始，生长发育成熟，形体高矮已定型。
- 三十五岁：自三十五岁始，"发始堕"，人体开始走向衰老。
- 四十二岁至四十九岁："天癸竭"，"地道不通"即绝经。
- 已衰老

男子
- 八岁："齿更发长"，处于发育阶段。
- 十六岁：自十六岁始，"天癸"发育成熟，从此时开始，男女交合，即可生育。
- 二十四岁：自二十四岁始，"真牙生而长极"，说明生长发育成熟，形体高矮已定型。
- 四十岁：自四十岁始，"发堕齿槁"，人体开始走向衰老。
- 四十八岁至六十四岁："天癸尽矣"，已不能生育。
- 已衰老

生命的周期　人体的生命周期

肾气与生育

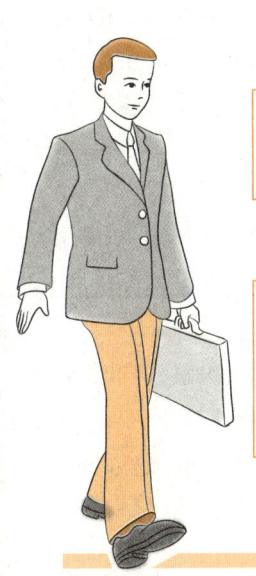

《内经》："（男子）二八肾气盛，天癸至，精气溢泻，阴阳和，故能有子。"

↓

男子到了十六岁时，"天癸"发育成熟，肾气开始旺盛起来，"精气溢泻"。从此时开始，男女交合，即可生育。

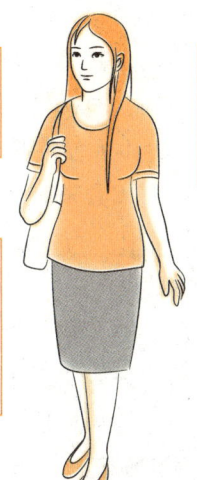

《内经》："（女子）二七而天癸至，任脉通，太冲脉盛，月事以时下，故有子。"

↓

女子到了十四岁时，"天癸"发育成熟，任脉通畅，太冲脉盛，月经开始初潮。从此时开始，就可生儿育女了。

两种物质,身体不可缺少
生命的动力

生命的存在与繁衍,必须依赖于天癸、肾阳的存在;两者的多少决定着人寿命的长短。对这两种物质在人体中的变化规律,《内经》中有着非常精确的论述。

● 天癸

天癸在医学中是一个重要概念,它对人类性活动及繁衍后代起着举足轻重的作用。天癸一词,最早见于《素问·上古天真论》,在论述人体的阶段性发育时曾被提及。它在《内经》中也仅于此"昙花一现",其后再无论及。后人对《内经》所载,大都随文衍义,对天癸究竟为何物,众说纷纭。有认为天癸即"月事者",有认为天癸即"精血者",有认为天癸为"真阴者",莫衷一是。

现在的医家普遍认为:天癸是促进人体生长发育,维持男女生殖机能的物质。它来源于先天之精,受后天水谷精微的滋养而逐渐充盛。当人体发育到青春期时,由于肾的精气进一步充盛,体内便产生了天癸,于是男子能产生精子,并能排精、育子;女性出现月经周期,并能排卵、妊娠。天癸的产生,标志着男女性机能发育成熟,并有了生殖能力。

● 肾阳

火在《内经》中也被称为阳气,《素问·生气通天论》中讲:"阳气者,若天与日;失其所,则折寿而不彰。"人体的阳气,就像天上的太阳,决定着人的寿命。人的五脏各有自己不同的阳气,真正决定着人的寿命的这个阳气,其实是肾的阳气,因此肾阳又叫作元阳。每个人的肾阳都是有限的,通常是人一出生就决定了每个人肾阳的多少。一般情况下,肾阳可供人使用一百年左右,这也就是人的自然寿命。《内经》认为肾阳为人体其他脏器的工作提供原动力,因此把肾阳也比喻为人体宇宙中的太阳。生命的过程,就是在肾阳的主宰下,不停地积聚和转化能量的过程。

人在婴幼儿时期,长得最快,这就是能量在迅速地积累,同时肾阳也在随之逐渐变盛。所以中医把小儿称作纯阳之体。到了成年,人体发育完全,能量的积累达到了极限,肾阳也达到了自己最强盛的时期。之后,肾阳渐渐衰减,至老年肾阳耗尽,生命便随之终结。

人体宇宙之日月：天癸、肾阳

天癸的特殊性

天癸有一个重要的特性，就是对男女而言，其物质构成同中有异。正是由于这种天癸结构的差异，才使青春期以后的男女形体向着不同的方向分化发育。但这种分化又有明确的规律性，即互以满足对方性的需求为目标。

生命的周期　生命的动力

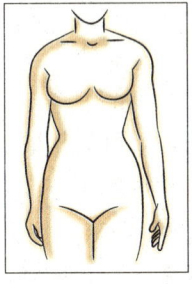
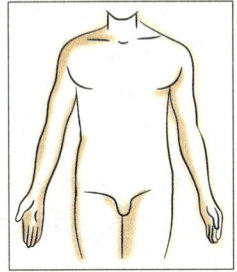

天癸

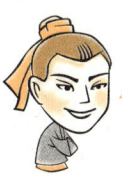

天癸促使人体向不同的性别方向发育，而最终又殊途同归，以完成人类的异性繁殖。

是不是天癸的主要功能只是负责人体生殖系统呢？

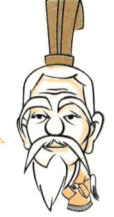

天癸除了对生殖系统的影响外，对其他生命系统，如骨骼肌肉的发育，声音外貌的变化，神志思维活动，以及内在脏腑的气化功能，都会产生影响。

天癸与肾气

天癸即肾气在主导性与生殖方面的精微体系，也是肾气在育龄阶段产生的特殊物质，是肾气的一个重要分支。而"气"属阳，必有其物质基础。天癸的物质基础是肾精。而这种肾精便是肾中的先天之精，亦即生殖之精。这种生殖之精并不是自身所生，而是父母的生殖之精。由于生殖之精中包含着父母的生命信息，所以天癸在促化人的形体发育时，亦将这种信息从各个方面传递给子女，这就是遗传。由此可以说，天癸也是人类遗传的重要物质。

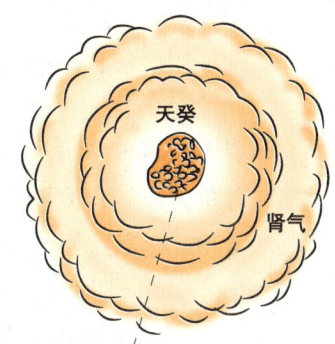

天癸的物质基础——肾精

特别提示

天癸的功能形式是相火。这里所说的相火，是指激发人类产生性欲，并进行性活动的生理之火，也可以称作情欲之火。也就是说，天癸产生以后，人体不但有了生育能力，而且产生了"异性相吸"并与之进行性爱活动的欲望。二者在完成延续后代方面的作用是相辅相成的。天癸水平越高，相火越旺。人类更年期后，天癸水平下降，相火亦随之降低。

生命的考验
人体老化的过程

> 衰老是生命发展的一个阶段，这个阶段一般是指50~60岁以后。现代医学一般将40~60岁称为渐衰期，60~74岁称为近老年期，75~89岁称为老年期，90岁以上就是长寿者。

● **衰老探索**

衰老是死亡的前奏。人类要想实现长寿，"尽终其天年，度百岁乃去"，必须对衰老之谜进行全面、深刻、认真的探索，找出衰老的根本原因。

尽管人们都不想衰老，但衰老是生命的一种现象，是生物发展的普遍规律。人的生命不可能永世长存，一切生物个体都会逐渐衰老直到死亡，我们每个人迟早是要衰老的。尽管衰老是不可抗拒的，但事实上每个人衰老的早晚有很大不同，正如《内经》中所说，有的人"年半百而动作皆衰"，而有的人却能"春秋皆度百岁，而动作不衰"，原因究竟何在呢？其实衰老会在两种不同的情况下产生：一种是正常情况下出现的生理性衰老；另一种是疾病引起的病理性衰老。生理性衰老是生命过程的必然结局，病理性衰老则可结合防病加以控制。病理性衰老，有人称之为早衰，也就是生命在生长、发育的过程中，由于各种原因引起疾病，从外部侵袭引起形态和功能发生变化，提前出现身体脏器的退行性改变，致使生命在中途发生夭折。

那么什么是衰老呢？至今还没有统一的定义。其中一种比较通俗易懂又比较切合实际的说法是："衰老，是指机体各器官功能普遍地、逐渐地降低的过程。"也有人认为，衰老是一种多环节的生物学过程，是机体在退化时期功能下降和紊乱的综合表现。如一个老年人与青年人相比，其最重要的差别就是各器官功能的普遍降低。举例说，如果将一个年龄为20岁的青年的器官功能定为100%，那么，一个年龄70岁的老年人，其脑血流量约减少20%，心脏射血量约减少30%，肺活量约减少40%。可见，衰老不是一两个器官，而是全身几乎所有的器官。例如有人患肝炎时，他的肝功能会下降，而其他器官功能也有不同程度的损害。人在衰老时，器官功能的下降几乎涉及全身所有的器官。

剖析衰老的奥秘

衰老带来的机体改变

人体生理机能的衰退往往是逐渐出现的，最早出现的细微变化，多从形体、外貌上反映出来。常见为皮肤、毛发的改变，随着年龄的增长，进而是容颜、牙齿及形体的改变。

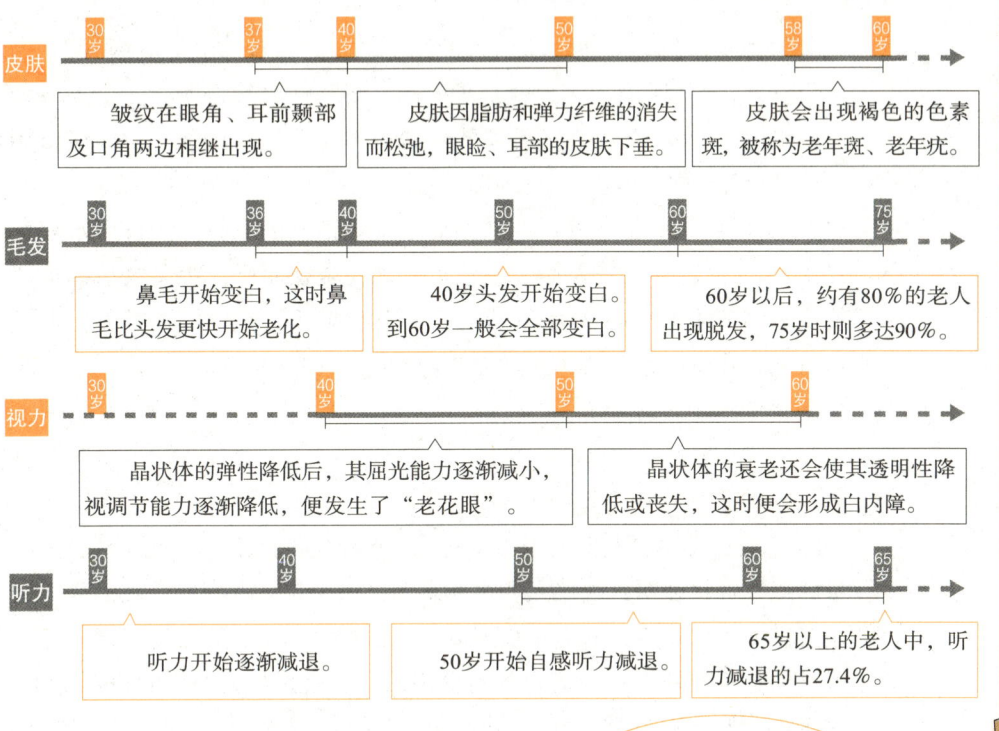

皮肤

- 30岁、37岁、40岁：皱纹在眼角、耳前颞部及口角两边相继出现。
- 50岁：皮肤因脂肪和弹力纤维的消失而松弛，眼睑、耳部的皮肤下垂。
- 58岁、60岁：皮肤会出现褐色的色素斑，被称为老年斑、老年疣。

毛发

- 30岁、36岁、40岁：鼻毛开始变白，这时鼻毛比头发更快开始老化。
- 50岁、60岁：40岁头发开始变白。到60岁一般会全部变白。
- 75岁：60岁以后，约有80%的老人出现脱发，75岁时则多达90%。

视力

- 30岁、40岁：晶状体的弹性降低后，其屈光能力逐渐减小，视调节能力逐渐降低，便发生了"老花眼"。
- 50岁、60岁：晶状体的衰老还会使其透明性降低或丧失，这时便会形成白内障。

听力

- 30岁、40岁：听力开始逐渐减退。
- 50岁：50岁开始自感听力减退。
- 60岁、65岁：65岁以上的老人中，听力减退的占27.4%。

> 一个10岁的儿童，其晶状体的视调节能力约为1400度左右，至25岁时减至830度左右，而后会逐年递减。而一个人在阅读书刊时，需要约333度的视调节能力。

衰老的原因

七情太过	精神刺激太过，会引起体内阴阳气血失调、脏腑经络功能紊乱，从而加速衰老。
疾病损伤	患病后，可加重阴阳平衡的失调，加重气血精神脏腑的亏损，从而导致或加速衰老。
遗传因素	人类因遗传特点不同，衰老速度也不一样。先天禀赋强则不易变老；反之，则会提前。
劳伤过度	身体过度劳倦会伤及人体的正气。如果把它当作正常的生活规律，会导致衰老的提前。

生命的周期

4

究竟我们能活多久
合理的寿限

> 一切生物，有生必有死，人当然也逃脱不了这一规律。人的寿命是有一定限度的，《内经》中称为"天年"，也就是人的自然寿命和合理寿限。

● 天年

因为生命只有一次，所以人们渴望长寿，希望能够"尽终其天年，度百岁乃去"。所谓天年，就是天赋的年寿，即自然寿命，一个人应该活到的岁数。究竟人应该活到的岁数是多少呢？《内经》认为是100岁，《礼记》称百岁为"期颐"。《尚书》又提出"一曰寿，百二十岁也"，即活到120岁，才能叫作活到了应该活到的岁数。大哲学家王充提出："百岁之寿，盖人年之正数也。犹物至秋而死，物命之正期也。"晋代著名养生家嵇康认为，"上寿"可达百二十，"古今所同"。据上所述看来，中国传统医学认为人的寿命应该是100~120岁左右。也就是天命之年了。

● 通过科学方法认识的"天年"

古人所说的"人生七十古来稀"，今天看来，显然已经过时了。大量的统计资料证明，现代人的平均寿命已大大超过古代人。现代科学又是怎样认识"天年"的呢？长期以来，根据科学家们的细致观察，发现各种动物都有一个比较固定的寿命期限，也就是各有不同的自然寿命。这个寿命与各种动物的生长期或成熟期的长短有一定关系。例如在哺乳动物中，狗的寿命是10~15年，其生长期为两年。马的寿命是30~40年，其生长期为5年。科学家们经过大量的统计研究，发现一般自然寿命为生长期的5~7倍。若按这个规律去计算，人的生长期为20~25年，其自然寿命则应为100~175岁。以上所说是第一种计算寿命的方法。

第二种方法是美国学者海尔弗利在1961年提出来的。他根据实验研究发现，动物胚胎细胞在成长过程中，其分裂的次数是有规律的，到一定阶段就出现衰老和死亡。于是他提出根据细胞分裂的次数来推算人的寿命，而分裂的周期大约是2.4年。照此计算，人的寿命应为120岁。

最后一种方法是根据哺乳动物的性成熟期推算寿命。根据生物学的规律，动物的最高寿命相当于性成熟期的8~10倍，而人类的性成熟期是13~15岁，据此推测人类的自然寿命应该是110~150岁。

1～120岁

人尽天年

现代生物学家认为，哺乳动物的寿命为生长期的 5～7 倍。人的生长期为 20～25 年，那么，人的自然寿命应该是 100～175 岁。按《内经》的观点，女子 21 岁、男子 24 岁时，生长发育到了"极"点。用 5～7 倍计算，女子的天年应该是 105～147 岁，男子的天年应该是 120～168 岁。

10岁	气血脏腑处于生长发育阶段，生命力较强。
20岁	生命力旺盛，身体各机能都处于最佳状态。
30岁	成熟稳重，生命力达到顶峰。
40岁	身体机能由盛转衰，活动也开始减少。
50岁	肝气始衰，"目始不明"，身体开始产生衰老的迹象。
60岁～70岁	心、脾气虚，气血大减，人体各种机能逐渐减退。
80岁	思维意识开始产生障碍，所以"言善误"。
90岁～天年	脏腑经脉空虚，"神气皆去，形骸独居而终矣"。

生命的周期　合理的寿限

形气、骨肉辨寿夭

① 形气相称则寿，不相称则夭。

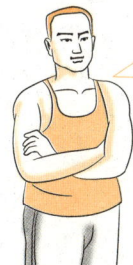

形体强健，肌肉满壮而皮肤舒缓者则长寿。

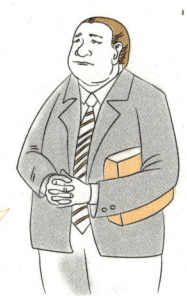

形体肥胖，其脉常小无力，说明气血虚，气不胜形，则短命。

实际上，不是每个人的寿命都有百岁，这与其先天的禀赋、后天的调养有密切关系。关于先天禀赋厚薄与寿命的关系，具体而言，是观察人的皮肤、骨骼、肌肉和气。皮肤有缓急，骨骼有大小，肌肉有坚脆，气有盛衰。根据它们之间的关系，可判断人的寿命。

② 骨肉相称则寿，不相称则夭。

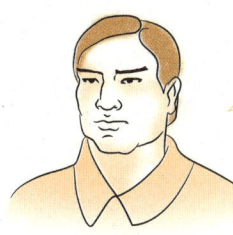

轮廓清晰方大，而骨骼大者，则长寿。

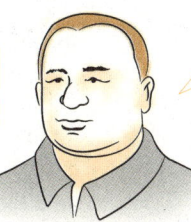

肌肉丰满，而骨骼小，骨不胜肉者，则短命。

71

命中注定了吗
影响寿命的因素

衰老虽是不以人的意志为转移的客观规律，但若注意影响人的寿命的相关因素，推迟和延缓衰老进程，是完全可以的。

"生、长、壮、老"已是人类生命的自然规律，说明人的生命是有一定限度的。《灵枢·天年》则重点讨论了关于天年的问题，并对人体自出生以后，从生长、健壮、衰老，直到死亡各个阶段生理上、体态行动上和性情变化上的情况，做了详细的论述。认为人的一般寿命应当有百岁，到百岁以后才是自然趋向衰老的最终阶段。另外《内经》还对影响寿命的原因进行了进一步分析，人除了起居无节、精神失于调摄、缺少锻炼等外在原因会影响寿命之外，其实还有其内在因素的影响。内在因素主要有以下几点：

（1）阴阳失调。"人生有形，不离阴阳"，人体的生命活动必须以阴阳为依据。阴阳失调会导致衰老，而调节阴阳就有抗衰老的作用。

（2）精气虚衰。气是生命活动的根本和动力，为生化之根；精即阴精，是构成人体和促进生长发育的物质基础。任何损伤精气的内外因素，均能加速衰老、减少寿命。

（3）肾气亏损。《内经》认为，"先天之本在肾"，肾气是决定人体强弱寿夭的关键因素。肾气的盛衰，决定着人的强壮衰弱、寿命的长短。

（4）心脏虚衰。心为生命活动的主宰，它能协调脏腑，运行血脉。若心气虚衰，会影响血脉的功能及神志功能，从而加速衰老。

（5）肺脏衰弱。肺主一身之气，人体诸气的生成、运行及功能活动，都与肺密切相关。若肺气衰，全身机能都会受到影响。

（6）肝脏衰老。人体的衰老同肝有密切联系，肝藏血，具有贮存和调节血量的作用。肝又主疏泄，关系到人体气机的调畅。而气机升降出入失常，人则会衰老，甚至死亡。

影响寿命的因素

影响因素	影响方式	影响年限
饮食	A．每天至少吃一顿包括所有基本营养素的饭菜 B．每天吃一粒多种维生素或一粒维生素A、C、E C．每天不吃一顿高纤维食品 D．经常不按顿吃饭或吃东西不细嚼就咽 E．经常喜欢吃黄油、动物油、腌肉 F．喜欢吃野菜、野果、野味 G．喜欢吃粗粮	+1 +1 −1 −1 −1 +1 +2
酒	A．常喝一点酒 B．常大量喝酒，有时还喝醉	+1 −2
烟	A．天天抽烟，甚至超过两包 B．抽烟每天达到1～2包 C．抽烟每天不足1包 D．虽不抽烟，但常与抽烟人一起生活	−8 −6 −2 −2
体重	A．能保持正常的体重 B．体重比正常体重多5公斤 C．体重比正常体重少10公斤	+1 −1 −1
睡眠	A．睡眠经常少于5小时或多于9小时 B．每天睡眠都在9小时以上	−2 −4
运动	A．每周至少坚持3次体育锻炼，每次半小时 B．每周工作之余散步1小时，或做轻微体力活动 C．不进行体育活动或很少参加体力劳动	+2 +1 −2
工作	A．喜欢自己的工作，但又不是工作狂 B．体力劳动工作者，但又不很累 C．做体力劳动极少的工作 D．长期从事丰富的脑力活动 E．经常操劳过度	+1 +2 −1 +1 −2
精神	A．能经常保持愉快的心情 B．经常心烦和情绪低落 C．经常精神紧张，不能松弛 D．心胸宽阔，精神宁静 E．思想常处于矛盾之中	+1 −2 −2 +2 −1
性格	A．性情文雅、随和、理智 B．喜欢交朋友 C．喜欢生气，性情急躁	+1 +1 −1
环境	A．工作环境受到污染 B．生活在热闹的都市里 C．居室空气流通，气温常在20℃以下 D．工作在山清水秀、富有负离子之地	−2 −1 +1 +2
娱乐	A．喜欢音乐、下棋、旅游、读书、钓鱼等活动 B．文娱生活贫乏或根本不喜欢	+2 −2
婚姻	A．男子婚后分居或离婚后独居 B．男子妻子去世后独居 C．分居、离婚或鳏居的男人与家庭其他成员同居 D．家庭美满幸福，性生活和谐 E．女子婚后分居或离婚后独居 F．女子寡居 G．男子单身未婚或女子单身未婚	−3 −2 −1 +2 −2 −1 −1

> 一个人寿命的长短的确是受多种因素影响的，我们要想长寿，必须将此表所列出的各个方面都努力做好才行呀！

生命的周期

影响寿命的因素

73

因人而异的结果
早衰

> "上古之人"由于遵循养生的法则，故能度百岁乃去；而"今时之人"违背养生法则，则半百而衰。人寿命的长短，不在于时世之异，而在于是否善于养生。

● 早衰

人体的衰老是一个逐渐发生的过程，不但不同的人衰老开始的年龄各不相同，同一个人各个器官结构和功能退化的年龄也不一致。衰老有两种：生理性衰老和病理性衰老。这里所说的病理性衰老，就是人们所称的早衰了。其实**早衰是由于先天禀赋薄弱，后天又不知调养所致**。

● 常见的早衰原因

（1）七情太过。俗话说："笑一笑，十年少；愁一愁，白了头。"这里的"白了头"，就是《内经》所说七情中的忧伤对人体刺激后所引起的衰老征象。如果长期受精神刺激或突然受到剧烈的精神创伤，超过人体生理活动所能调节的范围，就会引起体内阴阳气血失调、脏腑经络的功能紊乱，从而导致疾病的发生，促使早衰的来临。

（2）疾病损伤。疾病可加速衰老，缩短寿命，促使早亡。原因是患病后，可加重阴阳平衡失调，加重气血精神脏腑的亏损，甚至导致气散精竭神去，阴阳离决而死亡。可见，疾病也是导致早衰的原因之一。

（3）饮食不节。科学研究发现：进食过饱后，大脑中一种叫"纤维芽细胞生长因子"的物质会比进食前增加数万倍。这种物质能使毛细血管内皮细胞和脂肪细胞增殖，并能促使脑动脉粥样硬化，是引起大脑早衰的主要物质。

（4）劳伤过度。劳伤，就是指过度劳累引起疾病。形体过度劳倦便会伤及人体的正气。《素问·上古天真论》中说："以妄为常……故半百而衰也。"非常明确地指出了若把妄作妄为当作正常的生活规律，活到50岁就已显得很衰老了。所谓妄作妄为，是指错误的生活方式，如劳伤过度等。

你早衰了吗

催人早衰的物质

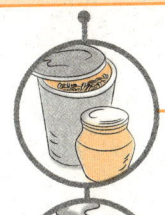
腌制品 — 腌制鱼、肉、菜等时，加入的食盐容易转化为亚硝酸盐，它在体内会生成亚胺类致癌物质，人吃多了易患癌症。

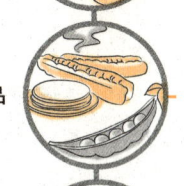
含铝食品 — 人体摄铝过多，会使脑内去甲肾上腺素、多巴胺的含量明显降低，造成神经质传导阻滞，引起记忆力衰退；还会直接破坏神经细胞内遗传物质脱氧核糖核酸的功能，使人过早衰老。

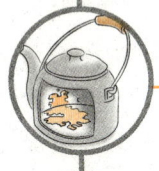
水垢 — 茶具或水具用久后会产生水垢，其中含有较多的有害金属元素，如不及时清除干净，经常饮用会引起消化、神经、泌尿、造血等系统的病变，造成早衰。

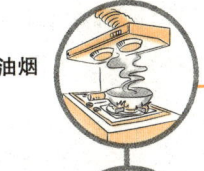
高温油烟 — 由于食用油在高温下会释放出含有丁二烯成分的烟雾，长期大量吸入这种物质会改变人的遗传免疫功能，催人早衰。

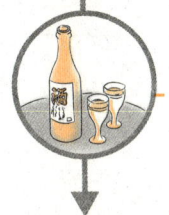
酒精饮料 — 大量饮酒，会导致男性性功能衰退、精子畸形以及女性月经不调、性欲减退等早衰现象。

两种测试早衰的方法

方法一

通过爬楼梯来测试早衰程度，以5层楼为限。

测定标准：

30岁左右的人，一步迈两级台阶，能快速登上5层楼，仍觉得轻松，说明健康状况良好。

50岁左右的人应该能一级一级登上5层楼，中途不休息，不用借助扶手，没有明显的气喘现象，说明健康状况不错。

注：不论哪个年龄阶段的人，如果气喘吁吁，心跳加速，说明体力较差；登上3层楼就又累又喘，意味着身体虚弱，有早衰的先兆了。

方法二

测试者双手自然下垂，紧贴大腿两侧，闭上眼睛，用一只脚脚跟站立，根据其单脚独立稳定不移动的时间，来判断早衰程度。

测定标准：

30～39岁男性为9.9秒；
40～49岁男性为8.4秒；
50～59岁男性为7.4秒；
60～69岁男性为5.8秒。

注：女性比男性推迟10岁计算。站立时间越长，老化程度越慢。未达标准者，你的生理年龄已经高于你的实际年龄了，需要保养身体，保持心情愉悦。

生命的周期　早衰

生命的周期 7

四种长寿之人

真人、至人、圣人、贤人

《内经》称摄生者为人，并将其分为与道同生的真人、通达于道的至人、顺从于道的圣人、符合于道的贤人。

古人认为，凡夫要以学做圣贤为起步功夫，先完成圣贤修养，达成圣贤境界，再谈修真修道，最后进入真人境界。所以，要想成为圣贤（真人、至人、圣人、贤人），就要从超凡下手，以心性修养与道德修养，进入圣人境界。《内经》把真人、至人、圣人、贤人等养生长寿之人分为四等，以真人为养生最高水平之代表。其中"尊道贵德"的思想颇为突出。古代之真人、至人、圣人、贤人皆为道德高尚之人的尊称，那么到底需要具备什么，才能有此称谓呢？

真人：他们掌握了天地阴阳变化的规律，能够调节呼吸，吸收精纯的清气；超然独处，令精神守持于内；锻炼身体，使筋骨肌肉与整个身体达到高度的协调。所以他们的寿命同于天地而没有终了的时候，这是他们修道养生的结果。这种人可以归属于真人之列。

至人：他们具有淳厚的道德，能全面地掌握养生之道，调和于阴阳四时的变化；离开世俗社会生活的干扰，积蓄精气，集中精神，使其远驰于广阔的天地自然之中，让视觉和听觉的注意力守持于八方之外。这是他们延长寿命和强健身体的方法。这种人可以归属于至人的行列。

圣人：他们能够安处于天地自然的正常环境之中，顺从八风的活动规律，使自己的嗜欲同世俗社会相应，没有恼怒怨恨之情；行为不离开世俗的一般准则，穿着普通，举止没有炫耀于世俗的地方。在外，他们不使形体因为事物而劳累；在内，没有任何思想负担，以安静、愉快为目的，以悠然自得为满足。所以他们的形体不易衰惫，精神不易耗散，寿命也可达到百岁左右。这种人可以归属于圣人之列。

贤人：他们能够依据天地的变化、日月的升降、星辰的位置，以顺从阴阳的消长和适应四时的变迁，追随上古真人，使生活符合养生之道。这样的人也能增益寿命。这种人可以归属于贤人之列。

能完成人生最高境界的四个重要角色

生命的周期　真人　至人　圣人　贤人

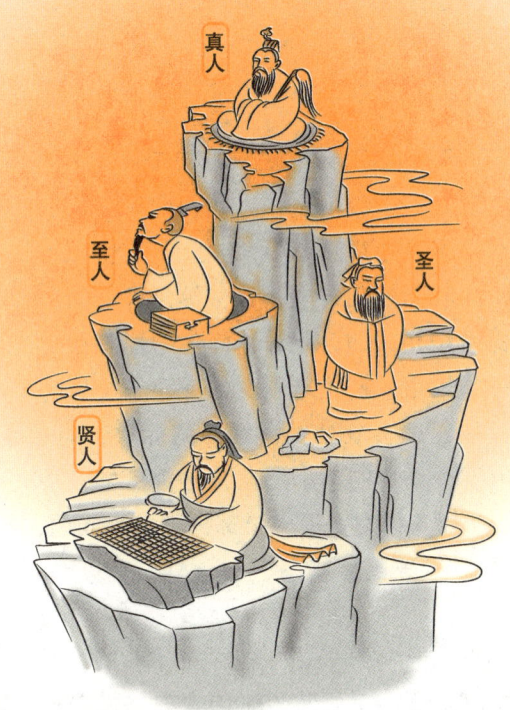

《内经》的养生观

天人相应：《内经》养生的基础是天人相应，"天真""真气""真人"等讨论的是崇尚自然天然之真，揭示的是自然与人和谐统一关系的重要性。

恬淡虚无、淳德全道：体现的是对自然无为的道德精神境界的追求。《内经》理论重视精神调摄，其核心是道德修养，反身修德，"百行周备"。

自然无为：主张寓养生于日常生活之中。养生长寿当以自然平常之心，而不可刻意求之。自然淡泊之中自有养生之乐，所谓"以恬愉为务""美其食，乐其俗"。平静平和的心态有益于健康。

名词解释

天真

天真指的是人天性的自然之真，涉及人欲之说，所以有道德理性的含义。此古代养"性"多含有道德修养之义的原因，也是"天真""天性"的又一含义。庄子说："真者，精诚之至也。"又说："真者，所以受于天也。自然不易也。故圣人法天贵真，不拘于俗。"这里强调了自然之真的意义。所以上面所提到的真人即禀赋自然天真之性的人。

生命的周期 8

帮助延寿的秘技
长寿的要诀

健康与长寿，自古以来就是人类的共同愿望。特别是随着精神生活的日益丰富和物质生活水平的不断提高，人们越来越渴望健康，盼望长寿，"尽终其天年，度百岁乃去"。

● 长寿之颜

人想要长寿，必须具备身体强壮，五脏坚固，六腑功能正常，营卫气血和调，肌肉解利，皮肤致密等条件。而这些条件是和先天禀赋与后天调养密切相关的。此外，面部的形态也是长寿的重要标志，这是因为面部的形态，在一定程度上反映了个体先天发育的情况。方面大耳、五官端正，一般是发育良好的标志；而颜面狭小，五官不正，往往是先天发育不良的结果。发育是否良好，是决定健康长寿的一个重要条件。所以《灵枢》里多篇都提到这个问题，并且把它与"天年"联系在一起。

● 长寿之道

怎样才能健康？又如何才能达到天年长寿呢？其实，唯一的途径就是努力学习和切实遵循养生之道。关于养生之道与健康长寿的关系，《内经》里就非常明确地指出了能否身体健康、益寿延年的关键，就在于人们是否懂得和遵循了养生之道。健康与长寿自古以来就是人类的共同愿望和普遍关心的一件大事。所谓健康，科学的定义应该是指身体上、精神上和社会福利上的完美状态，而不仅仅是没有疾病和虚弱现象。在影响健康长寿的因素中，心理因素尤为重要。因此我们要想健康长寿，以尽天年，必须兼顾心理、社会等方面的因素，才能奏效。简单来说，我们可以分为三个方面。

（1）静则神藏。古人云："神太用则劳，静以养之。"所以要做到"静以神藏"。

（2）立志养德。重视道德修养。乐于助人的人，能永远保持最佳的精神状态。

（3）调情志，免刺激。情志波动过于持久或过于剧烈，可引起机体多种功能紊乱而导致疾病的发生。因此要努力调摄情志，不要受喜、怒、忧、思、悲、惊、恐等过激情绪的影响。

长寿潜能自测与长寿穴

人体有两个"长寿穴"

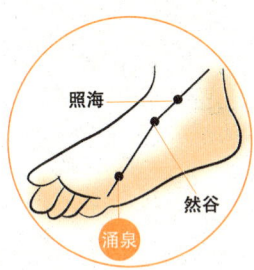

涌泉穴

肾经的一个重要穴位。经常按摩此穴,有增精益髓、补肾壮阳、强筋壮骨之功效。涌泉穴位于足底,在足掌的前三分之一处,屈趾时凹陷处便是。

保健方法

每晚睡前盘腿而坐,用双手按摩或屈指点压双侧涌泉穴,以该穴位达到酸胀感觉为度,每次50~100下。

足三里穴

足三里穴是胃经的要穴。胃是人体的一个"给养仓库",胃部的食物只有及时地消化、分解、吸收,人体的其他脏器才可以得到充足的养分,才能身体健康、精力充沛。

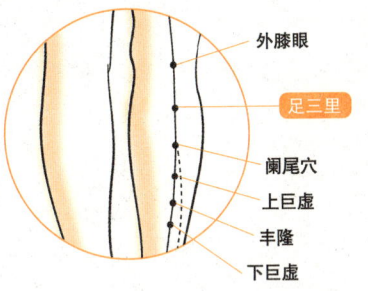

保健方法

每晚以指关节按压足三里,不但能补脾健胃,促使饮食尽快消化吸收,增强人体免疫功能,扶正祛邪,还能消除疲劳,恢复体力,使人精神焕发。

长寿潜能自测

自测方法

回答下列14个问题,并做上标记。

自测内容

① 您是否有一个志同道合、互敬互爱的伴侣?
　　　　　　　　　　　　(A是　B否)
② 您的实际体重与标准体重相差是否在10%以内?
　　　　　　　　　　　　(A是　B否)
③ 您的血压是否保持在正常范围?
　　　　　　　　　　　　(A是　B否)
④ 您是否以新鲜、未经加工或半生的食品为主食?
　　　　　　　　　　　　(A是　B否)
⑤ 您戒烟了吗?
　　　　　　　　　　　　(A是　B否)
⑥ 您是否从不吃加工食品?
　　　　　　　　　　　　(A是　B否)
⑦ 您是否避免吃精细食品,如精米、精糖、精盐等?
　　　　　　　　　　　　(A是　B否)
⑧ 您是否每天做几分钟的"功能呼吸"?
　　　　　　　　　　　　(A是　B否)
⑨ 您是否每天都喝定量的矿泉水?
　　　　　　　　　　　　(A是　B否)
⑩ 您是否每天定时做两次伸展和放松运动?
　　　　　　　　　　　　(A是　B否)
⑪ 您是否每天都舒心开怀地笑几次?
　　　　　　　　　　　　(A是　B否)
⑫ 您所吃的食物中,是否含有您必需的天然维生素?
　　　　　　　　　　　　(A是　B否)
⑬ 您每天是否摄入您身体所需的几种酶?
　　　　　　　　　　　　(A是　B否)
⑭ 您是否了解自己的身体,并根据自己身体需要而养成了个人最佳生活规律?
　　　　　　　　　　　　(A是　B否)

评析与判定:

如果您的回答全部是"是",那么,您的实际寿命可比估计寿命长得多;
如果您的回答有10个"是",那么,您会健康长寿;
如果只有8个以下"是",请您保养,仍有长寿的可能;
如果您的回答有8个"否",那长寿就基本无望了。

生命的周期　长寿的要诀

第三章
养生的原则

《内经》认为，无论宇宙自然还是人体活动的变化，都有相通的规律。掌握了这个源于自然的变化规律，便能由知变、应变到适变，从而趋利避害，防病养生。所以，古人养生，讲求的是阴阳和合、天人相应、道法自然。同时养生又特别重视养神，主张要形（身体）神（思维意识）兼养，动静适度。

本章图解

一天中的阴阳

阴阳之互根

生命之根本

生命之基础

虚邪入脏时间表

精、气、神之间的关系

气血与五脏

养生的原则 1

阴阳协调是健康的保证
阴阳和合

"凡人之有生，受气于天；故通乎天气者，乃所生之本。"人体从自然界摄取阳光、空气、水和各种营养物质，又向自然界排泄代谢产物，并最终归于自然，只有这样人体阴阳与自然界阴阳才能相通相应，二者才能平和协调。

● 人体阴阳与自然界阴阳的运动变化相通相应

《内经》认为，人体的阳气，白天主司体表：清晨的时候，阳气开始活跃，并趋向于外；中午时，阳气达到最旺盛的阶段；太阳偏西时，体表的阳气逐渐虚少，汗孔也开始闭合。所以到了晚上，阳气收敛拒守于内，这时不要扰动筋骨，也不要接近雾露。这表明了人体的阴阳是随着自然界阴阳的运动而变化的，并且总是处于不断消长中。

阴阳的平衡其实就是生命活动的根本。阴阳如果平衡，那么人体就能够健康；如果阴阳失衡，那么人体就会患病，就会早衰，甚至于死亡。那么什么是阴阳平衡呢？太极图是由阴鱼和阳鱼相抱而成的，并用S线将其一分为二，表示阴阳双方是在不停地消长转化中。这种消长转化，就是我们所说的阳长阴消，阴长阳消；阳极则阴，阴极则阳。这是一种动态的平衡，是一种处在阴阳消长转化当中的平衡。这种平衡，表现在大自然中就是阴阳气化的平衡；表现在人体，便是阳气和阴精的平衡了。因此如果阴阳能够得到平衡，那么人体一定会气血充足，精力充沛，五脏安康。

● 维持我们的阴阳平衡

那么怎样才能维持阴阳的平衡呢？首先大自然的阴阳是平衡的，而大自然维持阴阳平衡是通过阴阳气化来表现的。这个阴阳气化是通过宇宙运动，也就是太阳和月亮的运动，产生春夏秋冬、寒热温凉，产生四季温差和昼夜的变化。因此可以说，人体的阴阳与大自然的阴阳是密不可分的。如果我们能够遵循大自然的阴阳气化平衡阴阳，就可以事半功倍。既然大自然给我们恩赐，不停地给我们带来阳和阴，那么阳虚的人和阴虚的人就应该利用大自然阴阳气化的规律来养阳和养阴。所以，《内经》提出了春夏养阳，秋冬养阴，维持阴阳平衡的理论。

一天中的阴阳

人体阴阳与自然界阴阳相应

一天的阴阳变化

人体

人体的阳气，白天主司体表。清晨的时候，阳气开始活跃，并趋向于外；中午时，阳气达到最旺盛的阶段；太阳偏西时，体表的阳气逐渐虚少，汗孔也开始闭合。到了晚上，阳气便会收敛拒守于内了。

自然

自然界的阴阳转变也是如此。清晨万物复苏，阳气开始蠢蠢欲动，并趋向升腾；中午时，阳光普照，阳气也达到最高潮；傍晚太阳偏西时，地表的阳气逐渐消减；到了晚上，阳气收敛，阴气升腾。

养生的原则　阴阳和合

如何采吸阳气

既然大自然给我们恩赐，不停地给我们带来阳和阴，那么我们阳虚或阴虚的人就应该利用大自然阴阳气化的规律，来进行阴阳调和。

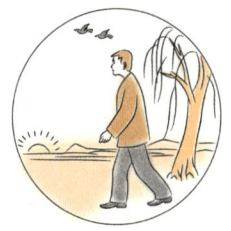

早晨　早上日出的时候，面向东方做深呼吸，阳气可以从鼻孔及人体的皮肤腠理、毛孔进入人体。

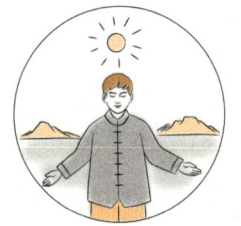

正午　正午的时候，日头当顶，我们到户外，就能让太阳的日精从我们的百会穴进入我们的人体。

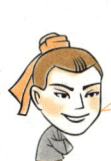

人体为什么一定要吸取阳气呢？

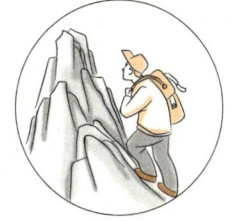

高处　在山川丘陵等高处，面向南方，可以使阳气更快进入我们的身体。

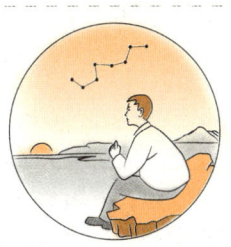

傍晚　傍晚日落红霞起的时候，可以到户外，尽量采吸一天中太阳给我们提供的最后阳气。

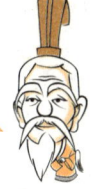

因为呀，阳气就像我们生命的火种。火种要是旺盛，生命就可以旺盛；火种要是熄灭，那么生命就会终结了。

83

养生的原则 2

理解阴与阳的互根
阳为本，阴从之

> 阴和阳是对立的，又是统一的。阴阳的互根，就是阴阳双方的统一性，即通常所说的相辅相成、相互依赖、相互促进、相互协同的作用。

● **阴阳是怎样互根的**

上为阳，下为阴。没有上，就无所谓下；没有下，也就无所谓上。热为阳，寒为阴。没有热，就无所谓寒；没有寒，也就无所谓热。阴和阳任何一方都不能脱离另一方而单独存在，都以另一方为存在条件，这种关系也是大自然最基本的法则。《内经》中也说，天地是在万物的上下；阴阳如血气与男女相对待；左右为阴阳运行不息的道路；水性寒，火性热，是阴阳的象征；阴阳的变化，是万物生长的原始动力。这里所说的"阴"通常指的是物质，而"阳"则是指机能。物质居于体内，所以说"阴在内"；功能表现于体表，所以说"阳在外"。在外的阳是内在物质的表现，所以说阳为"阴之使"；在内的阴是产生机能的物质基础，所以说阴为"阳之守"。阴依存于阳，阳依存于阴，每一方都以另一方为存在条件。这种相互对立阴根于阳、阳根于阴的关系，即是"阴与阳的互根"。

● **"阳以阴为基，阴以阳为用"**

明代医学家张景岳（1563—1640）说："阳以阴为基，阴以阳为用。"如果单从人体的机能来看，古人认为，人体机体的气为阳，血属阴，血与气相互依存，亦是阴阳互根的体现。体内血液的循行借助于气的推动和统摄作用，即所谓"气为血帅"；但气之所存，又同样需要血液的寓守，即所谓"血为气母"。人体内的"阴与阳"也是相互依存、相互滋生的。只有如此，才能保证人体的正常生命活动。

如果阴阳双方一旦失去了互为存在的条件，有阳而无阴便成了"独阳"，而有阴无阳便是"孤阴"，这样事物就不可能再生化和滋长。就生命体而言，没有机体的功能活动，就没有物质的生命；没有物质能量的释放，也就没有功能活动的动力了。因此，古人云"孤阴不生，独阳不长"，就是这个道理。

阴阳之互根

阴与阳的互根

阴和阳每一方都不能脱离另一方而单独存在，都以另一方为存在条件。阴依存于阳，阳依存于阴，每一方都以另一方为存在条件。这种相互对立阴根于阳、阳根于阴的关系，即为"阴阳互根"。

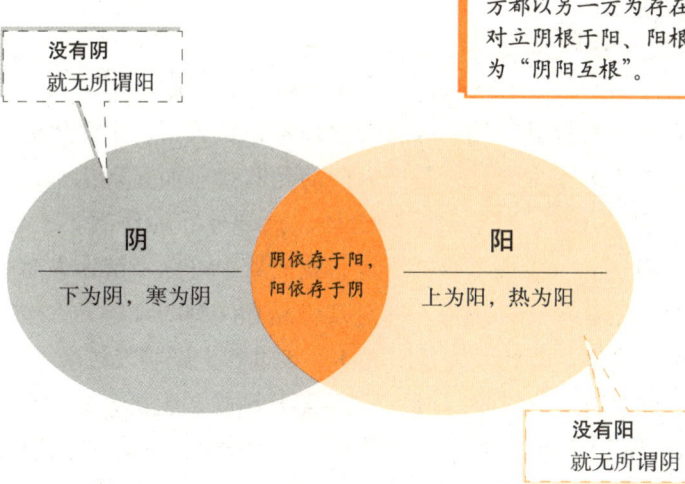

没有阴 就无所谓阳

阴
下为阴，寒为阴

阴依存于阳，阳依存于阴

阳
上为阳，热为阳

没有阳 就无所谓阴

养生的原则　阳为本　阴从之

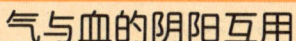

气与血的阴阳互用

气血之间不仅仅是互根的，亦是相互为用的。

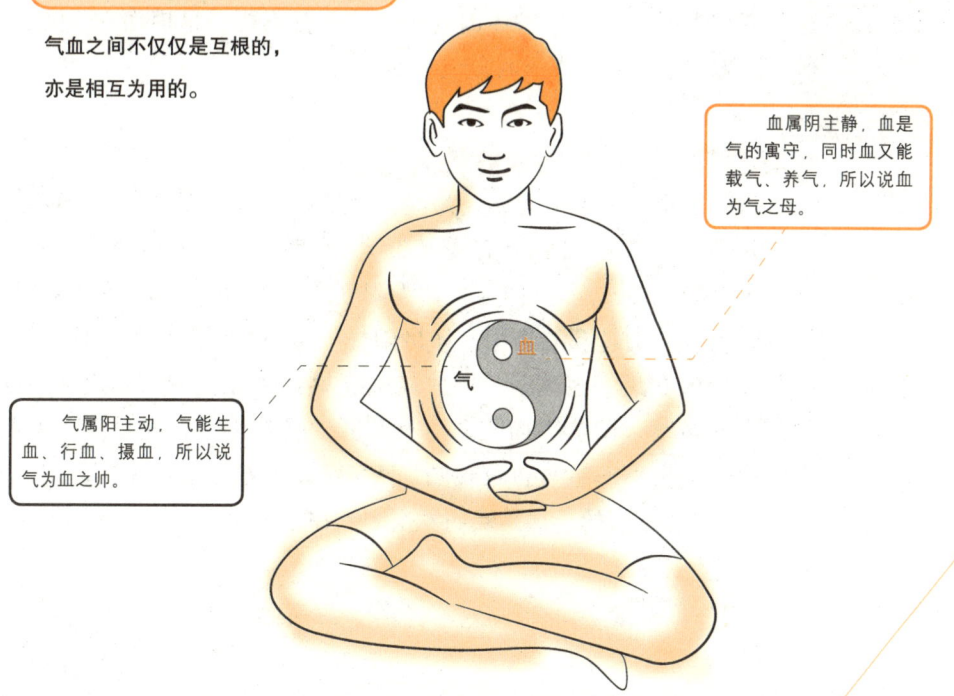

血属阴主静，血是气的寓守，同时血又能载气、养气，所以说血为气之母。

气属阳主动，气能生血、行血、摄血，所以说气为血之帅。

养生的原则 3

推动、兴奋、升发、温煦
阳气

张景岳："人是小乾坤，得阳则生，失阳则死。"

● **阳气、生机和生命，息息相关**

人体的阳气，好像天上的太阳一样重要。假若阳气失去了正常的位次而不能发挥其作用，人就会减损寿命或夭折，生命机能也会暗弱不足。天体的正常运行，是因太阳的光明普照而显现出来，而人的阳气也应在上在外，并起到保护身体、抵御外邪的作用。这是《内经》中关于阳气的一段最重要的经旨，我们从中可以了解古人对阳气在人体中的作用是多么的重视，并对其内涵有深刻的理解。人生于世，儿童为稚阳之体，青壮年为盛阳之体，年过四十则阴气过半，阳气转衰，所谓"人过四十天过午"。到了老年阳气渐缺，生机日减，至死则属于"纯阴之体"。推而广之，可以说万物的生长衰亡都取决于阳气的盛衰。比如一粒种子（新成熟的），之所以具有生根发芽的能力，就因为它内涵阳气，故而具有生机。如果耗损了它内涵的阳气（经过蒸煮），那么它就不再是种子，而只是一颗"纯阴"的粮食了。因此，我们应明白这个道理，时时注意保护体内的阳气，千万不要轻易损伤它。因为损伤人体阳气就等同于损害我们的生命。

● **阳气不足，是发生疾病的内在原因**

阴阳这个抽象的概念是《易经》从复杂的自然现象和社会现象中总结并创造出来的。《内经》受其影响，在阐述阴阳关系时，更注重阳气在人体的主导作用。《内经》认为阳气的向上向外运动，在人体具有护卫肌表、抵御外邪的作用，如果阳气失常便会引起疾病。比如《内经》认为人在烦劳过度时，阳气就会亢盛而外张，阴精则逐渐耗竭。如此多次重复，阳愈盛而阴愈亏；到夏季暑热之时，便易发生煎厥。由此可见，疾病发生与否及转归，阳气盛衰起着决定性作用；正气不足，是不可能抗邪的。这是疾病发生的内在根本原因。

生命之根本

阳为本,人赖之

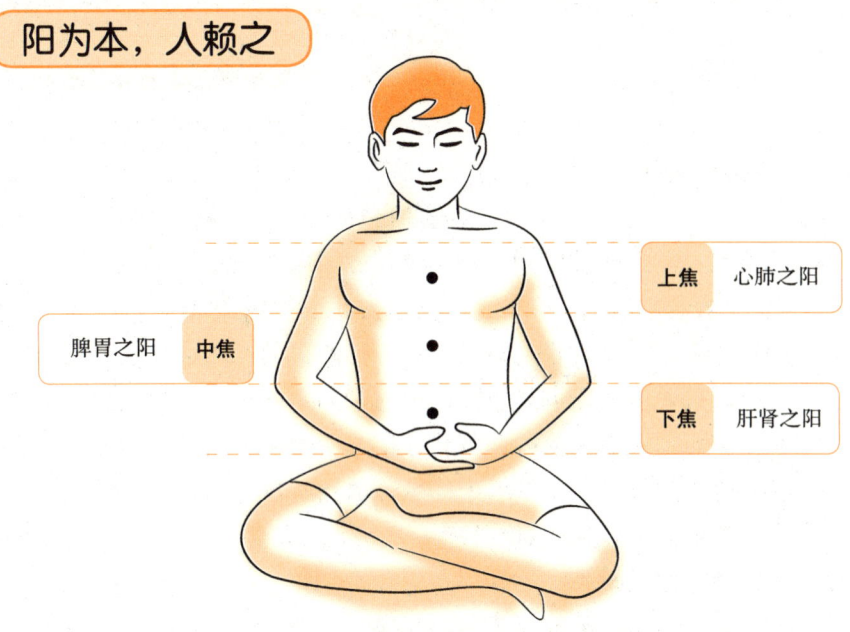

"下阳为上中二阳之根",是说下焦肝肾之阳是上焦、中焦阳气之根,因此被称为"真阳""元阳""真气""真火""龙火"。这是阳气的底线了,是绝不能失守的。一旦肝肾之阳消散,那生命也就随之结束了。

生命中的阳气变化

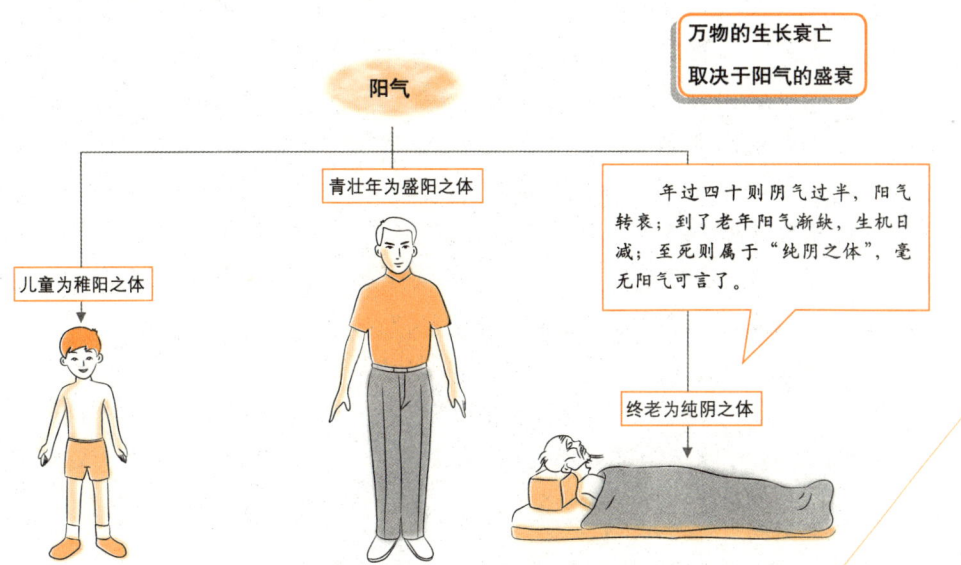

养生的原则 阳气

养生的原则 4

宁静、抑制、肃降、凉润
阴气

阴气主安静，守藏于内，供给人体生命活动所需要的营养物质。

● 认识阴气

阴是什么呢？我们知道阴是相对于阳而言的，它们是互动且互根的关系，阴是阳的蓄积状态。蓄积的阴内藏而不出，所以阴在内是阳之守也。就"阴"的基本概念而言，一般有两个：其一，是病理性的；其二，是生理性的，是人体不可缺少的，既存在于大自然，也存在于人体。阴和阳同样重要，因为阴阳是互根的。阴是阳的基础，如果没有阴，阳就没有办法气化；反之没有阳，阴就没有了动力。阴气主安静，守藏于内，供给人体生命活动所需要的营养物质。那么阴气在哪些地方最多呢？归纳后有：①海边、山林、河畔、高山；②北方；③夜晚；④低凹处。

● 养阴之道

"秋三月，此谓容平，天气以急，地气以明。早卧早起，与鸡俱兴；使志安宁，以缓秋刑；收敛神气，使秋气平；无外其志，使肺气清。此秋气之应，养收之道也。逆之则伤肺。冬为飧泄，奉藏者少。"这是《内经》论述秋天养生的部分，也就是讲秋天的养阴之道。秋天是一年之中养阴的最佳季节，因为秋季七、八、九月，是阴气上升的时期，万物果实已成，自然界一派容态平定的气象。秋风劲急，物色清明，肃杀将至。这个时候人要早睡早起，鸡鸣时即起最好。但志意一定要安逸宁静，以缓和秋季肃杀之气；同时还应当收敛神气，以应秋气的收敛清肃；另外志意不要受外界干扰，以使肺气清净。这就是应秋季收敛之气，调养人体"收气"的道理。如果人体违逆了秋季收敛之气，就会伤害肺气。秋季伤害了肺气，到了冬季，就要发生飧泄的病变了。总之，秋天养阴主要体现在：

（1）早卧。避秋夜露寒，以适应阴长；

（2）使志安宁。要使自己精神内守，而"神者，血气也"，所以能养阴；

（3）无外其志。不要让自己的意志外弛，是为了顺应秋收之意。

另外就是除了采吸阴气之外，我们还要吃一些养阴的食物。

生命之基础

阴和阳同样重要，因为阴阳是互根的。阴是阳的基础，如果没有阴，阳就没有办法气化，因此它也是生命的基础。

阴藏于内

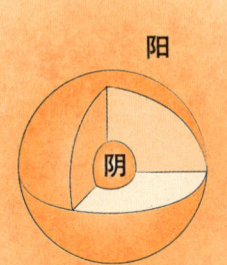

> 阴是阳的蓄积状态。蓄积的阴在内藏而不出，是守家，所以阴在内是阳之守也。

> 水是阴气之源，水还是阴阳气化的基础，没有水，生命就没法继续。所以我们在养阴时，应该要多喝水噢！

养生的原则　阴气

利用阴气进行低温养生

❶ 阴气多在北方
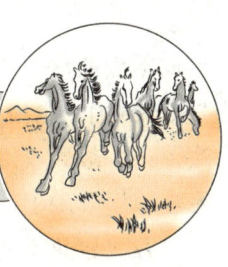

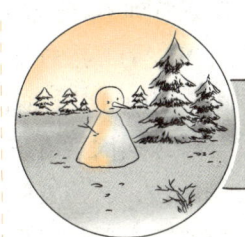
❷ 阴气多在秋冬

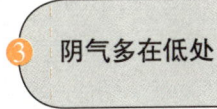
❸ 阴气多在低处
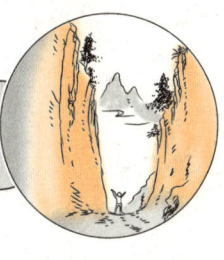

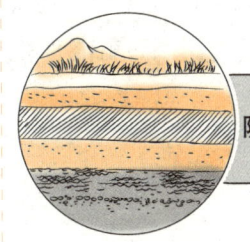
❹ 阴气多在地下水

89

警告

切避虚邪贼风

> 《内经》认为，人之所以生病是因为"虚邪之风，与其身形，两虚相得，乃客其形"。只有当人体抵抗力降低又遭受外邪侵袭时才会生病。

《内经》中有"两虚相得，乃客其形"的理论，它阐明的是外感的发病机理，关系到邪气和正气两个方面。如果人体正气充盛，外邪就无从侵入，疾病也就无从发生。而邪气只有在正气虚弱的情况下，才能乘虚侵袭人体而致病。

● 防止病邪侵入

尽管疾病的发生以内因为主，但我们不能否认外邪在疾病形成过程中的作用。特别是疠疫邪气，具有强烈的传染性，在疫病发生中的重要影响更是不容忽视。因此，预防疾病，除了充实正气外，还要注意"避其毒气"。另外《内经》还认为，尽管风邪是各种疾病发生的始因，但是只要人的神志安静而无妄念，则腠理固密，虽有很厉害的邪气侵犯，也不能为害。这是因为人体的阳气能循着时序变化以卫外的原故。

● 风邪侵犯的三条途径

第一，感受外邪，必须尽早治疗，否则病邪会由浅入深，由轻转重，终至侵犯五脏到不可医治的境地。

第二，外感病的一般规律是由皮毛而肌肤，由肌肤而筋脉，由筋脉而六腑，由六腑而五脏，所谓"从外到内，由浅入深"。

第三，外感致病因素有三个途径：一般天气之温热阳邪，多从鼻喉入肺，传变较快，易伤五脏；地之寒湿等阴邪，多从皮毛传入肌肉筋脉，传变较慢，主要伤害形体；水谷之寒热不适，清浊不分，饥饱无节，从口噬而入肠胃，伤害六腑。如果我们掌握了这三条途径及邪气致病的特点，预防就能有的放矢了。

风邪引起的疾病

风邪侵入人体，既不能在内流通，又不能向外发散，随着人的腠理开闭，就会使人觉得寒冷与燥热，变得食欲减退、肌肉消瘦，这就是寒热病。

```
风气从阳          ┌─ 肥者 ─ 风气滞留，不得泄 ─ 热中病 ─ 目黄
明经入胃 ─ 眼角 ─┤
               内侧 └─ 瘦者 ─ 风气外泄 ─────── 寒中病 ─ 不时泪流

              ┌─ 与卫气纠结 ──── 经脉之气不通畅，肌肉肿胀 ─┐    ┌ 疮疡
风气从太      │                                              ├─ 寒热
阳经侵入 ─────┼─ 行于各经腧穴 ── 气其凝而不得行，肌肉麻木 ─┤    └ 疠风
              │
              └─ 散于通体肌肉 ── 营气热，致鼻茎损伤，面色败坏 ─┘
```

养生的原则　切避虚邪贼风

风寒久留在经脉里而不能除去，即为寒热病。

四季风邪与五脏

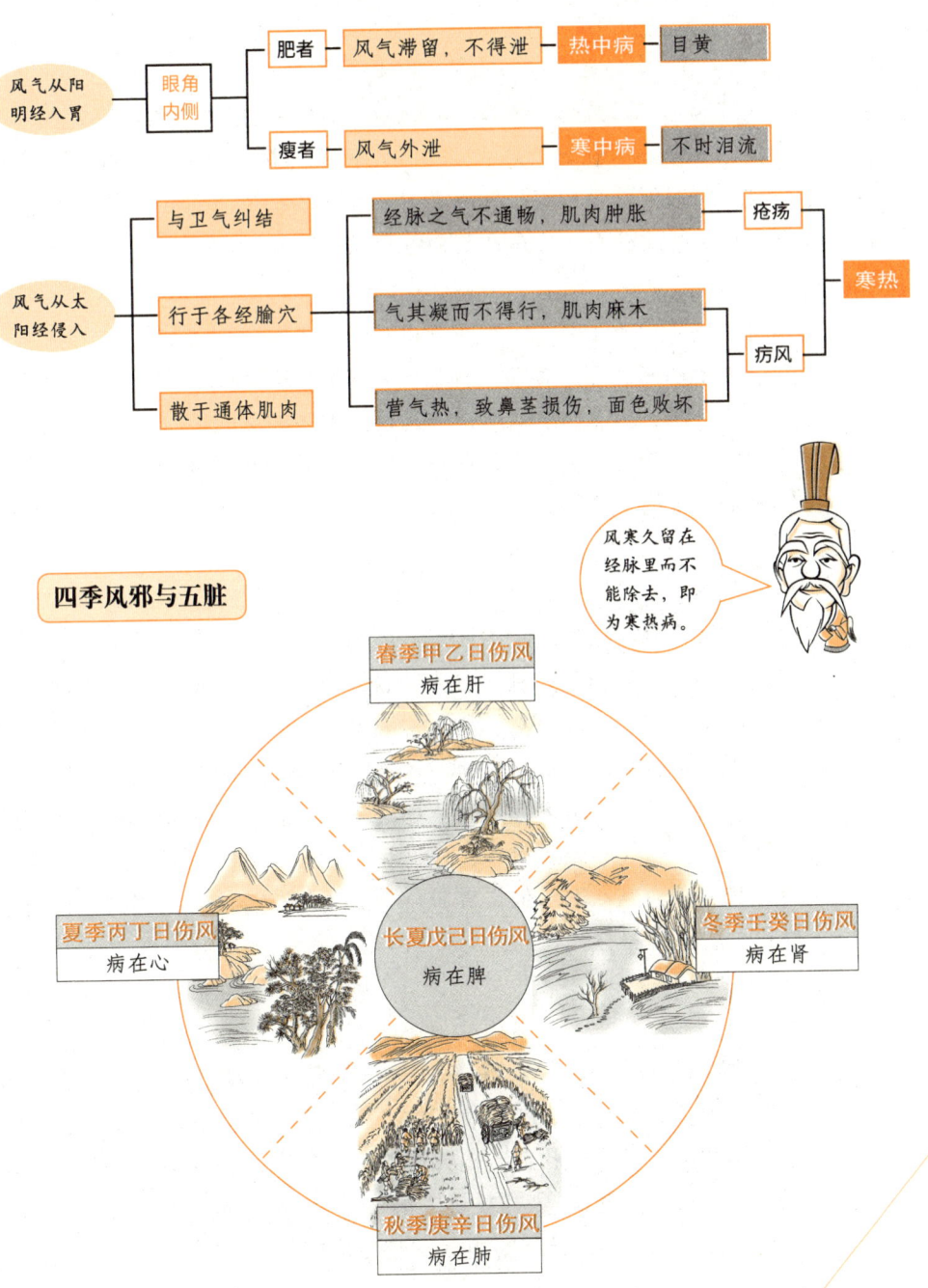

修身

补精、养气、守神

人有三宝：精，气，神。天有三宝：日，月，星。这是古人天人合一思想的具体体现。

《内经》认为精、气、神是人体生命活动的根本。古代讲究养生的人，比如彭祖、孔子、老子等，他们都把"精、气、神"称为人体的三宝，所以保养精、气、神是养生、长寿的主要原则，一定要注意精、气、神的物质补充；二是强调不可滥耗"三宝"。

● 精

精是构成人体、维持人体生命活动的物质基础。从广义上说，精包括精、血、津液；一般所说的精是指人体的真阴（又称元阴），不但具有生殖功能，能促进人体的生长发育，而且能够抵抗外界各种不良因素影响而免于发生疾病。

● 气

气是生命活动的原动力。气一般有两个含义：其一是运行于人体内的微小难见的物质；其二是人体各脏腑器官活动的动力。因此《内经》所说的气，是既有物质性，也有功能性的。人体的呼吸吐纳、水谷代谢、营养敷布、血液运行、津流濡润、抵御外邪等一切生命活动，无不依赖于气化功能来完成。正因为如此，古人在长期的生活实践中归纳了许多养气的经验和方法，如少语言，养气血；戒色欲，养精气；薄滋味，养血气；咽津液，养脏气；莫嗔怒，养肝气；美饮食，养胃气；少思虑，养心气等。

● 神

古人认为，"神"是精神、意志、知觉、运动等一切生命活动的最高统帅。它包括魂、魄、意、志、思、虑、智等活动，通过这些活动能够体现人的健康状况。比如说一个人目光炯炯有神，就是一个人"神"的具体体现。古人很重视人的神，《内经》的观点认为：神充则身强，神衰则身弱；神存则能生，神去则会死。

精、气、神之间的关系

《内经》认为：精、气、神三者之间是相互滋生、相互助长的，它们之间的关系很密切。

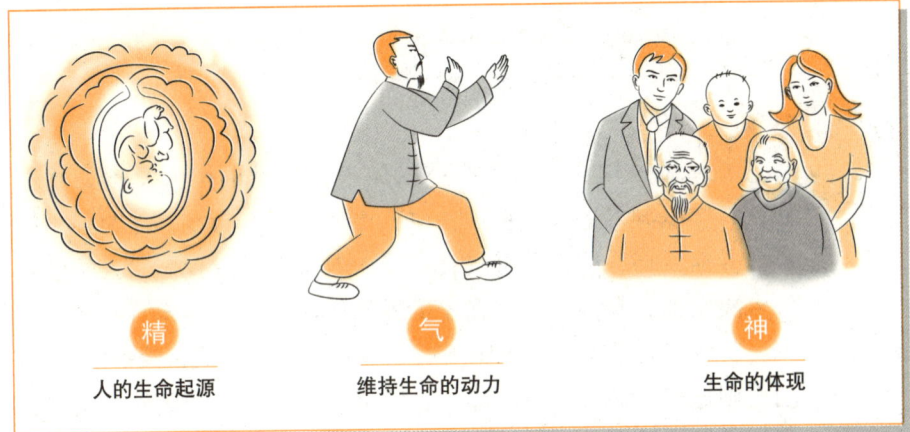

精	气	神
人的生命起源	维持生命的动力	生命的体现

养生的原则 补精 养气 守神

简单易学的固精之法

这个方法不分时间、地点，坐卧都可以练习，最适合办公室一族修炼。每次可做15～60次，不讲意守，不讲姿势。

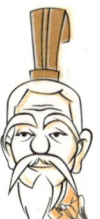

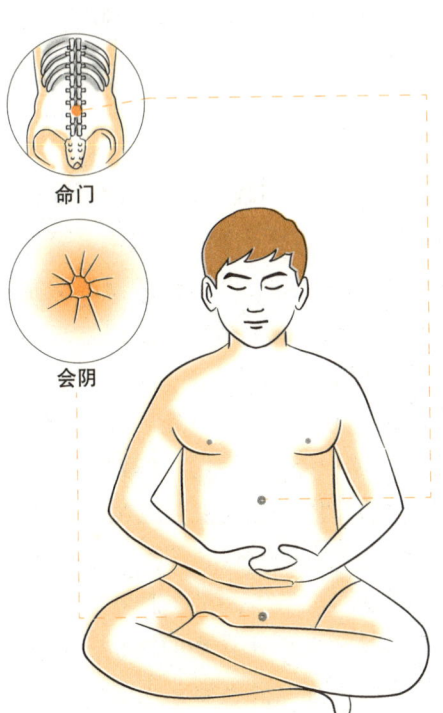

命门

会阴

方法

深呼吸三次，安静片刻，然后缓缓吸气（中等速度即可），同时全身心放松，感觉气吸满后略停1.2秒。随后缓慢呼气，提肛缩肾如忍大小便一样，将前后阴连同会阴穴一起收缩上提，与此同时小腹与命门部也一同用力内缩。此动作与呼气一同完成。呼气尽时稍停1.2秒后又转入吸气过程，同时前后阴、会阴穴、腹部、命门亦随之放松。此为一次。

反应

1. 口中产生大量唾液，随时吞咽下去。
2. 阴部、丹田会产生热感，这是真气产生的反应。
3. 肠鸣腹响，这是肠胃蠕动正常加快反应，可促进消化吸收功能。

注意事项

1. 不可操之过急，贵在坚持。
2. 提肛收肾要缓缓进行，同时要与呼吸配合好。

养生的原则 7

安命

补气、养血、辅阴

补气、养血、辅阴是维持人体生命活动的基本。

● 补气养血

气和血是构成人体和维持人体生命活动的两大基本物质。气与血，其实是异名同类。但气为主，血为辅；气为重，血为轻。如果要补气养血的话，应该是补气在先，而养血在后。我们说人的生死是由气来决定的，是因为气存在于世界的任何角落，它无所不在且无所不生。所以气有不调，则无所不病。因此《内经》认为治病以气为首务。而血则循行于脉内，是人体营养发挥作用的前提和条件。血沿脉管循行于全身，为全身各脏腑组织的功能活动提供营养。全身各部(内脏、五官、九窍、四肢、百骸)无一不是在血的濡养作用下而发挥功能的。比如鼻能嗅，眼能视，耳能听，喉能发音，手能取物等，都是在血的濡养作用下完成的。冬季严寒，是最容易伤动阳气，致使气亏血滞、血液循环不佳的。这是由于寒邪太甚，逼使体内阳气上逆，导致人体内气血亏滞。因此，必须补气养血，使气畅血和，方可以抗御严寒的侵入。

● 养阴先要藏阳

前面章节我们提到了阴阳是互根互补的；阴根于阳，阳根于阴。阴为阳之基，无阴则阳无以化；阳为阴之动力，无阳则阴无以生。阴气一般多生于秋冬之季，所以说秋冬季是养阴最好的时节。然而，要养阴首先要"藏阳"。那"藏阳"又是指什么呢？我们可以打个比方，以一天为例来说明。白天的时候，阳气支持着人们的一切活动，走路、看书学习、工作等，所有这一切都是由阳气来支持的。到了晚上，人觉得困了，想睡觉，在睡觉这个过程中，阳气收敛，就是"藏阳"，也可以说睡觉就是"藏阳"的过程。这时的身体也是需要阳气的，白天的时候阳气大部分用于身体的活动；晚上睡觉的时候，阳气大部分则用于滋养身体器官，这就是"藏阳"的过程。具体到某个脏器更好理解，比如脾(胃)，白天阳气主要用于脾(胃)消化食物的功能，而晚上阳气则主要用于滋养脾(胃)这个器官。所以说想要养生就要懂得养阴，而养阴又首先要"藏阳"。

气血与五脏

气在人体循环中的作用

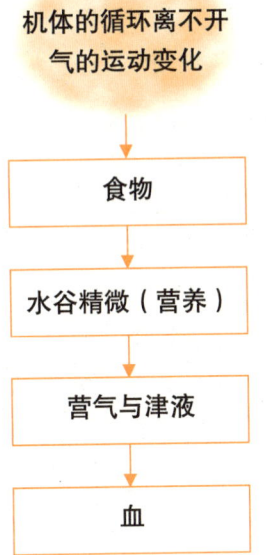

气能生血,气的运动变化是血液生成的动力。从摄入的食物转化成水谷精微,从水谷精微转化成营气和津液,从营气和津液转化成赤色的血,其中每一个转化过程都离不开气的运动变化。

名词解释

营气

是血脉中具有营养作用的气。因其富于营养,故称为营气。所以说:"营气者,出于脾胃,以濡筋骨、肌肉、皮肤,充满推移于血脉之中而不动者也。"由于营气行于脉中,而又能化生血液,故常与"营血"并称。营气与卫气相对而言,属于阴,故又称为"营阴"。

血的生成与五脏

心	主血脉,行血以输送营养物质,使全身各脏腑获得充足的营养,维持其正常的功能活动,从而也促进血液的生成。
肺	主一身之气,参与宗气之生成和运行。气能生血,气旺则生血功能强,气虚则生血功能弱。气虚不能生血,常可导致血液衰少。肺通过主一身之气的作用,使脏腑功能旺盛,从而促进了血液的生成。
脾	为后天之本,气血生化之源。脾所吸收的水谷精微是化生血液的基本物质。
肝	肝主疏泄而藏血。肝脏是一个贮血器官,肝血充足,因精血同源,故肾亦有所藏,精有所资;精充则血足。
肾	藏精,精生髓。精髓也是化生血液的基本物质。血之源头在于肾。

养生的原则 补气 养血 辅阴

第四章　五脏六腑

藏象学是《内经》中最核心的内容之一。它是研究人体各个脏腑的生理功能、病理变化及其相互关系的学说。它是历代医家在医疗实践的基础上，在阴阳五行学说的指导下，概括总结而成的，是中医学理论体系中极其重要的组成部分。

本章图解

脏与腑

心主神明

全身之气由肺调节

肝的疏泄正常与异常

受邪的心包络

无味的阴阳靠脾胃消化、吸收和运输

糟粕靠大肠来传导

接受胃内容物的盛器

人体发育、衰老的过程由肾调节

维持脏腑关系的胆

三焦主要负责人体全身水液运行

津液之府

脏居于内，形见于外
五脏系统总览

> 藏象学说是一个独特的生理病理学理论体系。藏象不单纯是一个解剖学的概念，更是人体某一系统生理学和病理学的概括和总结。

● 藏象

"藏象"二字，首见于《素问·六节藏象论》。"藏"顾明思义，就是藏在内的，也就是指体内的内脏；"象"从字面理解就是表象的、外在的现象或状态。总的来说，藏象是身体各个内脏生理活动和病理变化表现于外的各种征象。而藏象学说就是研究人体各个脏腑生理功能、病理变化及其相互关系的学说。它是古人在实践的基础上，运用阴阳五行学说概括总结而成的，是《内经》理论中极其重要的部分。

藏象是以脏腑为基础的。脏腑是人体内脏的总称，按照生理功能，分为五脏、六腑和奇恒之腑；以五脏为中心，一脏一腑，一阴一阳，由经络相互连通。五脏，即心、肝、脾、肺、肾，为人体贮藏生命活动所必需的各种精微物质，比如精、气、血、津液等；六腑，即胆、胃、小肠、大肠、膀胱、三焦，它们的共同特点是主管食物的受纳、传导、变化和排泄糟粕。而最后一腑，就是奇恒之腑了，即脑、髓、骨、脉、胆、女子胞（子宫）。它们是相对比较独特的器官，并且是密闭的组织器官，不与水谷直接接触，也就是所谓的"似腑非腑"；但它们同时又具有类似五脏贮藏精气的作用，所以又有"似脏非脏"之说。

● 藏象学说的形成

藏象是古人长期对人体生理、病理现象的观察。比如古人在日常生活中，常常会发现因皮肤受凉而感冒，感冒后又会出现鼻塞、流涕、咳嗽等症状。久而久之，便认识到了皮毛、鼻窍和内脏之间存在着密切联系。

藏象是长期医疗经验的总结。例如，当人思虑过度时，常会食欲减退；若强以进食，又感脘胀不舒。由此，古人将情志活动的"思"与脾的生理功能相联系。

总之，人体是一个有机的整体，脏与脏、脏与腑、腑与腑之间有着密切的联系。它们不仅在生理功能上相互制约、相互依存、相互为用，而且以经络为联系通道，相互传递各种信息，在气、血、津液环周于全身的情况下，形成一个非常协调和统一的整体。

脏与腑

五 脏

脏贮藏精气，如肝藏血，肺主气，肾藏精。所藏精气血不应无故外泄，而应保持充满，使其能充分发挥生理效应。

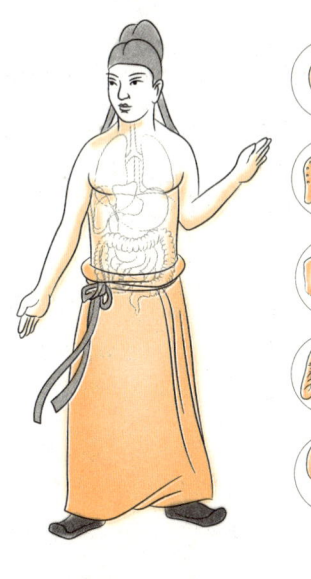

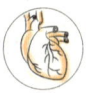 心　主血脉，主神明，开窍于舌。

 肝　主藏血，主疏泄，主筋，开窍于目。

五脏必须保持"藏而不泻""满而不实"的状态。

 脾　主运化，主统血，主肌肉，开窍于口。

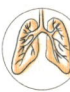 肺　主气，司宣肃，通调水道，主皮毛，开窍于鼻。

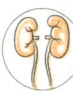 肾　藏精，主水，主骨、生髓、通脑，主纳气，开窍于耳。

五脏六腑　五脏系统总览

六 腑

腑，传化水谷，如胃受纳水谷，将其进行初步消化后，即下传入小肠；小肠接受胃下传的水谷，进行彻底消化，吸收其精微后，再下注入大肠；大肠接受糟粕，吸收其中的残余水分，然后将糟粕传导至肛门而排出。因此，腑的功能不仅是消化饮食水谷，而且还要及时将所受盛容纳的饮食水谷向下排送，以为下一次受纳做好准备。

六腑必须保持"泻而不藏""实而不满"的状态。

传导糟粕。 大肠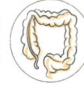

受纳、腐熟水谷。 胃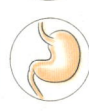

贮存和排泄尿液。膀胱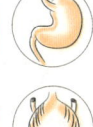

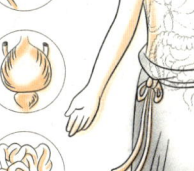

受盛化物和泌别清浊。小肠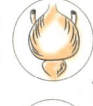

贮藏和排泄胆汁，以帮助饮食的消化。胆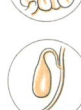

运行元气和津液，是津液输布与排泄的通道。三焦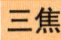

99

主宰一切的"君王"
心者，君主之官

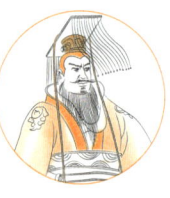

心是人体气血运行的发动机，心脏的搏动是否正常关乎生命的存亡。

● 血肉之心、神明之心

心在五脏中是最重要的一个器官，它具有主宰一身上下、统管五脏六腑的特殊职能。《内经》认为心是主血和藏神的。心的所有生理功能是在心的气、血、阴、阳的共同作用下完成的。《内经》中也说，**心为君主之官**，生命之本；心为火脏，恶热；心为阳中之阳，通于夏气。心的经脉属手少阴经。

从上古始直至《内经》成书之前的时代，古人一般认为"心"就是指位于胸腔之内、两肺之间并与血脉相连的器官，然而《内经》在其理论中却提出了"心主神明"的概念。如《素问·灵兰秘典论》中说："心，主宰全身，是君主之官，人的精神意识思维活动都由此而出。"随着人们对"脑"有了深入认识，开始有人认为主精神活动的器官不是有形的"心"，但又不愿直接归结为脑，于是就提出了"神明之心"的概念，而将主血脉之心称为"血肉之心"。

● 心、血、脉

《内经》中说："心主血脉。""主"就是主持和管理，血自然就是血液，而脉是人体血液运行的通道，所以古人又称脉为"血之府"。心气推动血液在脉中运行，流注全身，发挥营养和滋润作用。心和脉直接相连，互相沟通；血液在心和脉中不停地流动，周而复始，循环往复。心、血、脉三者相互联属贯通，构成一个相对密闭的系统。而三者中"心"占据着主导的地位，"心"的搏动是血液运行的根本动力。

心脏得以正常搏动，又主要依赖于心气；血液在心气的推动下才能在脉内正常运行，营养全身。而血液的充盈与否，脉道是否通利，在心、血、脉的系统中同样起着重要的作用。如果三个条件具备，则心主血脉的功能就是正常的。

心主神明

心主血脉

心脏的正常搏动，主要依赖于心气；心气充沛，才能维持正常的心力、心率和心律。血液在心气的推动下才能在脉内正常运行，营养全身。而血液的充盈与否，脉道是否通利，在心、血、脉的系统中同样起着重要的作用。

心主血脉的表现

	面色	舌色	脉象	胸部感觉
	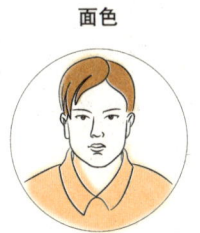	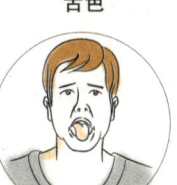	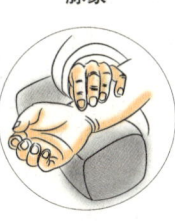	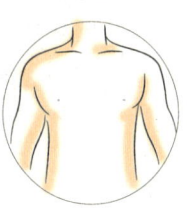
正常	面色红润	舌色淡红滋润有光泽	脉象和缓而有力	胸部感觉舒畅
非正常	面色淡而苍白	舌色淡而无光泽	脉象细而弱	心悸，心前区刺痛

古人关于是否"心主神明"的不同理论

❶ 脑主神明说	这种观点认为，传统的"心主神明"理论是错误的，它是古人受当时科学技术水平的限制所形成的一种带有历史局限性的认识；主神明的器官事实上不在心而在脑。
❷ 心主神明说	"心主神明"是中医传统理论观点，持这种观点的人认为："中医藏象学中每个脏腑均有其独特的含义。它不单纯是指解剖学当中的某个实质器官，其中一个脏腑的功能往往概括了解剖学中几个脏腑器官的部分功能，而大脑的功能则归属于心。"
❸ 心脑共主神明论	这是一种折中的观点，试图缓解上述两种观点的矛盾。这种观点认为，心脏可以决定性地影响大脑的功能，而心脏本身却具有很大的独立性。虽然意识活动源于脑，但此事绝非可以孤立进行，至少它要求心脏提供最优化的功能耦合。心脏为脑提供了充分的血液供给，这是能源；但心脏更为脑提供了最佳耦合频率，则更是信息源。因此完美的意识活动似应出于脑、心最佳耦合状态。

"心藏神"是一个含义非常广泛的概念，而不只是指狭义的"主管精神活动"。

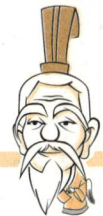

五脏六腑　心者　君主之官

辅佐着君主的"良臣"
肺者，相傅之官

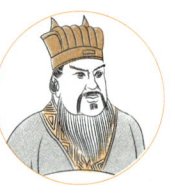

肺有两叶下垂，蔽心之前，故肺为相傅之官。

● 肺

肺居胸中，分有两叶，覆盖于心之上；肺之上，又有气道通于喉，清浊之气由此出入。另外，由于"吸之则满"，使肺舒张便会满于胸中，其体积很大，同时因其在五脏六腑中的位置最高，所以古人又称肺为"天"。而心居于中间，就好像天上的太阳。另外气在胸中激荡鼓舞肺脏便会张大，因此，也有称肺气为"大气"。肺通过呼吸功能吸入自然界的清气，呼出体内的浊气，实现体内外气体的交换。正是由于不断地呼浊吸清，吐故纳新，促进了人体气的生成。

● 肺与气

我们说肺主气，然而肺司呼吸又是肺主气的基本前提。而肺司呼吸功能正常，才能主一身之气。通过呼吸，自然界中的清气被吸入胸中，与脾运化输送来的水谷之精气相结合，便生成了宗气。宗气的生成来源有两方面：（1）由脾运化的水谷之精气，上输于胸中；（2）由肺吸入的自然之清气，积聚于胸中。这两种气在胸中相结合，共同生成了宗气。宗气形成后便向全身输送，依靠的是肺的宣发、输布作用。宗气其实就是上面所讲的"大气"，盖胸中及肺乃空旷之地，形如天空，故称为"大气"。"大气"是与下焦的元气相对而言的。元气是人体之根本，但是其势弱小，必须待上行的"大气"于胸中后，两气相接，再得到水谷精气及自然清气充养，才能壮大，才能充养全身。

● "通调水道"

肺除了主一身之气外，同时还有通调水道的责任，一般这个重任是肺与脾、肾这三"兄弟"共同参与完成的。肺通过宣发和输布水液，并经过肃降使水液下行至肾，产生尿液排出体外。然而肺并不是直接推动津液运行，它只是提供了推动津液运行的动力。总之，肺气提供了津液运行的动力，引导了水液运行的方向，影响着津液的气化过程。这些合起来，才能真正算得上是"通调水道"。

全身之气由肺调节

呼吸之气与一身之气

肺主气司呼吸。人体之气均为肺所主持，所以古人称肺为气之主。

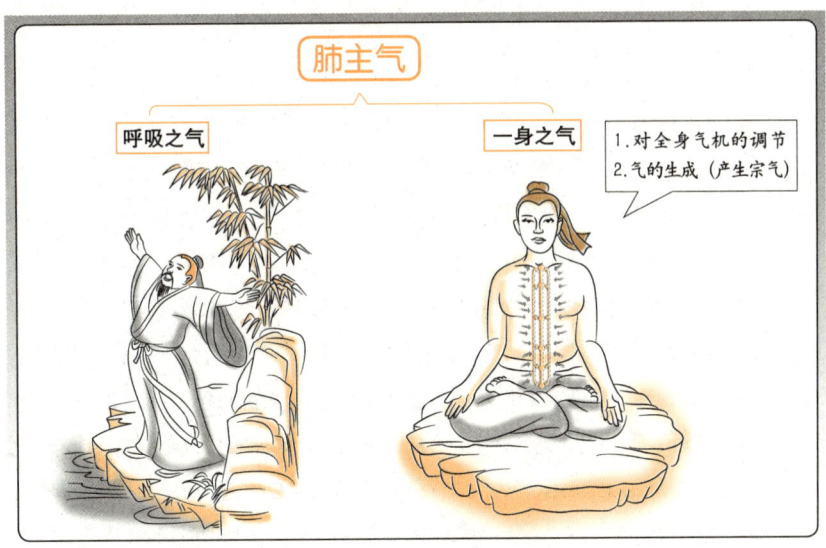

五脏六腑

肺者 相傅之官

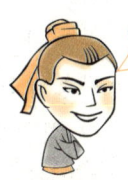

肺为什么也叫娇脏呢？

因为肺叶娇嫩，其体清虚，且开窍于鼻，外合皮毛，与外界相通，所以，自然界的风、寒、暑、湿、燥、火"六淫"外邪侵犯人体，不论从口鼻而入，还是由皮毛侵袭，都容易犯肺而致病，故肺又称为"娇脏"。

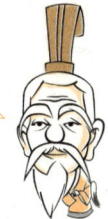

通调水道

肺主通调水道，肺的宣发和肃降对体内水液的输布、运行和排泄起着疏通和调节的作用。

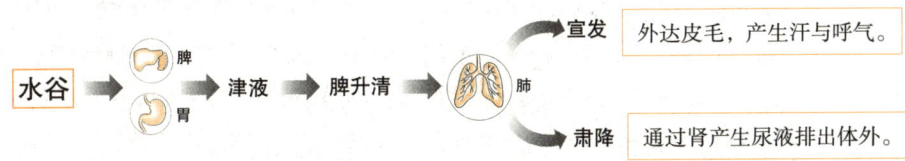

宣发：外达皮毛，产生汗与呼气。
肃降：通过肾产生尿液排出体外。

名词解释

宗气

即分布一身上下，供养五脏六腑的精微物质。它至心为心气，至脾为脾气，至肝为肝气，至肾为肾气，在经脉之中为营气，在经脉之外为卫气，随所至而易名。然皆以肺为诸气之源，以呼吸之气与水谷精气结合而成者为本。故此气被称为"宗气"。"宗"，有本之义。

103

勇武忠心的"将军"
肝者，将军之官

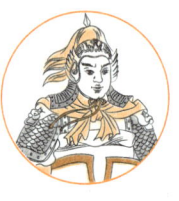

> 肝位于胁下，是人体贮藏血液的主要器官。当人体处于活动状态时，肝脏中贮藏的血液便会被输送到全身各组织器官；但是当人安静下来时，体内多余的血液便又归藏于肝脏。这就是肝最主要的功能：贮藏和调节血液。

● 肝主升主动

"升发"是肝的另一个主要特性。肝在五行属木，通于春气。春天为四季的开始，最早的阳气也是这个时候生发，因此春天是孕育生升之时，"生气和则五化皆平"。而春气又内应于肝，肝气升发又能启迪其他脏器，这样则气血冲和，五脏安定而生机不息。此外，肝主升发还有升举阳气之意，有调畅气机的作用。同时肝木具有喜舒展宣畅的特性。肝善于升发阳气、宣散郁滞，肝有调畅气机、通利气血、促进脾胃升降等生理作用，这一切都源于肝木条达的本性。肝喜条达舒畅，各种原因所致气机不畅或痰血阻滞都可阻遏肝气。无论外感、内伤，皆可致肝气怫郁。这样疏泄失常，自然就会引起疾病了。

● 左肝右肺

"左肝右肺"这个概念，历来争议很大。肝在人体中的位置应该在右边，而《内经》却偏把肝说成在左边，据此西医便认为"左肝右肺"完全有悖于现代解剖学。为什么《内经》要把它说成"左肝"呢？其实《内经》这个概念是为了论述气机在脏器内的运动形式，而不是脏器的位置。《内经》有这么一段，黄帝问岐伯：请你讲讲刺禁的部位。岐伯说：内脏各有要害之处，不可不注意！肝气是上升的，发生在左面；肺气是下降的，作用在右面；心脏调节着外表的阳气；肾脏管理着内部的阴气。由此可见，《内经》是从人与自然相应的整体观念来论述的，肝属木，主升发，方位在左，左为东方，所以自东升；肺属金，主肃降，方位在右，右为西方，所以自西降。左右东西，一升一降，构成了气机升降运动。所以必须把"左肝右肺"置于全文中，不可分割，这样才能体现出完整的意义。

肝的疏泄正常与异常

肝像大将军一样，神貌威严，怒火冲天；人之发怒，其脏在肝。

肝疏通发泄人体之气

肝主疏泄，食气入胃赖肝木之气通达条畅

A 调节气机
B 促进脾胃的运化功能
C 调畅情志
D 疏利三焦水道
E 促进男子排精、女子排卵及月经来潮

肝脏重量

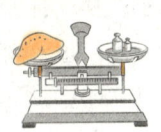

周朝：964.24克
秦代：1097.52克
东汉：946.24克
现代：男性1154～1446.7克
　　　女性1028.93～1378.85克

五脏六腑　肝者　将军之官

肝的疏泄异常

《内经》中说：肝属木，木气冲和条达，不至遏郁，则血脉得畅。肝的疏泄功能异常，则可导致气、血、津液运行出现障碍。

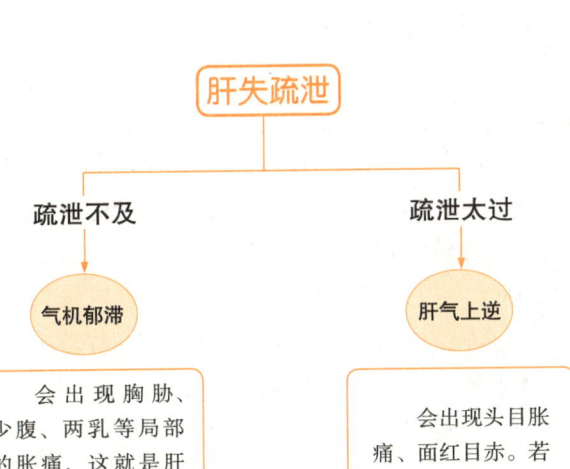

会出现胸胁、少腹、两乳等局部的胀痛，这就是肝气郁结的表现。如若影响血液的运行，则可形成血瘀；若影响津液的输布排泄，则可聚而为痰，形成"梅核气"；或者停而为水，形成臌胀。

会出现头目胀痛、面红目赤。若气升太过，则血随气逆，还可导致血从上溢而出现吐血、呕血，甚至可以引起气厥而突然昏倒，不省人事。

肝主疏泄，调畅气机，是脾升胃降正常发挥的前提。因此，若肝的疏泄功能异常，则气机失调，一可横逆犯脾，影响脾的升清功能；二可横逆犯胃，影响胃的降浊功能。

105

为"君主"表达意志的"内臣"
膻中(心包),护卫之官

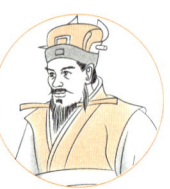

> 心包络就是包裹在心脏外围的一种组织,具有保护心脏的作用。外邪侵犯心脏,首先侵犯心包络。

● 是"卫"心,还是"卫"脑

心包是心的护卫,有保护心的作用。一般邪气犯心,必先侵犯心包;如果心包受邪,也必然会影响心的功能,出现心的病症。因此,《内经》将膻中(心包),称为心的护卫之官。从生理构成来看,心包就是心脏外面的包膜,它是心脏的外围组织;膜上附有脉络,是通行气血的径路,故合称其为心包络。

但是,如果从藏象学说的角度来看,则会发现《内经》中"心包"是指脑膜。这又是为什么呢?是因为《内经》把主神明之脑,归属于心的缘故。古代将神明之心,比喻成君主,认为邪不能犯;而心包是神明之心的外围组织,是保护神明之心的器官,具有供养和保护心神的作用,并能"代心行令"和"代心受邪"。所以这里的心,显然指的是主神明之脑;心之包络,便指脑膜了。

● 心包,六脏之一吗

一般五脏中是不包括心包络的。但历代也有医家从其与六腑中的三焦构成脏腑表里关系出发,将心包络作为一脏看待,合称为六脏。并且进一步指出,既然十二经脉中有"手厥阴心包经",那么心包络可以看作是与五脏六腑相并列的一个脏腑器官。由于"心包经"属阴经,所以心包络属于"脏"的范畴。五脏之经脉皆是阴经,与五脏阴经相表里的经脉都是阳经,而与手厥阴心包经相表里的经脉恰恰是手少阳三焦经,均符合上述规则。所以,就有了六脏六腑的说法。

受邪的心包络

心包络在哪里

内经	←观点→	心包络就是包裹在心脏外围的一种组织，具有保护心脏的作用。	←论据→	心者，五脏六腑之大主也……故诸邪之在于心者，皆在于心之包络。
难经	←观点→	心包络不是"裹心外膜"，而是指"女子胞"或"命门"。	←论据→	夫包者，包胎之名，即子户也。精以此藏，其在女子者……而上属于心，故谓之心包络。

五脏六腑　膻中（心包）护卫之官

心包络受邪

邪入心包

热入心包

"温邪上受，首先犯肺，逆传心包。"这种温邪内陷，会出现高热神昏、谵言妄语等心神受扰的病态。

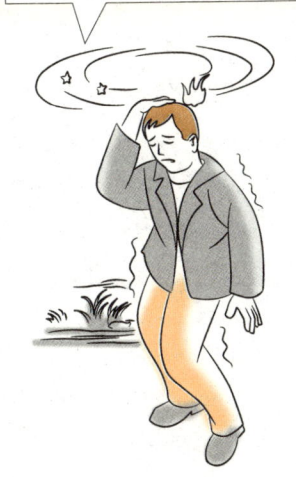

痰迷心窍

由于风痰入心而致意识障碍、肢体偏瘫等心神昏乱的病态。

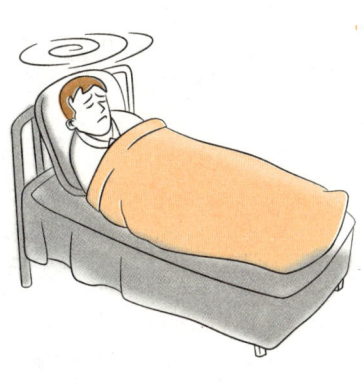

107

五脏六腑 6

受纳和布化的"仓官"
脾胃者，仓廪之官

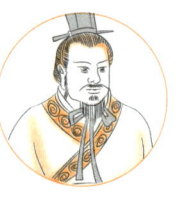

胃的受纳腐熟水谷功能必须与脾的运化功能相配合，它们直接关系到人体的生命活动及其存亡。因而又称脾胃为人的"后天之本"。

● 脾

脾位于中焦，腹腔上部，在膈之下。脾主运化、升清、统血。

（1）脾主运化

脾主运化，脾具有把水谷（食物）化为精微物质并转输至全身的功能。脾除了运化水谷精微之外，还有一个最重要的功能——运化水湿。脾在运化水谷精微的同时，又将各组织器官利用后的多余水液，在肺的协同作用下排出体外，从而维持人体水液代谢的平衡。

（2）脾主统血

在脾的统血作用中，既包括了脾气固摄血液，令其在脉管内运行，而不溢出脉外；也包括脾通过运化水谷精微化生血液的功能。

● 胃

胃居于膈下，腹腔上部，中医将其分为上、中、下三部。胃的上部称上脘，包括贲门；中部称中脘，即胃体部位；下部称下脘，包括幽门。胃的主要生理功能是受纳与腐熟水谷；胃以降为和，与脾相表里。

（1）受纳、腐熟。腐熟是食物经过胃的初步消化，形成食糜的过程，胃在消化道中接受和容纳食物的作用就是胃的受纳。饮食入口，经过食管，容纳于胃，因此胃也称"太仓"，喻如"水谷之海"之意。人体的生理活动和气血津液的化生，都需要依靠饮食的营养，所以《内经》认为胃为"水谷气血之海"。

（2）以降为和。食物经过胃的受纳腐熟后，必须下行而入小肠，以便进一步消化吸收。所以说，胃主通降，以降为和。胃的通降作用还包括了小肠将食物残渣下输于大肠，以及大肠传化糟粕的功能在内。

● 脾与胃

脾胃是消化食物之器官。脾和胃在五行中都属土，脾为阴土，胃为阳土；脾主运化，胃主受纳；脾气主升，胃气主降。由于它们的作用，人体才得以益气生血，使身体健康长寿。

无味的阴阳靠脾胃消化、吸收和运输

脾

脾在五脏中是一个非常重要的内脏，这主要取决于脾主运化和统血的生理功能。

运化：脾主运化，就其对食物的作用来讲，包括对食物的消化吸收，对精微物质的转运输布及其向气、血、津液转化等一系列过程。

统血：脾的统血作用中，既包括了脾气固摄血液，令其在脉管内运行，而不逸出脉外；也包括了脾通过运化水谷精微化生血液的功能。

胃

胃的主要生理功能是受纳和腐熟水谷，胃的运动特点是主通降，胃的特性是喜润恶燥。

受纳 腐熟：
① 受纳：指胃在消化道中具有接受和容纳食物的作用。
② 腐熟：指胃对食物进行初步消化，成为"食糜"的作用过程。

通降：食物经食道进入胃中，经胃受纳腐熟后再下传小肠。在这一过程中，胃必须保持畅通状态，才能使食物的运行畅通无阻。

五脏六腑　脾胃者　仓廪之官

脾胃乃后天之本

由于脾主运化的生理活动是在胃主受纳腐熟的基础上进行的，脾与胃都参与了人体的消化吸收。所以历来常把脾与胃合论，而称脾胃同为后天之本。

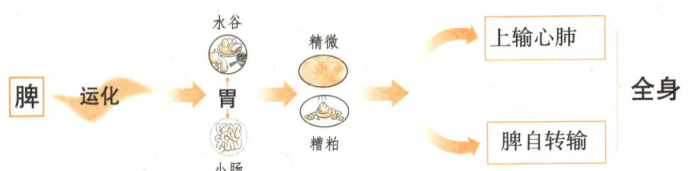

脾胃乃气血生化之源

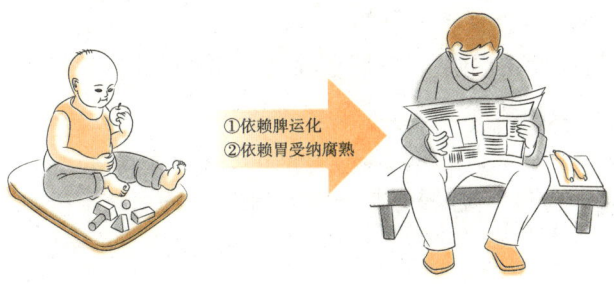

① 依赖脾运化
② 依赖胃受纳腐熟

机体将摄入的食物化为营养物质，必须依赖脾的运化功能和胃的受纳腐熟功能才能得以完成。每个人在出生后，主要依赖脾和胃运化水谷，这样人体才能将摄入的食物消化吸收，以化生气、血、津液等营养物质，使全身脏腑经络组织得到充分的营养，维持生命活动的需要。所以说，脾胃也为气血生化之源。

专司内务的"内侍"
大肠者，传导之官

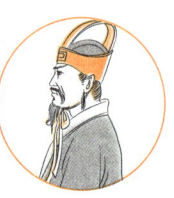

大肠的主要生理功能是传化糟粕。

● 大肠

大肠在人体中的功能，就是传导和排泄糟粕。大肠接受由小肠下移的饮食残渣，吸收其中剩余的水分和养料，剩余物化为粪便，然后排出体外。大肠为传送糟粕的通道，所以说它"主传导"，为"传导之官"。

大肠包括回肠和广肠两段，其管道比小肠要粗，位居腹腔之中。《内经》中曾详细记载了回肠、广肠在腹腔内回环叠积的解剖形象，以及它们的粗细、长度和容量。大肠上口是阑门，紧接小肠；大肠下端即肛门了。

● 大肠主津

大肠主津，重新吸收水分。大肠接受由小肠下注的食物残渣和剩余水分之后，将其中的部分水液重新吸收，使残渣糟粕变化成粪便而排出体外。大肠这种重新吸收水分的功能，说明大肠与体内津液的代谢相关。所以《灵枢·经脉篇》有"大肠主津"的说法。

大肠的病变，多与津液的盈亏有关。例如大肠虚寒，无力吸收水分，则水谷杂下，出现肠鸣、腹痛，腹泻等症状。大肠实热，消铄水分过多，则肠液干枯，不能滋润大肠而出现大便秘结不通症。剧烈的腹部胀满疼痛，大便不通，《内经》认为是邪与食结于大肠所致，要用药性较猛的泻下通便药，如芒硝、大黄等，来祛除大肠的结滞之邪才能治愈。

夏天易发生的急性菌痢，表现为发热、腹痛、便下脓血、里急后重（常有便意，并伴有解而不尽感），或肠道感染引起的腹泻、水样或糊状便，有热臭气、肛门灼热等。这是湿热之邪郁于大肠，所以要用清大肠湿热的方法来治疗。比如民间常用一种既能当药又能当蔬菜，名"马齿苋"，又名"马齿菜""酱瓣豆草""五行草"的肉质草本植物来治疗。

糟粕传导靠大肠

传送食物的糟粕，使其排出体外

大肠居于腹中，上口在阑门处与小肠相接，下口紧接肛门（魄门）。其上中部绕行于腹部之左右，先升后降；下部管腔扩大，沿脊之下部下行至魄门（即肛门）。

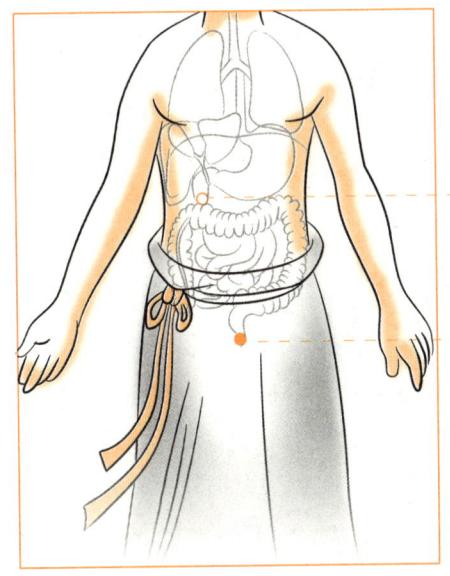

名词解释
阑门
大肠与小肠之会称为阑门，此处能阻止小肠内的精微物质流入大肠。

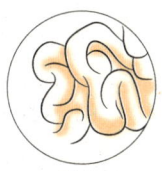
阑门

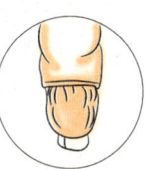
魄门

大肠
- 回肠 —— 大肠的上中部绕行于腹部之左右，先升后降，所以古人称之为"回肠"。《内经》中说："回肠大四寸，径一寸寸之少半，长二丈一尺，受谷一斗，水七升半。"
- 广肠 —— 大肠下部管腔扩大，沿脊之下部下行至魄门（肛门），故古人称之为"广肠"。《内经》中说："广肠大八寸，径二寸寸之大半，长二尺八寸，受谷九升三合八分合之一。"

名词解释
回肠
回肠是大肠的上段部分，上接小肠，下接广肠，它包括解剖学中的盲肠、升结肠、横结肠和降结肠。
广肠
广肠是大肠的下段部分，上接回肠，下端终于魄门，它包括现代解剖学中的乙状结肠和直肠。

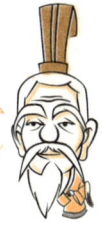

《内经》中说大肠总重二斤十二两（小两，十六两为一斤），长二丈一尺，广四寸，直径一寸，从脐开始向右回十六曲，盛食物可达一斗，水七升半。

五脏六腑　大肠者　传导之官

五脏六腑 8

接收纳贡的"礼官"
小肠者，受盛之官

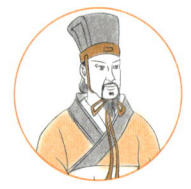

小肠，是一个相当长的管道器官，位于腹中，其上口在幽门处与胃之下口相接，其下口在阑门处与大肠之上口相连。小肠的主要生理功能是受盛、化物和泌别清浊。

● 小肠

小肠在人体中的作用是接收由胃腐熟后的食物，《内经》中所提到的"精微"与"糟粕"都是由小肠转化。《内经》将精微物质——也就是人体需要的营养物质和水分，统称为"清气"；将糟粕——也就是食物残渣和多余的水分，称为"浊气"。"清气"通过脾的吸收、运化作用，上输于心肺，布散全身；而"浊气"的一部分（食物残渣）下传于大肠形成粪便，另一部分（多余的水分）下传至膀胱形成小便。这便是我们所说的"泌别清浊"。

小肠如果有病了，通常是清浊不分所致，也就是水液与糟粕不能各走其道，混杂而下。本该吸收的营养精微物质、水分与食物残渣一起下传到了大肠，致使大便变稀，次数增加；同时，因水液偏走大肠，下传至膀胱的水液减少，出现小便短少而黄赤的症状。这也就是我们常遇到的腹泻。所以如果有腹泻症状时，医生便先要询问小便情况；腹泻的时候小便明显减少而且色黄赤，中医多认为病变一定在小肠了。

● 小肠主液

小肠在吸收水谷精微的同时，也吸收了大量的水液，所以小肠主水液。小肠如果有病会影响人体全身水液的分布。前面我们也说了，判断小肠的病变，首先是通过小便来进行观察。如小便时或涩或痛，且小便混浊，或尿血，同时有心胸烦闷、口舌生疮、失眠等症状时，《内经》认为多半是"心经之火，移于小肠"所致。小肠与心有经脉互相络属，同时心与小肠又是相表里的。心为火脏，其火易旺，心火常常能影响小肠的分清泌浊功能，进而影响全身水液的变化。

接受胃内容物的盛器

受盛与化物

| 受盛 | ❶ 小肠是接受经胃初步消化的食物的盛器。
❷ 经胃初步消化的食物在小肠内必须有相当时间的停留，以利于进一步消化和吸收。 |

化物： 胃初步消化的食物 —停留于→ 小肠 —传化为→ 水谷精微

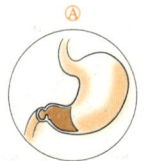

幽门：小肠与胃相连接处称为幽门。

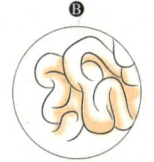

阑门：小肠与大肠相连接处称为阑门。

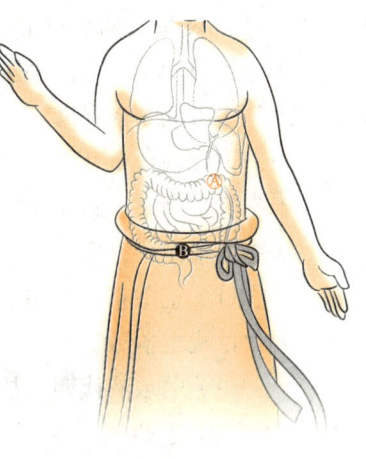

《灵枢·肠胃篇》中说："小肠后附脊，左环回周叠积，其注于回肠者，外附于脐上，回运环十六曲，大二寸半，径八分分之少半，长三丈二尺。"

小肠的泌别清浊功能，还与尿液的量有关。如小肠的泌别清浊功能正常，则二便正常；如小肠的泌别清浊功能异常，则大便变稀薄，而小便短少。

泌别清浊

泌别清浊：
- 区别：营养 / 残渣
- 吸收营养 / 输送残渣
- 吸收营养 / 吸收水液

经过小肠消化后的食物，分别为水谷精微和食物残渣两个部分。

将水谷精微吸收，把食物残渣向大肠输送。

小肠在吸收水谷精微的同时，也吸收了大量的水液。

五脏六腑　小肠者　受盛之官

使"王廷"井然的"工部侍官"
肾者，作强之官

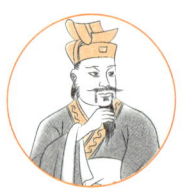

> 肾就好比闸门，闸门不灵活了，就会积聚水液并使邪气猖獗。水液上下泛滥溢于肌肤，就会造成水肿。

● 肾为先天之本

肾为生命的关键所在。肾在体合骨，其华在发，在志为恐，在液为唾，开窍于耳及前后二阴。肾与膀胱气化相通，经脉相互络属，故互为表里。此外，《内经》中以肾主水液，认为肾与膀胱、三焦皆为表里。对肾的阴阳属性，《内经》有多种提法。《素问·水热穴论》称其为"阴中之阴"。《素问·六节藏象论》称其为"阴中之少阴"。《素问·金匮真言论》以为"阴中之阳"。一般而言，肾在五脏之中，主藏精气而不泻；与六腑相较，其性属阴。肾在五行中属水，通于冬气。因此，肾是一个功能极其广泛的重要脏器。《内经》认为肾的功能表现在三方面：

（1）主藏精，促进人体生长发育生殖，《素问·六节藏象论》称之为"封藏之本"。

（2）主水液代谢，故又有"水脏"之称。

（3）主纳气，为"气之根"。张景岳认为："命门总乎两肾，两肾皆属命门"，并强调肾内寓真阴、真阳，为五脏六腑阴阳的根本，所以肾又有"阴阳之本"之称。

● 肾阴肾阳

肾阴肾阳对与整个津液代谢过程相关的器官有调节作用。在津液代谢过程中，首先是胃、小肠、大肠在脾的协助下吸收水谷中的精微而产生津液；然后，通过脾、肺、肾和三焦将津液输布于全身，发挥滋润和濡养作用；最后，代谢后的水液通过尿、汗、粪便和呼出的水气而排出体外。津液代谢中的每一个环节，都是在肾阴和肾阳的调节下进行的。因为肾阴肾阳是全身脏器阴阳的根本，肾阳的温煦与推动是参与水液代谢各脏腑的功能动力；肾阴则由于与肾阳的相互制约与互根，从而起着协调肾阳的作用。因此必须保持肾中阴阳平衡，津液代谢才能正常进行。这是肾主水液的一个重要方面。

人体发育、衰老的过程由肾调节

先天之精与后天之精

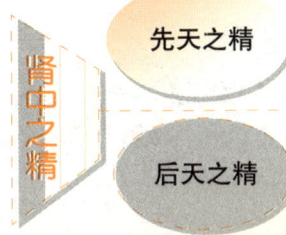

先天之精：禀受于父母，是构成人体胚胎的原初物质，是人体生长、发育的根本。

后天之精：是出生后机体摄取水谷精气及脏腑生理活动过程中所化生的精微物质，是维持生命的物质基础。人体生、长、壮、老的过程与肾中精气盛衰关系密切。

肾的生理特征

① **肾性潜藏**：肾具有闭藏的特性。肾性潜藏的特点决定了人体一切潜藏、摄纳、封藏的生理活动皆由肾所主。具体表现在：肾主藏精、藏血、纳气。

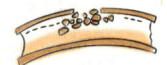

② **肾恶燥**：肾为水脏，主藏精，主津液。燥易伤阴津、耗损肾液，故肾具恶燥的特性。因此肾病治疗不宜过用燥烈之品。

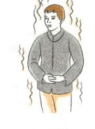

③ **肾为先天之本**：肾藏先天之精，先天之精禀受于父母，为人体生命活动的原初物质及动力所在。

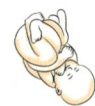

④ **肾为水火之脏**：肾寓真阴真阳，为一身阴阳之根本。真阴、真阳闭藏于肾，为五脏六腑阴阳的发源地。

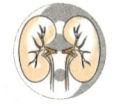

⑤ **肾通于冬气**：肾在五行属水，冬季亦属水。所以肾气在冬季最为旺盛，而冬季也多肾的病变。

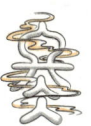

肾为"水脏"

肾主水液（即津液），肾中精气的气化作用对人体津液代谢起着主持和调节的作用。

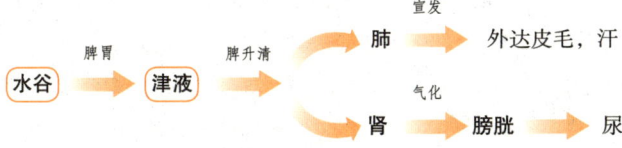

五脏六腑　肾者　作强之官

明辨是非的"清官"
胆者，中正之官

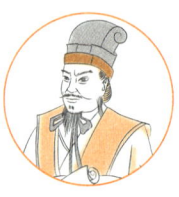

> 胆虽为六腑之一，但是由于它贮藏胆汁，而不接受水谷糟粕，因而与其他五腑不同，故又被归入"奇恒之腑"。

胆在人体中既属六腑又属奇恒之腑。胆附于肝，内藏"精汁"，因此被称为"中精之府"。精汁即胆汁，味苦色黄，来源于胆，为肝之余气溢入于胆而成；注入于肠中，有助于消化食物。

● 胆应天地之象而为奇恒之腑

古人在长期的生活实践中形成了对天地的基本认识，认为天乃积阳而成，"行健"而运不息；地乃积阴而生，居静而藏不泻。如果与人体相应的话，则是传化水谷之腑（不含胆）象"天"，运而不息；实而虚，虚而实，虚实交替使水谷之气得化。胆因其藏守精华汁液，生生不息，因此被称为"奇恒之腑"。《内经》认为奇恒之腑象"地"而主藏，并且其功能类似于脏，是化生和贮藏精气的。因此，生命与天地之象的变化息息相关。胆也和五脏六腑一样，都是应天地之象而生，并与天地之气相应相和。

● 胆与肝应五行八卦而主怒、胆识、决断

八卦是古人对宇宙运动规律认识的高度浓缩。古人认为天地间的一切事物都蕴含八卦易理，人体也蕴含八卦之易理。八卦之乾、坤、震、巽、坎、离、艮、兑可以用来概括人体脏腑系统的特性，揭示藏象的内容。根据八卦的卦象，震卦象雷，巽卦象风；震应东方，巽应东南；"雷风相薄"，雷风在宇宙万物的发生发展中起着重要的鼓动作用，因此雷风象征着万物发生的力量，在一年中象征一年的开始。而震巽依其性和所主方位在五行中均对应于木，在人体脏腑中则对应于肝胆。肝胆既禀雷风之性，像风木之象而主动，因而胆在人体中的作用如将军武将，既表现出勇武威猛的胆识，又表现出敢怒敢为的禀性。然而作为将军当有勇有谋，因而人之谋虑又出于肝而断于胆。从我们上面的分析可以看出，胆作为奇恒之腑主要表现在参与情志等五脏活动，胆与肝共同完成人之谋虑活动，同时又主怒、主胆识。

维持脏腑关系的胆

胆主判断

胆具有判断事物并做其作出决定的功能。胆的决断功能，对于预防和消除某些精神刺激（如大惊卒恐等）的不良影响，调节和控制气血的正常运行，维持脏腑相互之间的协调关系有着重要的作用。

胆气强壮之人

虽受突然刺激而有所影响，但其影响程度较轻，恢复较快。

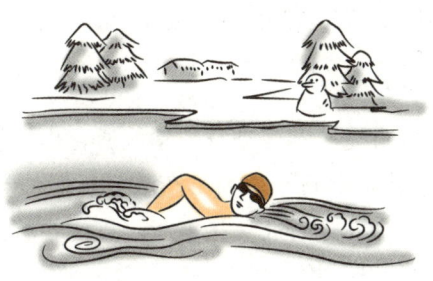

胆气虚弱之人

受突然刺激影响极大，常因而形成疾病。

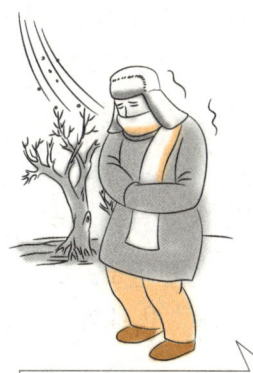

胆的决断，还反映了人体正气的盛衰。只有正气强盛，内气充实的人，才能"胆气壮"，才能决断而有果敢行为。

十一脏取决于胆

胆主决断	胆中正刚断无私偏。
胆主春生之气	胆重视阳气的生发。肝胆同属于木，同主春生之气。肝胆在脏腑中，肝为阴，胆为阳。
胆气助正抗邪	勇者气行则止，怯者着留为疾。气以胆壮，邪不可干。
胆主半表半里，能通达阴阳	胆为中正之官，又是奇恒之腑，所以能通达阴阳。

名词解释

表里

表里是中医辨别病位外内浅深的一对纲领。表与里是相对的概念，比如躯壳与脏腑相对而言，躯壳为表，脏腑为里；脏与腑相对而言，腑属表，脏属里；经络与脏腑相对而言，经络属表，脏腑属里；而皮肤与筋骨相对而言，皮肤为表，筋骨为里等。

五脏六腑　胆者　中正之官

负责水道循环的"漕官"
三焦者，决渎之官

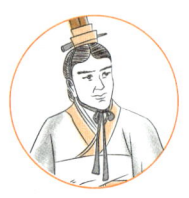

三焦为六腑之一，是上、中、下三焦的合称。

三焦为脏腑学说中的六腑之一，具有六腑以通为用的共同功能特点，它的具体功能主要表现在气化和流通水液。三焦是上焦、中焦、下焦的合称，如果要问三焦是什么，简单地说答案有两个：

（1）指六腑之一，是脏腑间、脏腑内及体腔内组织间互相沟通所形成的通道，作用是运行元气和津液。为气升降出入的场所，也是津液输布与排泄的通道。

（2）位置概念，即膈以上为上焦，膈至脐为中焦，脐以下为下焦。

● **三焦之通行元气**

元气，是人体最根本最重要的气。元气是肾中精气所化生，故根于肾，但其运行途径却是通过三焦而运行于全身，布散至五脏六腑的。三焦总司全身的气化功能，它能"主持诸气"是由于三焦包容着五脏六腑，因此各种功能活动（气化活动）均发生在三焦。

● **疏通水道**

运行水液是人体得以正常运转的基本条件。而三焦在此起了关键作用，它具有疏通水道，运行水液的功能。人体的水液代谢，是在肺之宣发肃降、脾之运化、肾之蒸腾气化以及胃、小肠、大肠、膀胱等脏腑的协同下完成的，但必须以三焦为通道，才能正常地升降出入。这也与三焦总司全身气化的功能相关，因气行则水行。如果三焦的水道不够通利或三焦气化不利，则肺、脾、肾等脏腑输布调节水液的功能将难以实现。

● **三焦与脏腑**

脏与腑比较，脏居于主导地位，而心又是君主之官，总领一切脏腑。三焦在六腑中也担负着类似的职能。三焦就是人与自然环境发生联系的三条通道，天地之精气靠此才能摄取，人体的糟粕靠此才能排出。

三焦主要负责人体全身水液运行

三焦划分

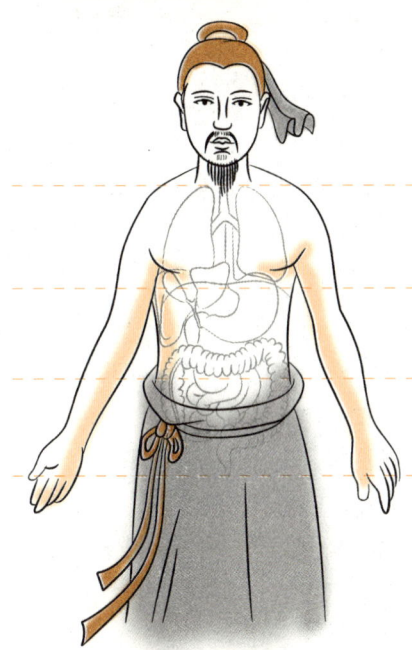

三焦者，中渎之腑也，水道出焉。三焦（气管、食管、输尿管）中空如洞，是水液流通的道路。

上焦	包括心与肺
中焦	包括脾、胃、肝、胆
下焦	包括肾、膀胱、小肠和大肠

五脏六腑　三焦者　决渎之官

三焦划分详解

① 上焦："上焦出于胃上口，并咽以上。""谷始入于胃，其精微者，先出于胃之两焦。""上焦开发，宣五谷味。""并咽以上"是讲上焦沿着食道上行，而沿着食道上行的是咽喉。

② 中焦："中焦亦并胃中，出上焦之后。"中焦同样也包括胃的部分，连于胃体的咽门（食道即中焦），越出于上焦（气管即喉咙）的后面。

③ 下焦："下焦者，别回肠，注于膀胱而渗入焉。"回肠在《内经》中亦谓大肠。这里是讲下焦与回肠的比邻关系和经络联系，因为手少阳之脉"散落心包，下膈，循属三焦"。而"注于膀胱而渗入"之物则非输尿管莫属了，告诉了我们下焦与膀胱的直接邻属关系。

三焦功能

上焦如雾	上焦心肺敷布气血，犹如雾露弥漫之状，有灌溉并温养全身脏腑组织的作用。
中焦如沤	沤是浸泡的意思。所谓"如沤"，是形容中焦的脾胃有腐熟、运化水谷，进而化生气血的作用。
下焦如渎	下焦的主要生理功能为传导糟粕，排泄二便。糟粕的排泄，一是从大肠排出大便，一是从膀胱排出小便。

司水之职的"一郡之官"
膀胱者,州都之官

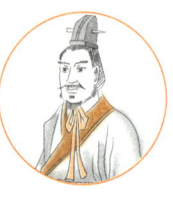

膀胱又称"脬",是贮存和排泄尿液的器官。其位于小腹中,与肾直接相通,又相表里。

● 膀胱藏津液

《内经》中所说的膀胱藏"津液",主要指的是尿液与人体中正常的水液两种。人体的水液代谢是通过脾、肺、肾、大小肠、三焦等脏腑共同作用而完成的。肾接收脾胃下输的水液再经肾的气化,而生成尿液,下注并贮藏于膀胱,待膀胱充盈到一定程度时将尿液排出体外。从这一点来看,膀胱藏津液也就是膀胱的贮尿作用。然而《内经》中也明确记载了膀胱藏的津液为人体中正常的水液之说,并认为其是人体中宝贵的物质。如《灵枢·决气篇》中说:"腠理发泄,汗出溱溱,是谓津。""谷入气满,淖泽注于骨,骨属屈伸,泄泽补益脑髓,皮肤润泽,是谓液。"并将津、液与精、气、血、脉并列,将其称之为"六气"。因此,这里所说的津液不可与上面所述的尿液混为一谈。

● 膀胱主气化

气化,原是中国古代哲学巨著《易经》中的术语,指的是阴阳之气化生万物。这种观点被引进医学领域后,则以"气化"来解释人体生命活动中,由气的运动而产生的各种生理变化,包括精、气、血、津液等的新陈代谢及其相互转化。膀胱的气化,最早见于《素问·灵兰秘典论》:"膀胱者,州都之官,津液藏焉,气化则能出矣。"此外,膀胱气化与其他脏腑的关系也十分密切。首先膀胱的气化依赖于肾的气化。膀胱与肾直接相通,二者有经脉相互络属,互为表里,所以《灵枢·本输篇》中说"肾合膀胱"。其二,膀胱气化有赖于三焦气化的协调。《素问·灵兰秘典论》说"三焦者,决渎之官,水道出焉。"三焦既是气机升降出入的通道,又是气化的场所,总司全身的气化,运行水液,疏通水道,并影响着膀胱气化及水液代谢的协调平衡。最后,膀胱的气化也与肺的通调水道和脾的运化功能有关。如《血证论·脏腑病机论》中说:"小便虽出于膀胱,而实则肺为水之上源;上源清,则下源自清。脾为水之堤防;堤防利,则水道利。"说明脾肺功能影响着膀胱气化及排尿功能。

津液之府

膀胱的水液从何而来

胃 → 肠道(主要是小肠) → 三焦之腑 → 渗入膀胱

历代对膀胱的不同认识

《内经》《难经》	《血证论·脏腑病机论》
膀胱=尿脬	**尿脬≠膀胱**
此观点认为，膀胱其功能既是津液之府，同时也是贮尿排尿的器官。	此观点认为，膀胱是贮藏津液的功能器官，而贮尿排尿的器官是尿脬。膀胱与尿脬相邻近而关联，膀胱居上，尿脬在下。

外感病邪侵犯膀胱

膀胱经气受阻，卫阳被困而恶寒发热；津液被阻不得外泄而无汗、不得下输而小便不利，这些都可视为外邪侵袭膀胱，使膀胱藏津液功能失常。这说明了膀胱藏津液以及膀胱气化与津液的输布有关。

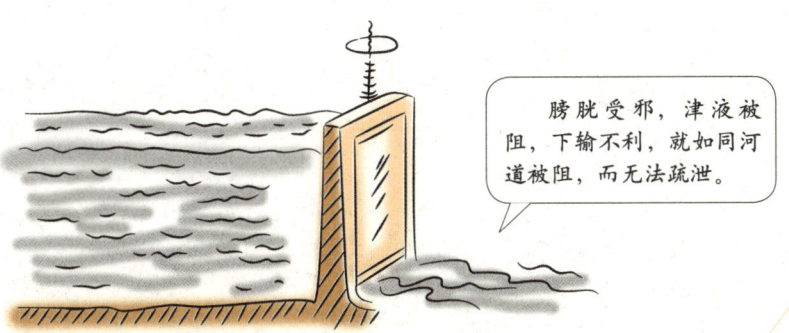

膀胱受邪，津液被阻，下输不利，就如同河道被阻，而无法疏泄。

五脏六腑　膀胱者　州都之官

第五章
奇经八脉

经络是经脉和络脉的总称。在《内经》中占有重要地位，是贯穿全书的一个重要概念。《内经》对经络的认识是从大量的临床观察中得来的，并对其做了系统的总结，在经脉之外，增加了络脉、经别、经筋、皮部和奇经等新的概念，它们共同组成了经络系统，成为古人心目中人体最重要的生理结构。

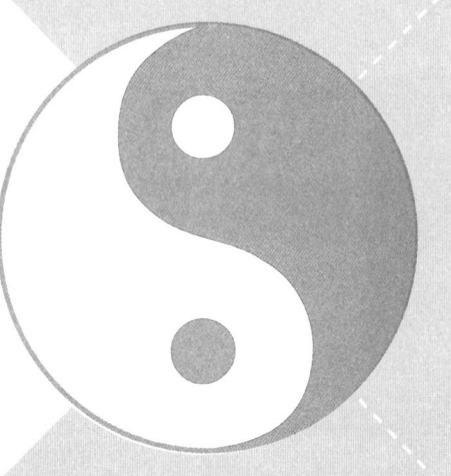

本章图解

血管、神经论？未知系统论？(1)
血管、神经论？未知系统论？(2)
手太阴肺经图解
手阳明大肠经图解
足阳明胃经图解
足太阴脾经图解
手少阴心经图解
手太阳小肠经图解
足太阳膀胱经图解
足少阴肾经图解
手厥阴心包经图解
手少阳三焦经图解
足少阳胆经图解
足厥阴肝经图解
奇经八脉图解
揭示性功和命功的修持方法（1）
揭示性功和命功的修持方法（2）

奇经八脉 1

经络是什么
众说纷纭话经络

> 经络是经脉和络脉的总称。人体中有一些纵贯全身的路线，古人称之为经脉；并且这些大干线上有一些分支，在分支上又有更细小的分支，古人称这些分支为络脉。"脉"是这种结构的总括概念。

● **千古之谜**

早在两千年前的汉代，就有了关于经脉的图谱。《内经》中有不少篇幅论述经络。在许多人眼中，经络是早已为千百年来大量实践所证实的，似乎是不存在问题的客观事实。但是，现代解剖学无论用多么先进的显微镜，也找不到与古典图谱一致的经脉。那究竟有没有经络？若有，经络是如何发现的？经络与现代科学关系如何？若没有，古代文献中的十四经脉图谱及相关论述又是怎么回事？怎么解释针灸的疗效？这些都是至今没有得到统一认识的问题。

在科学界，尤其是在生物学和医学领域，否定经络的观点似乎是主流。一种观点认为，经络是中国古代哲学与医学相结合的产物，是运用人天观的哲学观点在人体上虚拟出来的产物，是客观上不存在的，是科学实验永远无法证实的。除了认为经络是一种哲学产物外，科学界对经络存在两种不同的观点。

（1）血管、神经论

在生物学、医学甚至中医学领域，相当普遍的一种观点认为，经络就是血管神经系统，是古代中医与现代医学对同一事物使用不同的名称。古代中国解剖学不发达，中医文献中没有现代医学意义上的血管和神经系统。一些人研究中医文献后认为，古人描述经络的许多内容实际上是指血液循环系统及其作用。现在学术界已公认，古人的经络系统包括现代的血管系统。

《内经》中的记载没有神经，只有经络。神经系统是人体生命活动必不可少的，忽视神经存在和其作用的医学理论绝不可能得到实践支持并流传至今。现代医学研究表明，古人经络的概念十分广泛，许多关于经络的描述实质上与现代的神经作用是相同的。解剖学证实，经脉上的穴位往往是神经密集的地方。针灸麻醉、电针疗效等研究表明，不少经络现象可以用神经作用来解释。由此，有人认为经络就是血管和神经系统。

血管、神经论？未知系统论？（1）

经络总览图

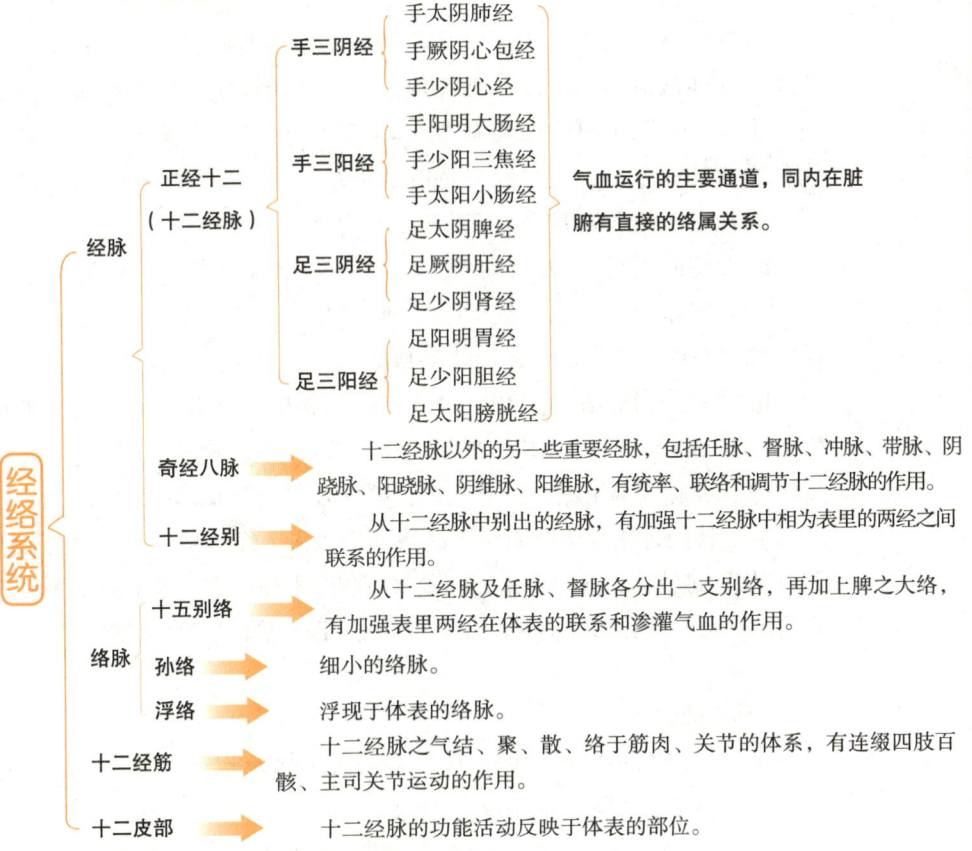

经络系统
- 经脉
  - 正经十二（十二经脉）
    - 手三阴经
      - 手太阴肺经
      - 手厥阴心包经
      - 手少阴心经
    - 手三阳经
      - 手阳明大肠经
      - 手少阳三焦经
      - 手太阳小肠经
    - 足三阴经
      - 足太阴脾经
      - 足厥阴肝经
      - 足少阴肾经
    - 足三阳经
      - 足阳明胃经
      - 足少阳胆经
      - 足太阳膀胱经

  气血运行的主要通道，同内在脏腑有直接的络属关系。

  - 奇经八脉 ➡ 十二经脉以外的另一些重要经脉，包括任脉、督脉、冲脉、带脉、阴跷脉、阳跷脉、阴维脉、阳维脉，有统率、联络和调节十二经脉的作用。
  - 十二经别 ➡ 从十二经脉中别出的经脉，有加强十二经脉中相为表里的两经之间联系的作用。
- 络脉
  - 十五别络 ➡ 从十二经脉及任脉、督脉各分出一支别络，再加上脾之大络，有加强表里两经在体表的联系和渗灌气血的作用。
  - 孙络 ➡ 细小的络脉。
  - 浮络 ➡ 浮现于体表的络脉。
- 十二经筋 ➡ 十二经脉之气结、聚、散、络于筋肉、关节的体系，有连缀四肢百骸、主司关节运动的作用。
- 十二皮部 ➡ 十二经脉的功能活动反映于体表的部位。

奇经八脉　众说纷纭话经络

经络在全身的分布规律

六阴经	分布于四肢内侧和胸腹。
六阳经	分布于四肢外侧和头面、躯干。
三阴经	上肢为手太阴肺经在前，手厥阴心包经在中，手少阴心经在后。下肢足三阴经在足内踝以下为厥阴在前、太阴在中、少阴在后，至内踝8寸以上，太阴交出于厥阴之前。
三阳经	上肢为手阳明大肠经在前，手少阳三焦经在中，手太阳小肠经在后。下肢为足阳明胃经在前，足少阳胆经在中，足太阳膀胱经在后。
足少阴肾经	在胸中线旁开2寸，腹中线旁开0.5寸处。
足太阴脾经	于胸中线旁开6寸，腹中线旁开4寸处。
足厥阴肝经	循行规律性不强。
足阳明胃经	分布于胸中线旁开4寸，腹中线旁开2寸处。
足太阳膀胱经	行于背部，分别于背正中线旁开1.5寸和3处。
足少阳胆经	分布于身之侧面。

125

（2）未知系统论

持这种观点的人认为，广义的经络系统包含血管、神经系统，可能还包含体液调节、淋巴系统等现代医学已经证实的一些系统。但是他们也认为，除了科学已经发现和证实的系统外，人体还存在一种现代科学未知的系统，这是经络特有的系统。狭义的经络通常指这种不同于血管、神经系统等的独特系统，它有如下特征：

a. 独特的循行路线。《内经》中标明有14条经脉线和经脉线上的穴位。未知系统论认为，这14条经脉线是不同于血管、神经系统的，是客观存在尚未认识的，是经络的核心。

b. 独特的经脉脏腑关系。每条经脉与相应脏腑有关，与该脏腑的生理病理相关，所以按相应脏腑命名，如心经、肺经、胆经、肠经、胃经等。经脉线与脏腑的关系是现代科学还没有认识的。

c. 独特的理论与医疗效果。经络理论认为，经脉是"气"的循行通道。"气"是什么，这是个未知问题。按阴阳平衡、虚实等不同于西医的理论，针灸对经脉加以刺激，可能取得现代医学难以解释的独特疗效。

● **十二经脉**

十二经脉是经络系统的主体，具有表里经脉相合，与相应脏腑属络的主要特征。包括手三阴经（手太阴肺经、手厥阴心包经、手少阴心经）、手三阳经（手阳明大肠经、手少阳三焦经、手太阳小肠经）、足三阳经（足阳明胃经、足少阳胆经、足太阳膀胱经）、足三阴经（足太阴脾经、足厥阴肝经、足少阴肾经），也称为"正经"。

（1）十二经脉的体表分布规律：十二经脉在体表左右对称地分布于头面、躯干和四肢，纵贯全身。

（2）十二经脉表里属络关系：十二经脉在体内与脏腑相连属，其中阴经属脏络腑，阳经属腑络脏；一脏配一腑，一阴配一阳，形成了脏腑阴阳表里属络关系。

（3）十二经脉的循行走向：手三阴经从胸走手，手三阳经从手走头，足三阳经从头走足，足三阴经从足走腹（胸）。

（4）十二经脉的交接规律：阴经与阳经（互为表里）在手足末端相交，阳经与阳经（同名经）在头面部相交，阴经与阴经在胸部相交。

血管、神经论？未知系统论？(2)

经络与"气"

《内经》认为，经脉是"气"的运行通道。古人也认为经络的发现与气功有关。明代大医学家李时珍说："内景隧道（经络），唯返观者（练气功的人）能照察之。"许多事实表明，气功中的"气"和经络中运行的"气"或者针灸的"气"，不仅是名称相同而已，可能本质也是相通的。

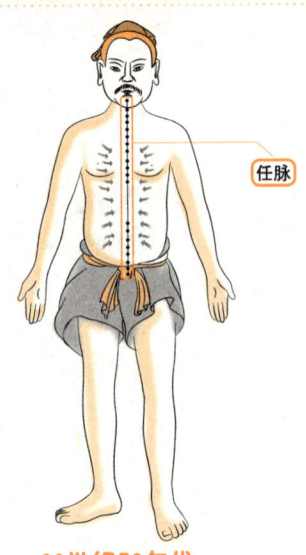

任脉

奇经八脉　众说纷纭话经络

经络之探索

20世纪50年代

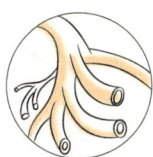

有人认为古人所说的经络就是现代解剖学中的血管，并不存在一套独立的经络系统。

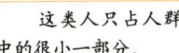
这类人只占人群中的很小一部分。

人们在针刺中发现了一种奇怪的现象：有些人接受针刺治疗时，会产生一种沿经脉路线移动的感觉。后来正式命名这一现象为循经感传现象，将能产生这一现象的人称为"经络敏感人"。

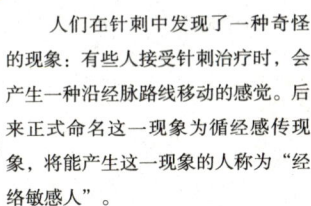

20世纪70年代

人们对循经感传现象进行了更为深入的研究，发现了循经感传的一些奇异特性：

- 速度较慢，为每秒厘米量级。
- 可被机械压迫、注射生理盐水及冷冻降温所阻断。
- 可绕过疤痕组织及通过局部麻醉区，而趋向病灶。
- 循经感传路线上有时出现血管扩张、轻度水肿，并可测出肌电发放。
- 发现部分截肢病人在截肢部位出现经络感传。

20世纪80年代

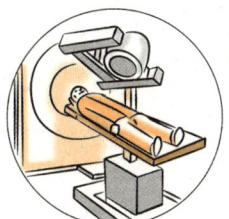

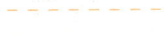
它可是客观证实经络存在的一个里程碑呀。

用γ照相机拍摄到同位素循经脉路线运动的轨迹。通过生物物理学手段对经络进行研究，发现了经脉路线上具有低电阻、高声振动和较好的声光热传导以及同位素迁移等物理学特性。

20世纪90年代

形成了若干个假说

- 神经论：认为循经感传是神经元之间兴奋传递的结果。
- 体液论：认为中医经络中的气血指人体中的各种体液，经络是体液运行的通道，体液运行刺激神经产生循经感传。
- 能量论：认为经络是某种物理能量与信息的传输渠道。

127

手太阴肺经

臂内拇侧上下循，中府乳上数三肋

肺手太阴之经脉，主要分布于上肢内侧前缘。

● 经脉循行

经脉体表循行起于上胸外侧，行于上肢内面桡侧，到达拇指末节桡侧。计11穴，左右共计22穴。

起于中焦（胃），向下联络大肠，再上行穿过横膈膜，入属于肺脏；从肺系（指肺与喉咙相联系的脉络）横出腋下，沿上臂内侧行于手少阴和手厥阴之前，下行到肘窝中，沿着前臂掌面桡侧入寸口（桡动脉搏处），过鱼际，沿鱼际的边缘，出拇指的桡侧端。

腕后支脉：从列缺穴处分出，一直走向食指桡侧端，与手阳明大肠经相接。

● 该经主治

（1）呼吸系统的疾病，如急慢性支气管炎、咳嗽、胸痛、气喘、咯血等。

（2）五官疾病，如咽炎、鼻渊、鼻衄等。

（3）经脉所经部位的疾病，如掌心热、上肢前外侧缘疼痛等。

手太阴肺经歌谣

一手太阴是肺经，臂内拇侧上下循。
中府乳上数三肋，云门锁骨窝里寻。
二穴相差隔一肋，距腹中行六寸平。
天府腋下三寸取，侠白肘上五寸擒。
尺泽肘中横纹处，孔最腕上七寸凭。
列缺交叉食指尽，经渠寸口动脉行。
太渊掌后纹头是，鱼际节后散脉索。
少商穴在大指内，去指甲角韭叶明。

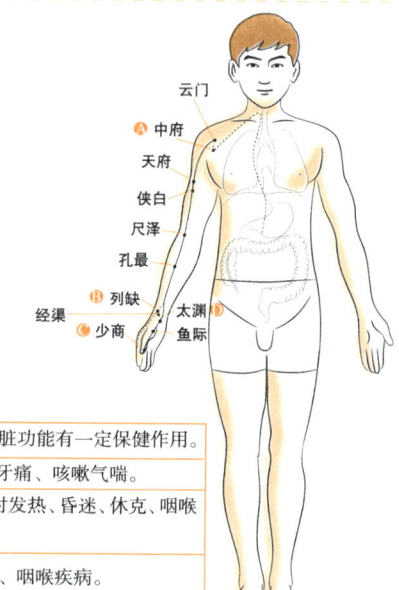

手太阴肺经上的保健穴

A 中府	本穴功能宣肺理气、平喘止咳，对增强肺脏功能有一定保健作用。
B 列缺	可防治咽喉肿痛、口眼㖞斜、半身不遂、牙痛、咳嗽气喘。
C 少商	本穴能清热、利咽、开窍，是急救穴之一，对发热、昏迷、休克、咽喉肿痛、癫狂、鼻衄有较好防治作用。
D 太渊	本穴能清肺利咽、通畅经络，可防治肺部、咽喉疾病。

臂前外侧须审量，商阳食指内侧取
手阳明大肠经

● 经脉循行
经脉体表循行起于食指桡侧末端，行于上肢外面桡侧，经肩前、颈部、下齿到达鼻旁。从手走向头计20穴，左右共计40穴。

起于食指桡侧端（商阳），沿食指桡侧，通过第一、二掌骨之间，向上进入拇长伸肌腱与拇短伸肌腱之间的凹陷中，沿前臂背面桡侧缘，至肘部外侧，再沿上臂外侧上行至肩端（肩髃），沿肩峰前缘，向上会于督脉大椎穴，然后进入缺盆，联络肺脏，通过横膈，属于大肠。

● 该经主治
（1）上呼吸道感染，如感冒发烧、咳嗽、头痛等。
（2）头面五官疾病，如面部痉挛、面瘫、三叉神经痛、甲状腺肿大、颈部淋巴结肿大、耳鸣、耳聋、鼻窦炎等。
（3）过敏性皮肤病，如皮肤瘙痒、荨麻疹等。
（4）经脉所经部位的疾病，如手指手背肿痛，肘、肩疼痛等。

手阳明大肠经歌谣
二手阳明属大肠，臂前外侧须审量。
商阳食指内侧取，二间握拳节前方。
三间握拳节后取，合谷虎口歧骨当。
阳溪腕上两筋肉，偏历腕上三寸量。
温溜腕后上五寸，池前四寸下廉乡。
池下三寸上廉穴，三里池下二寸长。
曲池屈肘纹头是，肘髎大骨外廉旁。
肘上三寸寻五里，臂臑髃下胭端详。
肩髃肩峰举臂взл，巨骨肩尖骨陷藏。
天鼎扶下一寸取，扶突鼎上结喉旁。
禾髎水沟旁半寸，鼻旁五分是迎香。

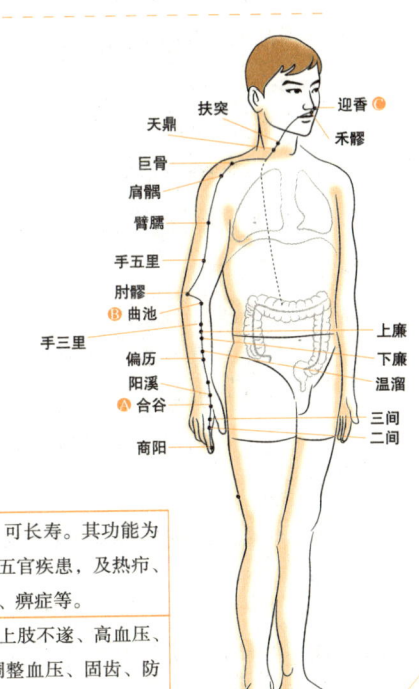

手阳明大肠经上的保健穴

Ⓐ 合谷	本穴是重要的保健穴之一，时常按摩或针刺，可长寿。其功能为醒脑开窍、疏风清热、镇痛通络。可防治头面五官疾患，及热疖、无汗、自汗、盗汗、经闭、滞产、昏迷、癫痫、痹症等。
Ⓑ 曲池	本穴功能清热利湿、祛风解表、调和营卫，对上肢不遂、高血压、咽喉肿痛有较好疗效。实验表明，此穴具有调整血压、固齿、防止老人视力衰退的功效。
Ⓒ 迎香	本穴功能清热散风、通鼻窍。

起于头面向下行，承泣眼眶边缘下
足阳明胃经

胃足阳明之经脉，主要分布在上肢外侧前缘。

● **经脉循行**

经脉体表循行起于目下，经面一周，行于颈前及胸腹前，至下肢外侧前面，到达次趾外侧末端。从头向足，计45穴，左右共计90穴。

起于鼻翼两侧（迎香），上行到鼻根部，与旁侧足太阳经交会，向下沿着鼻子的外侧（承泣），入上齿龈，回出环绕口唇，向下交会于颏唇沟内承浆穴（任脉）处，再向后沿着口腮后下方，出于下颌大迎处，沿着下颌角颊车，上行耳前，经过上关（足少阳经），沿发际至额（头维），与督脉会于神庭。

面部支脉：从大迎前下走人迎，沿着喉咙，会大椎，入缺盆，向下通过横膈，属胃，络于脾脏。

缺盆部直行之脉：经乳头，向下挟脐旁，入小腹两侧气冲。

胃下口部支脉：沿着腹里向下到气冲处与前脉会合，再由此向下至髀关，直抵伏兔部，下至膝膑，沿着胫骨前嵴外侧，下经足背，进入足第二趾外侧端（厉兑）。

经部支脉：从膝下3寸（足三里）处分出，进入足中趾外侧。

足背部支脉：从足背上（冲阳）分出，进入足大趾内侧端（隐白），与足太阴脾经相接。

● **该经主治**

（1）胃下垂、肠麻痹、胃肠神经官能症等。

（2）头面五官疾病，如头痛、牙痛、面神经麻痹、腮腺炎等。

（3）经脉所过部位的疾病，如胸痛、膝关节痛、下肢痿痹、偏瘫等。

（4）其他疾病，如神经衰竭、身体虚弱、乳腺炎等。

足阳明胃经图解

足阳明胃经歌谣

三足阳明是胃经,起于头面向下行。
承泣眼眶边缘下,四白目下一寸勻。
巨髎鼻旁直瞳子,地仓吻旁四分寒。
大迎颔前寸三陷,颊车耳下曲颊临。
下关耳前扪动脉,头维四五傍神庭。
人迎结喉旁寸五,水突突下大筋凭。
直下气舍平天突,缺盆锁骨陷凹寻。
气户锁下一肋上,相去中行四寸平。
库房屋翳膺窗接,都隔一肋乳中停。
乳根乳下一肋处,胸部诸穴君顺明。
不容巨阙旁二寸,其下承满与梁门。
关门太乙滑肉门,天枢脐旁二寸平。
外陵大巨水道穴,归来气冲曲骨临。
诸穴相隔皆一寸,俱距中行二寸程。
髀关膝上交分取,伏兔膝上起肉形。
阴市膝上方三寸,梁丘膝上二寸呈。
膝外下陷是犊鼻,膝下三寸三里迎。
膝下六寸上巨虚,膝下八寸条口行。
再下一寸下巨虚,踝上八寸丰隆盈。
解溪跗上系鞋处,冲阳跗上五寸明。
陷骨庭后二寸取,次趾外侧是内庭。
厉兑次趾外甲角,四十五穴顺记清。

奇经八脉　足阳明胃经

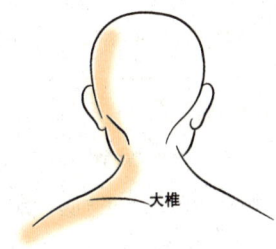

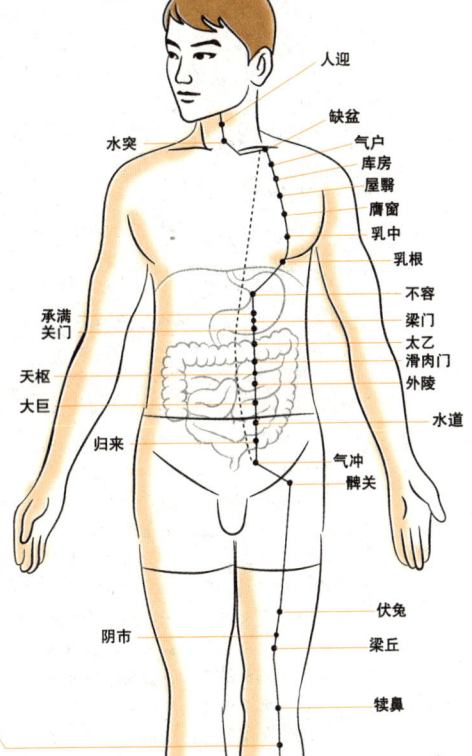

足三里：本穴为全身性强壮要穴,可健脾胃、助消化、益气增力、提高人体免疫机能和抗病机能。

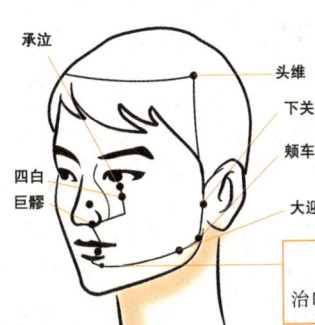

地仓：本穴能疏风通络,可防治口眼歪斜、流涎、眼睑瞤动等症。

131

5 足太阴脾经

下肢内侧向上循，隐白大趾内甲角

脾足太阴之经脉，主要分布于胸腹和下肢内侧前缘。

● **经脉循行**

经脉体表循行起于足大趾内侧末端，行于小腿内面前侧，经小腿中央、大腿内面前侧到达腹、胸前外侧。从足走向胸，计21穴，左右共计42穴。

起于足大趾末端（隐白），沿着大趾内侧赤白肉际，过大趾本节后半圆骨，上行至内踝前，再上腿肚，沿胫骨后交出足厥阴经之前，经膝、股部内侧前缘入腹，属脾，络胃，过横膈上行，挟食管两旁，连系舌根，分散于舌下。

胃部的支脉：向上再通过横膈，流注于心中，与手少阴心经相接。

● **该经主治**

（1）消化系统疾病，如消化不良、肠麻痹、腹泻、便秘、胃肠功能紊乱等。

（2）泌尿生殖系统的疾病，如月经不调、闭经、痛经、难产、盆腔炎、前列腺炎、遗精、阳痿等。

（3）经脉所经部位的疾病，如下肢瘫痪、风湿性关节炎等。

足太阴脾经歌谣

四是脾经足太阴，下肢内侧向上循。
隐白大趾内甲角，大都节前陷中寻。
太白核骨白肉际，节后一寸公孙明。
商丘踝前陷中线，踝上三寸三阴交。
踝商六寸漏谷是，膝下五寸地机朝。
膝内辅下阴陵泉，血海膝髌上内廉。
箕门鱼腹大筋内，冲门耻骨上边缘。
冲上七分求府舍，再上三寸腹结连。
结上一寸大横穴，适当脐旁四寸骈。
腹哀建里旁四寸，中庭旁六食窦全。
天溪胸乡周荣上，每隔一肋陷中泅。
大包腋下方六寸，上直渊腋三寸悬。

足太阴脾经上的保健穴

A 三阴交	此穴对增强腹腔诸脏器，特别是生殖系统的健康，有重要作用。能防治肠鸣腹胀、泄泻、月经不调、带下、阳痿遗精、遗尿、失眠、疝气、不孕等。
B 血海	本穴调和气血，祛风胜湿，可防治月经不调、崩漏、经闭、湿疹、膝关节痛。

极泉腋窝动脉牵，青灵肘上三寸览

手少阴心经

心手少阴之经脉，主要分布于上肢内侧后缘。

● 经脉循行

经脉体表循行从腋下始，行于上肢内面尺侧，到达小指桡侧末端。从胸走向手计9穴，左右共计18穴。起于心中，出属于"心系"（心与其他脏器相联系的部位），过横膈，下络小肠。

"心系"向上之脉：挟着食道上行，系于目（指眼球与脑相联系的脉络）。

"心系"直行之脉：上行于肺部，横出于腋窝（极泉），沿上臂内侧后缘、肱二头肌内侧沟，至肘窝内侧，沿前臂内侧后缘、尺侧腕屈肌腱之侧，到掌后豌豆骨部，入掌，经小指桡侧至末端（少冲），与手太阳小肠经相接。

● 该经主治

（1）心血管疾病，如心动过速、心动过缓、心绞痛等。

（2）神经精神疾病，如神经衰弱、癔病、精神分裂症、癫痫等。

（3）经脉所经部位的疾病，如肋痛、肘臂痛等。

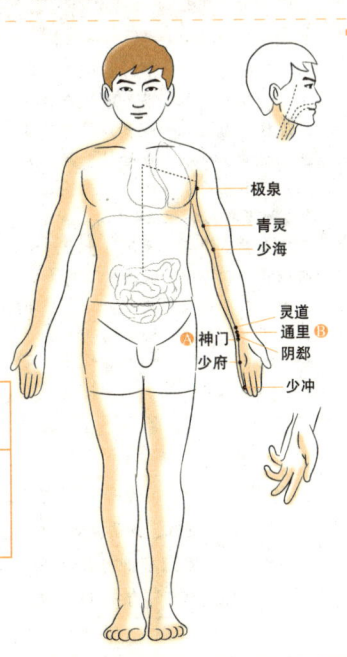

手少阴心经歌谣
五是心经手少阴，极泉腋窝动脉牵。 青灵肘上三寸览，少海肘后五分连。 灵道长后一寸半，通里腕后一寸间。 阴郄去腕五分是，神门锐骨端内缘。 少府小指本节后，少冲小指内侧边。

手少阴心经上的保健穴

A 神门	本穴能养心安神，可防治心痛、心烦、健忘、失眠、惊悸、怔忡、癫狂。
B 通里	本穴安神宁心、通窍活络，对心痛、心悸怔忡、咽喉肿痛、暴暗、舌强不语、失眠、腕臂痛有较好的防治作用。

我们体内的奇经八脉

6

奇经八脉 手少阴心经

7 手太阳小肠经

臂外后缘尺内详，少泽小指外甲角

小肠手太阳之经脉，主要分布于上肢外侧后缘。

● 经脉循行

经脉体表循行起于小指尺侧末端，行于上肢尺侧，经肩胛、颈、目下到达耳前。从手走向头，计19穴，左右共计38穴。

起于手小指尺侧端（少泽），沿手背尺侧至腕部，出于尺骨茎突，直上前臂外侧尺骨后缘，经尺骨鹰嘴与肱骨内上髁之间，循上臂外侧后缘出肩关节，绕行肩胛部，交会于大椎穴（督脉），入缺盆络于心脏，沿食管过横膈，过胃属小肠。

缺盆部支脉：沿颈部上面颊，至目外眦，转入耳中（听宫）。

颊部支脉：上行目眶下，抵于鼻旁，至目内眦（睛明），与足太阳膀胱经相接。

● 该经主治

（1）头面五官疾病，如耳聋、中耳炎、腮腺炎、扁桃体炎、目疾等。
（2）经脉所经部位的疾病，如肩背疼痛、肘臂疼痛等。

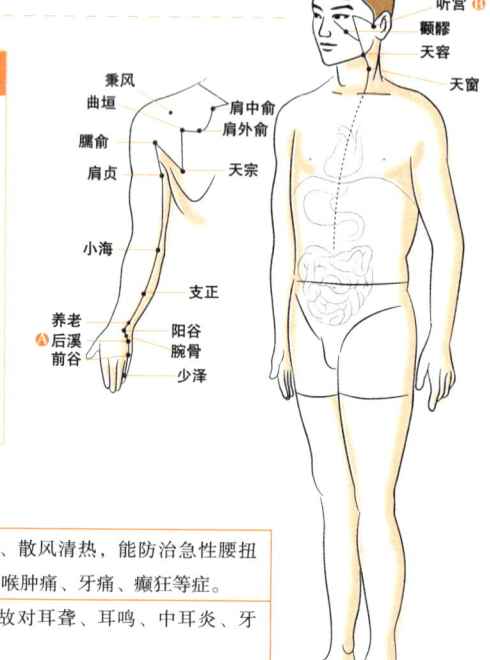

手太阳小肠经歌谣
六小肠经手太阳，臂外后缘尺内详。 少泽小指外甲角，前谷泽后节前扬。 后溪握拳节后取，腕骨腕前骨陷当。 阳谷锐骨下陷取，养老转手髁空藏。 支正腕后上五寸，小海肘内纹头裹。 肩贞胛下两筋解，臑俞臑后骨下方。 天宗大骨下陷取，秉风胛上骨边量。 曲垣胛上曲胛陷，陶道傍三外俞章。 大椎旁二中俞穴，天窗扶后大筋厢。 天容耳下曲颊后，颧髎面颊下廉乡。 听宫二穴归何处，耳小瓣前陷中央。

手太阳小肠经上的保健穴

Ⓐ 后溪	本穴宁心安神、舒筋活络、散风清热，能防治急性腰扭伤、落枕、头项强痛、耳痛、咽喉肿痛、牙痛、癫狂等症。
Ⓑ 听宫	本穴宁神志、宣通耳窍，故对耳聋、耳鸣、中耳炎、牙痛、癫狂等有较好的防治作用。

目内眦角是睛明，眉头陷中攒竹取

足太阳膀胱经

膀胱足太阳之经脉，主要分布于腰背部及下肢外侧后缘。

● 经脉循行

经脉体表循行起于目内眦，经头顶、颈部行于脊柱两侧，至下肢外侧后面，过外踝，到达足小趾外侧。从头走向足，计67穴，左右共计134穴。

起于目内眦，上额交会于巅顶（百会）。

巅顶部支脉：从头顶到颞颥部。

巅顶部直行的脉：从头顶入里联络于脑，回出分开下行项后，沿肩胛部内侧，挟脊柱，到达腰部，从脊旁肌肉进入体腔联络肾脏，属于膀胱。

腰部支脉：向下通过臀部，进入腘窝内。

后项部支脉：通过肩胛骨内缘直下，经过臀部下行，沿大腿后外侧与腰部下来的支脉会合于腘窝中。从此向下，出于外踝后，第五跖骨粗隆，至小趾外侧端（至阴），与足少阴经相接。

● 该经主治

（1）呼吸系统疾病，如感冒、肺炎、支气管炎、肺结核等。

（2）心血管系统疾病，如心动过速、心动过缓、心绞痛等。

（3）消化系统疾病，如肠炎、痢疾、胃炎、消化不良、溃疡病、胃下垂、胆绞痛、胆囊炎、肝炎等。

（4）泌尿生殖系统疾病，如遗精、遗尿、阳痿、闭经、痛经、月经不调、肾炎、肾绞痛、盆腔炎、胎位不正、难产等。

（5）其他疾病，如癔病、神经衰弱、脱肛、痔疮等。

（6）经脉所经部位的疾病，如头痛、眼痛、颈背痛、腰痛、坐骨神经痛、瘫痪、风湿性关节炎等。

足太阳膀胱经图解

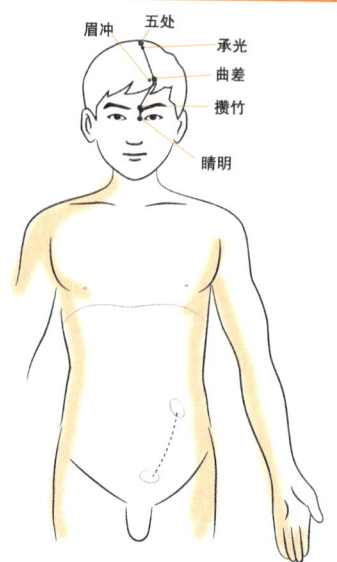
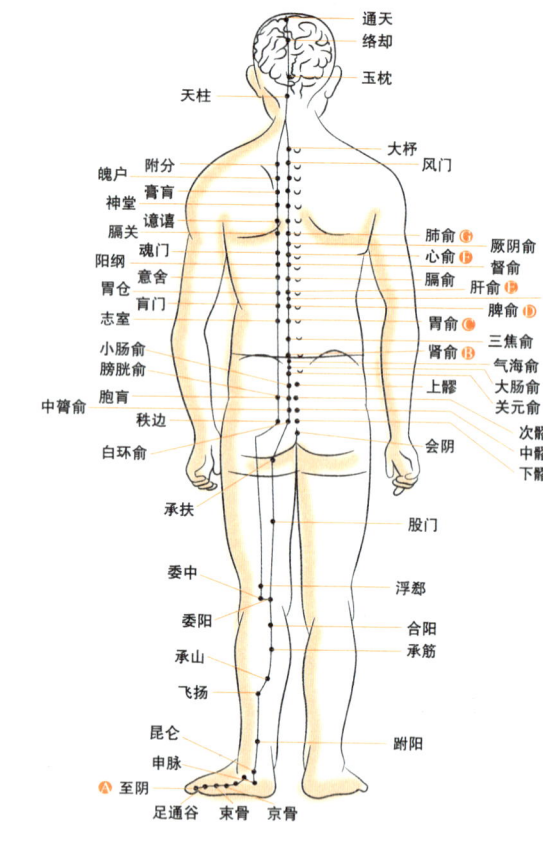

足太阳膀胱经歌谣

七足太阳膀胱经，目内眦角是睛明。
眉头陷中攒竹取，眉冲直上傍神庭。
曲差庭旁一寸半，五处直后上星平。
承光通天络却穴，后行俱是寸半程。
玉枕脑户旁寸三，入发三寸枕骨凭。
天柱项后大筋外，再下脊旁寸半循。
第一大杼二风门，三椎肺俞四厥阴。
心五督六膈俞七，九肝十胆仔细寻。
十一脾俞十二胃，十三三焦十四肾。
气海十五大肠六，七八关元小肠分。
十九膀胱廿中膂，廿一椎旁白环生。
上次中下四髎穴，荐骨两旁骨陷盈。
尾骨之旁会阴尔，第二侧线再细详。
以下夹脊开三寸，二三附分魄户当。
四椎膏肓神堂五，六譩譆七膈关藏。
第九魂门阳纲十，十一意舍二胃仓。
十三肓门四志室，十九胞肓廿秩边。
承扶臀下横纹取，殷门扶下六寸当。
委阳腘窝沿外侧，浮郄委阳一寸上。
委中膝腘纹中处，纹下二寸寻合阳。
承筋合下腓肠中，承山腨下分肉藏。
飞扬外踝上七寸，跗阳踝上三寸量。
昆仑外踝骨后陷，仆参跟下骨陷方。
踝下五分申脉是，墟后申前金门乡。
大骨外侧寻京骨，小趾本节束骨良。
通谷节前陷中好，至阴小趾外角巧。
六十七穴分三段，头后中外穴第找。

足太阳膀胱经上的保健穴

Ⓐ 至阴	本穴之能清头目、通血脉、理气机，对头痛目眩、鼻塞、胎位不正有防治作用。
Ⓑ 肾俞	本穴有补肾益精、壮腰利湿作用，对阳痿、遗精、月经不调、耳鸣耳聋、水肿、腰痛有较好防治作用。
Ⓒ 胃俞	本穴和胃理气、化湿消滞、是增强后天之本——胃气的保健穴，对胃痛纳少、腹胀肠鸣、呕吐、脾胃虚弱疗效较好。
Ⓓ 脾俞	本穴是人体气血化生之源——脾的保健穴，功能为健脾利湿和胃降逆，能防治肢体乏力、背痛、腹胀腹泻等症。
Ⓔ 肝俞	本穴是肝的保健穴，能舒肝利胆、养血明目。
Ⓕ 心俞	本穴宁心安神、宽胸止痛，是心的常用保健穴，对心痛、心烦、惊悸、健忘、胸闷、梦遗、盗汗、癫狂有较好防治作用。不宜深刺，可斜刺。
Ⓖ 肺俞	本穴是肺的保健穴。可宣肺、平喘、理气，对肺功能失调引起的病症有防治作用。

内侧后缘足走腹，足心凹陷是涌泉
足少阴肾经

肾足少阴之经脉，主要分布于下肢内侧后缘及胸腹部。

● 经脉循行

经脉体表循行起于足小趾下，从足心行于下肢内面后侧，到达腹胸内侧。从足走向胸，计27穴，左右共计54穴。

起于足小趾下，斜走足心（涌泉），出于舟骨粗隆下，沿内踝后，进入足跟，再向上行于腿肚内侧，出于腘窝内侧半腱肌与半膜肌之间，上经大腿内侧后缘，通向脊柱，属于肾脏，联络膀胱，还出于前（中极，属任脉），沿腹中线旁开0.5寸、胸中线旁开2寸，到达锁骨下缘（俞府）。

肾脏直行之脉：向上通过肝和横膈，进入肺中，沿着喉咙，挟于舌根两侧。

肺部支脉：从肺出来，联络心脏，流注胸中，与手厥阴心包经相接。

● 该经主治

（1）泌尿生殖系统疾病，如阳痿、遗精、尿潴留、睾丸炎、痛经、胎位不正、肾炎等。

（2）五官疾病，如耳聋、耳鸣、牙痛等。

（3）其他疾病，如休克、中暑、中风等。

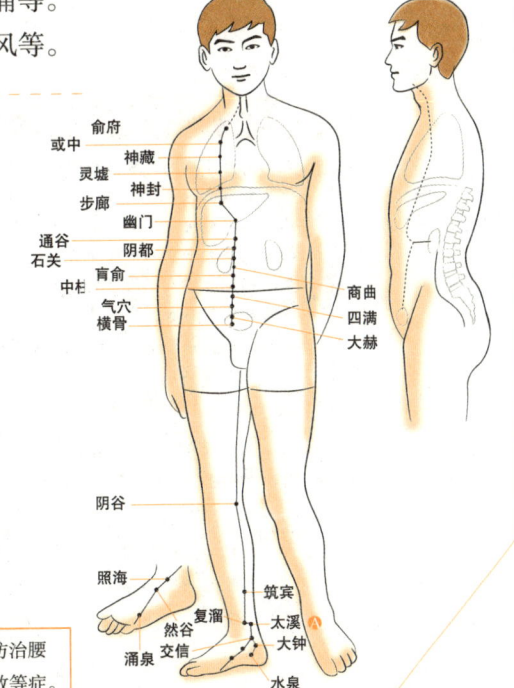

足少阴肾经歌谣
八足少阴肾经属，内侧后缘足走腹。 足心凹陷是涌泉，大骨之下取然谷。 太溪内踝后陷中，照海踝下四分逐。 水泉跟下内侧边，大钟溪泉踵筋间。 复溜踝上二寸取，交信溜前五分骈。 踝上五寸寻筑宾，阴谷溪内两筋安。 上从中行开半寸，横骨平取曲骨沿。 大赫气穴并四满，中注肓俞亦相率。 商曲又凭下脘取，后关阳都通谷言。 幽门适当巨阙侧，诸穴相距一寸连。 再从中行开二寸，六穴均在肋间隙。 步廊却近中庭内，神风灵墟神藏兼。 或中俞府平璇玑，相隔一肋仔细研。

足少阴肾经上的保健穴

🅰 **太溪** 能壮腰健骨、益肾，是较常用的保健穴。可防治腰痛、月经不调、阳痿、遗精、失眠、小便频数等症。

10 手厥阴心包经

臂内中线诸穴匀，天池乳后旁一寸

心包手厥阴之经脉，主要分布于上肢内侧中线。

● 经脉循行

经脉体表循行从乳头外侧经胸，行于上肢内侧当中，到达中指末端。从胸走向手，计9穴，左右共计18穴。

起于胸中，出属心包络，向下通过横膈，从胸至腹，依次联络上、中、下三焦。

胸部支脉：沿着胸中，出于胁部，至腋下3寸处（天池），上行抵腋窝中，沿上臂内侧正中，行于手太阴和手少阴之间，进入肘窝中，向下行于前臂掌长肌腱与桡侧腕屈肌腱之间，进入掌中，沿着中指到指端（中冲）。

掌中支脉：从劳宫分出，沿着无名指尺侧到指端，与手少阳三焦经相接。

● 该经主治

（1）心血管疾病，如心动过速、心动过缓、心绞痛以及神经官能症等。
（2）精神、神经疾病，如精神分裂症、神经衰弱、癔病等。
（3）其他疾病，如胸闷、胃痛、呕吐、肘臂痛、掌心热等。

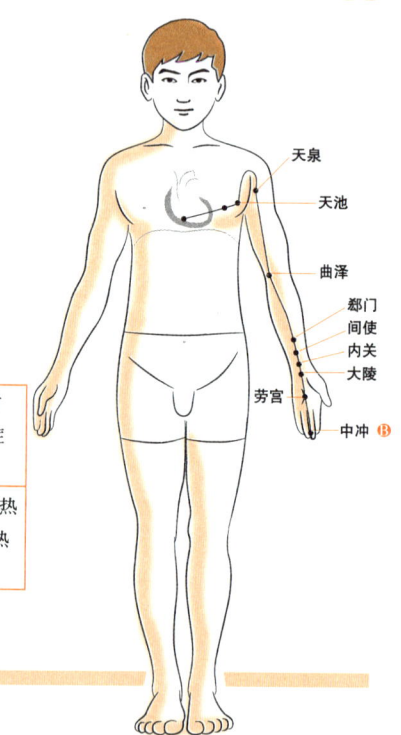

手厥阴心包经歌谣

九心包经手厥阴，臂内中线诸穴匀。
天池乳后旁一寸，天泉腋下二寸循。
曲泽肘内横纹上，郄门去腕五寸寻。
间使腕后方三寸，内关掌后二寸停。
掌后横纹大陵在，两骨之间陷中扪。
劳宫屈指掌心取，中指末端中冲生。

手厥阴心包经上的保健穴

Ⓐ 内关	本穴宽胸安神、和胃止痛、降逆止呕，对心痛、失眠、胸闷、心悸等诸多心经病症皆有较好的防治作用。
Ⓑ 中冲	本穴是常用的急救穴之一。能清心开窍，退热苏厥，对中风昏迷、舌强不语、心胸烦闷、热病中暑、小儿惊厥有一定的效果。

臂外中线头侧绕，关冲无名指甲外
手少阳三焦经

三焦手少阳之经脉，主要分布于上肢外侧中线。

● 经脉循行

经脉体表循行起于手无名指尺侧末端，行于上肢外侧当中，经肩上、颈部、耳后到达眉梢。从手走向头，计23穴，左右共计46穴。

起于无名指尺侧端（关冲），向上出于手背第四、五掌骨之间，沿着腕背，出于前臂伸侧尺、桡骨之间，向上通过肘尖、上臂外侧三角肌后缘，上达肩部，交出于足少阳经的后面，向前进入缺盆，分布于胸中，联络心包，向下通过横膈，从胸至腹，属于上、中、下三焦。

胸中支脉：从胸上出缺盆，上直项部，沿耳后直上，出于耳上到额角，再屈而下行至面颊，到达目眶下。

耳部支脉：从耳后入耳中，出走耳前，与前脉交叉于面颊部，到达目外眦，与足少阳胆经相接。

● 该经主治

头面五官疾病，如偏头痛、面神经麻痹、耳鸣、腮腺炎、咽炎、颈部淋巴结肿大等。经脉所经部位疾病，如颈项痛、肩背痛、肘臂痛、手背肿痛等。

手少阳三焦经歌谣

十手少阳属三焦，臂外中线头侧绕。
关冲无名指甲外，液门节前指缝邀。
中渚液门上一寸，阳池腕表横纹遭。
腕后二寸取外关，支沟腕后三寸安。
会宗沟外横纹遭。三阳络在四寸间。
肘前三寸称四渎，肘后一寸天井酌。
肘后二寸清冷渊，渊臑之间取消泺。
臑会肩端下三寸，肩髎后一肩髎寻。
天髎肩井后一寸，天牖容后完下扣。
耳重后陷翳风讨，一契脉耳后青络找。
颅息亦在青络上，角孙耳上发际标。
耳门耳前缺陷处，和髎耳前锐发交。
欲知丝竹空何在，眼眶外缘上眉梢。

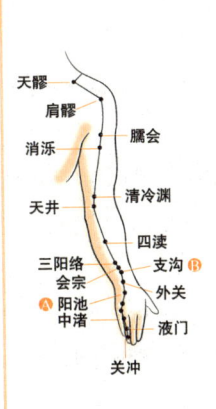

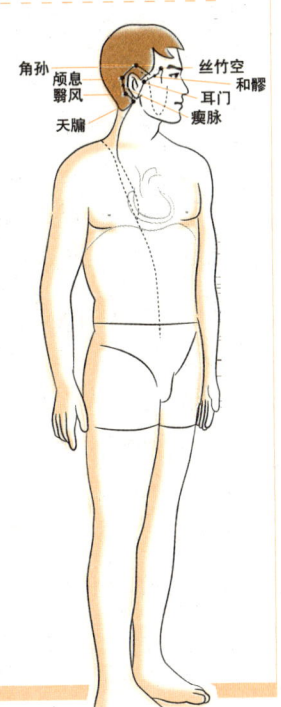

手少阳三焦经上的保健穴

Ⓐ 阳池	本穴能舒筋、通络、解热，有较好的保健作用，对肩臂痛、腕痛、扁桃体炎防治效果较好。
Ⓑ 支沟	本穴能理气解郁，疏通腑气，通经络，能较好地防治便秘、胁肋痛、耳鸣耳聋。

奇经八脉 12

从头走足行身旁，外眦五分瞳子髎

足少阳胆经

> 胆足少阳之经脉，主要分布于下肢外侧中线、侧胸腹及侧头面。

● 经脉循行

经脉体表循行起于目外眦，行于头顶，头顶外侧，顶部经胸、腰侧面至下肢外侧正中，到达四肢外末端。从头走向足，计44穴，左右共计88穴。

起于目外眦（瞳子髎），向上到额角返回下行至耳后，沿颈部向后交会大椎穴，再向前入缺盆部入胸过膈，联络肝脏，属胆，沿胁肋部出于腹股沟，经外阴毛际，横行入髋关节（环跳）。

耳部支脉：从耳后入耳中，出走耳前，到目外眦处后向下经颊部会合前脉于缺盆部。经季肋和前脉会于髋关节后，再向下沿大腿外侧，行于足阳明经和足太阴经之间，经腓骨前直下到外踝前，进入足第四趾外侧（足窍阴）。

足背部支脉：从足临泣处分出，沿第一、二跖骨之间，至大趾端（大敦）与足厥阴经相接。

● 该经主治

（1）肝胆疾病，如胆绞痛、慢性胆囊炎、急慢性肝炎等。

（2）头面五官疾病，如偏头痛、眼痛、颈项痛、牙痛、面神经麻痹、耳鸣等。

（3）经脉所经部位的疾病，如胁痛、髋关节痛、膝关节痛等。

● 常用腧穴

瞳子髎、听会、上关、颔厌、悬颅、悬厘、曲鬓、率谷、天冲、浮白、头窍阴、完骨、本神、阳白、头临泣、目窗、正营、承灵、脑空、风池、肩井、渊腋、辄筋、日月、京门、带脉、五枢、维道、环跳、风市、中渎、膝阳关、阳陵泉、阳交、外丘、光明、阳辅、悬钟、丘墟、足临泣、地五会、侠溪、足窍阴。

足少阳胆经图解

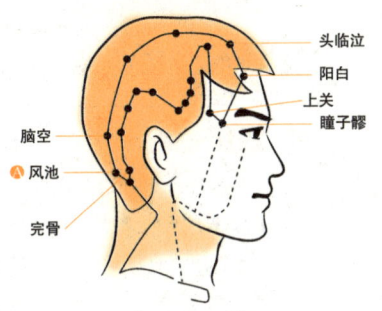

足少阳胆经歌谣

十一胆经足少阳，从头走足行身旁。
外眦五分瞳子髎，听会耳前珠陷详。
上关上行一寸是，内斜曲角颔厌当。
悬颅悬厘近头维，相距半寸君勿忘。
曲鬓耳前发际标，入发寸半率谷交。
天冲率后斜五分，浮白冲下一寸绕。
窍阴穴在枕骨上，完骨耳后发际好。
本神神庭三寸旁，阳白眉上一寸量。
入发五分头临泣，庭维之间取之良。
目窗正营及承灵，相距寸半脑空绍。
风池耳后发际陷，颅底筋外有陷凹。
肩井缺盆上寸半，渊腋腋下三寸从。
辄筋腋前横一寸，日月乳下三肋逢。
京门十二肋骨端，带脉髂上腰间现。
五枢髂上上棘前，略下五分维道见。
居髎维后斜三寸，环跳髀枢陷中间。
风市垂手中指等，中渎膝上丘寸陈。
阳关陵上膝髌外，腓骨头前阳陵泉。
阳交外踝上七寸，外丘踝上七寸云。
二穴相平堪比较，交前丘后距五分。
光明踝五阳辅四，踝上三寸悬钟寻。
踝前陷中丘墟闻，临泣四趾本节扪。
临下五分地五会，本节之前侠溪匀。
四趾外端足窍阴，四十四穴仔细吟。

足少阳胆经上的保健穴

Ⓐ 风池	聪耳明目、醒脑开窍、疏风解热，对神经衰弱、落枕、目赤痛、中风、耳鸣等症均有一定防治作用。
Ⓑ 环跳	有较强的通经活络作用，对腰胯腿痛、中风偏瘫、风寒湿痹、坐骨神经痛、下肢麻痹诸症均有一定防治作用。

奇经八脉　足少阳胆经

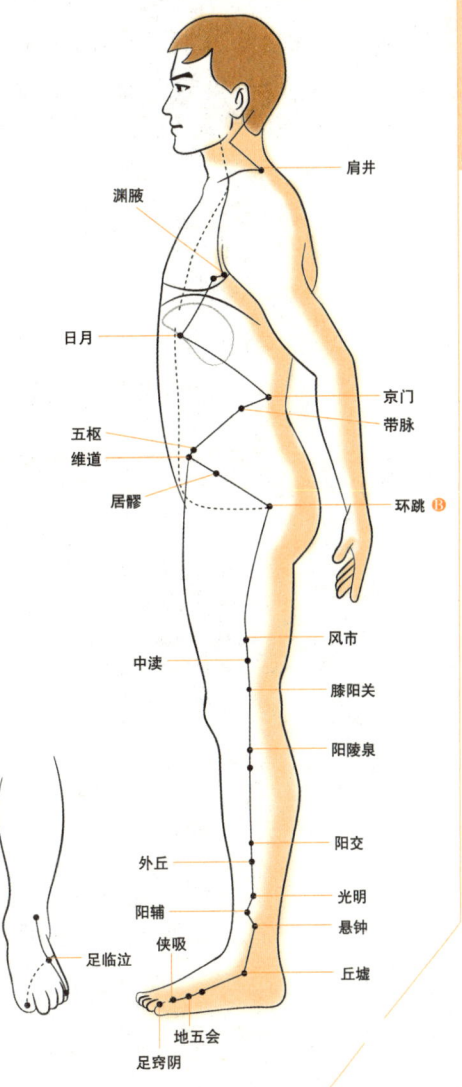

奇经八脉 13

前内侧线穴细分，大敦拇趾三分处

足厥阴肝经

肝足厥阴之经脉，主要分布于下肢内侧中线及侧胸腹。

● 经脉循行

经脉体表循行起于足拇趾末节外侧，行于小腿内侧经大腿内面中央至前阴部到达胁下。从足走向腹，计14穴，左右共计28穴。

起于足大趾上毫毛部（大敦），经内踝前向上至内踝上8寸外处交出于足太阴经之后，上行沿股内侧，进入阴毛中，绕阴器，上达小腹，挟胃旁，属肝络胆，过膈，分布于胁肋，沿喉咙后面，向上入鼻咽部，连接于"目系"（眼球连系于脑的部位），上出于前额，与督脉会合于巅顶。

"目系"支脉：下行颊里，环绕唇内。

肝部支脉：从肝分出，过膈，向上流注于肺，与手太阴肺经相接。

● 该经主治

（1）泌尿生殖系统疾病，如痛经、睾丸炎、膀胱炎、前列腺炎、疝气痛等。

（2）肝胆疾病，如急慢性肝炎、胆囊炎、胆囊肝脾肿大等。

（3）其他疾病，如头顶痛、眩晕、癫痫等。

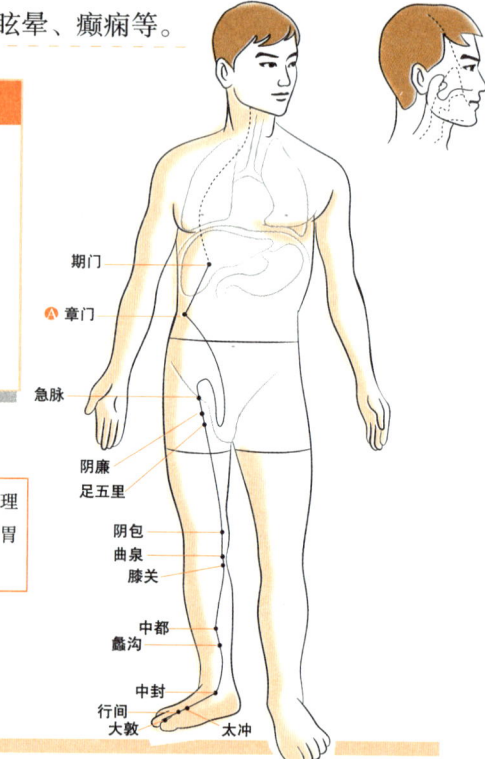

足厥阴肝经歌谣
十二肝经足厥阴，前内侧线穴细分。 大敦拇趾三分处，行间大次趾缝寻。 太冲本节后寸半，踝前一寸中封停。 踝上五寸蠡沟是，中都踝上七寸循。 膝关犊鼻下二寸，曲泉曲膝尽横纹。 阴包膝上方四寸，五里股里内动脉。 阴廉恰在鼠溪下，急脉阴旁二五真。 十一肋端章门是，乳下二肋寻期门。

足厥阴肝经上的保健穴

Ⓐ 章门	本穴既可健脾、胃，又能疏肝理气、活血化瘀，可治疗腹胀、胃脘痛、胁痛、呕吐等症。

"别道奇行"的特殊通道
奇经八脉

奇经八脉即别道奇行的经脉，包括督脉、任脉、冲脉、带脉、阴维脉、阳维脉、阴跷脉、阳跷脉共8条。

奇经八脉是十二经脉之外别道奇行的特殊通路，既不直属脏腑，又无表里相配，为任、督、冲、带、阴维、阳维、阴跷、阳跷的总称，主要是沟通十二经脉之间的联系，并对十二经脉的气血有蓄积和渗灌的调节作用。奇经八脉的分布部位与十二经脉纵横交互，八脉中的督脉、任脉、冲脉皆起于胞中，同出于会阴。其中督脉行于背正中线；任脉行于前正中线；冲脉行于腹部会于足少阴经。奇经中的带脉横行于腰部，阳跷脉行于下肢外侧及肩、头部；阴跷脉行于下肢内侧及眼；阳维脉行于下肢外侧、肩和头项；阴维脉行于下肢内侧、腹和颈部。

● **奇经八脉的作用**

（1）沟通了十二经脉之间的联系，将部位相近、功能相似的经脉联系起来，起到统摄有关经脉气血，协调阴阳的作用。

（2）对十二经脉气血有着蓄积和渗灌的调节作用。奇经八脉犹如湖泊水库，而十二经脉之气则犹如江河之水。

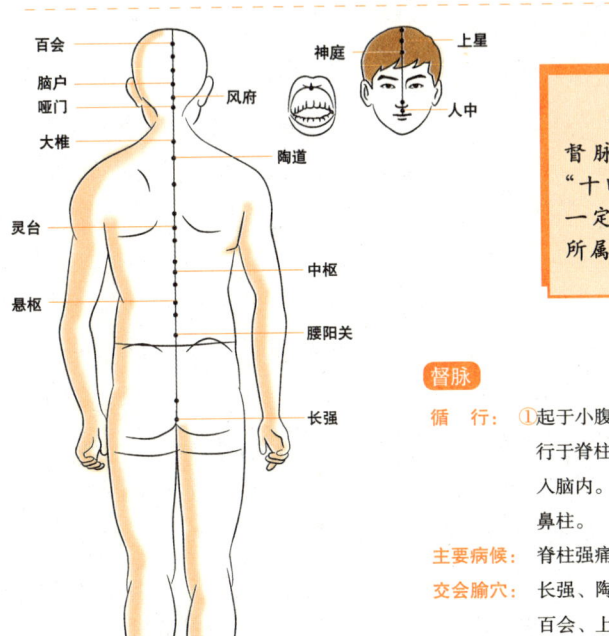

奇经八脉中的任脉和督脉，与十二经合称为"十四经"。十四经均具有一定的循行路线、病候和所属腧穴。

督脉

循　行：①起于小腹内，下出于会阴部，向后行于脊柱的内部，上达项后风府，进入脑内。②上行巅顶，沿前额下行至鼻柱。

主要病候：脊柱强痛，角弓反张等症。

交会腧穴：长强、陶道、大椎、哑门、风府、脑户、百会、上星、神庭。

奇经八脉图解

带脉

循　行：①起于季胁部的下面，斜向下行到带脉、五枢、维道穴。②横行绕身一周。
主要病候：腹满，腰部觉冷如坐水中。
交会腧穴：带脉、五枢、维道。

任脉

循　行：①起于小腹内，下出会阴部，②向上行于阴毛部。③沿着腹内，向上经过关元等穴。④到达咽喉部。⑤再上行环绕口唇，经过面部，进入目眶下（承泣穴属足阳明胃经）。
主要病候：疝气，带下，腹中结块等症。
交会腧穴：会阴、曲骨、中极、关元、阴交、下脘、中脘、上脘、天突、廉泉、承浆。

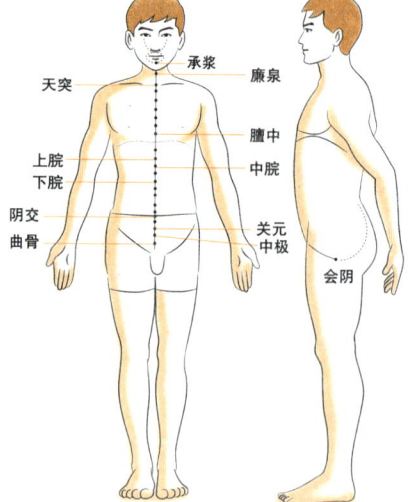

冲脉

循　行：①起于小腹内，下出于会阴部。②向上行于脊柱内。③其外行者经气冲与足少阴经交会。④沿腹部两侧上达咽喉，环绕口唇。
主要病候：腹部气逆等症。
交会腧穴：会阴、阴交、气冲、横骨、大赫、气穴、四满、中注、肓俞、商曲、石关、阴都、通谷、幽门。

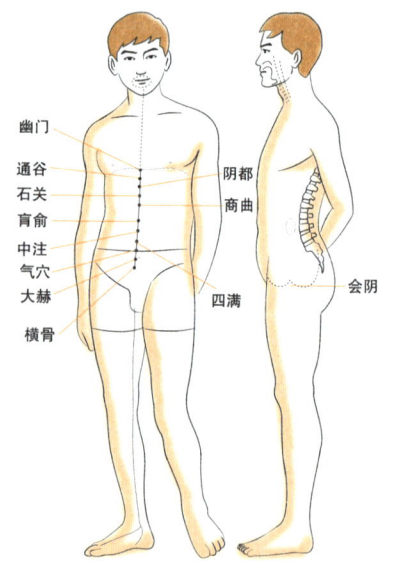

奇经八脉图解

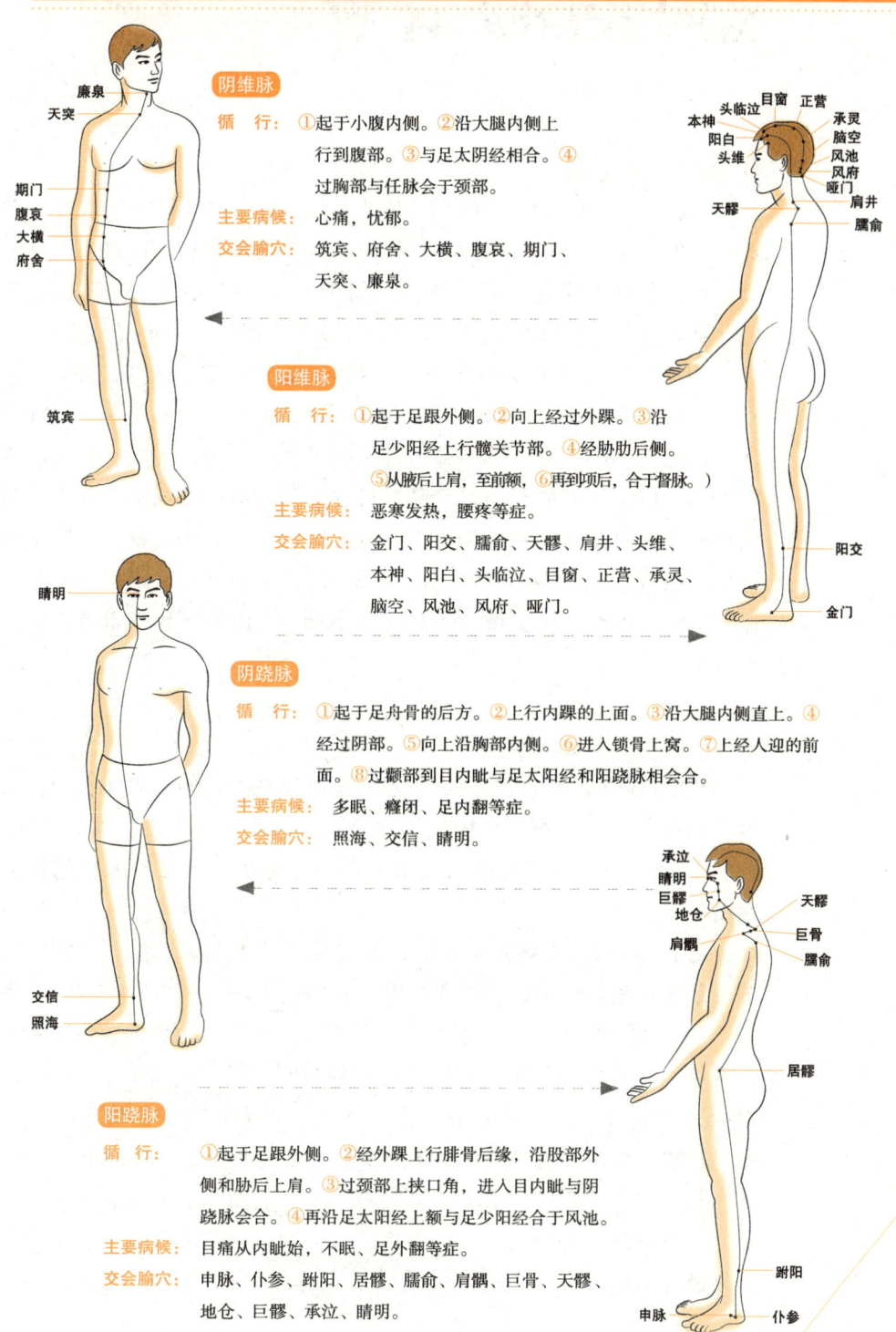

阴维脉

循　行：①起于小腹内侧。②沿大腿内侧上行到腹部。③与足太阴经相合。④过胸部与任脉会于颈部。

主要病候：心痛、忧郁。

交会腧穴：筑宾、府舍、大横、腹哀、期门、天突、廉泉。

阳维脉

循　行：①起于足跟外侧。②向上经过外踝。③沿足少阳经上行髋关节部。④经胁肋后侧。⑤从腋后上肩，至前额，⑥再到项后，合于督脉。

主要病候：恶寒发热，腰疼等症。

交会腧穴：金门、阳交、臑俞、天髎、肩井、头维、本神、阳白、头临泣、目窗、正营、承灵、脑空、风池、风府、哑门。

阴跷脉

循　行：①起于足舟骨的后方。②上行内踝的上面。③沿大腿内侧直上。④经过阴部。⑤向上沿胸部内侧。⑥进入锁骨上窝。⑦上经人迎的前面。⑧过颧部到目内眦与足太阳经和阳跷脉相会合。

主要病候：多眠、癃闭、足内翻等症。

交会腧穴：照海、交信、睛明。

阳跷脉

循　行：①起于足跟外侧。②经外踝上行腓骨后缘，沿股部外侧和胁后上肩。③过颈部上挟口角，进入目内眦与阴跷脉会合。④再沿足太阳经上额与足少阳经合于风池。

主要病候：目痛从内眦始，不眠、足外翻等症。

交会腧穴：申脉、仆参、跗阳、居髎、臑俞、肩髃、巨骨、天髎、地仓、巨髎、承泣、睛明。

145

《内经图》详解

千年珍藏，秘不授人

● 关于《内经图》

《内经图》或称《内景图》，是北宗气功、小周天功法的秘要，其要求气发丹田，使任督两脉连接周流运行，循环不息，以维持人体阴阳平衡，使气经常环绕各大穴道，周流全身，布满脑、神经、血管、内分泌等各系统，以产生按摩作用。以此祛病强身，延年益寿。

《内经图》是依照人体经络穴位而绘成，主要源于《内经》的人体经络穴位原理。《内经图》将《内经》中所汲及的对人体生理、病理的认识，对人体心、肝、脾、肺、肾五脏与胆、小肠、大肠、膀胱、胃等六腑，以及任督脉与十二经脉循行的生理功能、解剖关系与相互间关系按道家丹经理论进行诠释，并将人体视为一个小天地，不断加以神化。而且不同时期的继承者，又都会以抽象的谜词、隐语各自命名比喻，使《内经图》更增加了它的神秘感，而成为历代学者潜心研究的对象。

● 《内经图》与《内经》

我们从《内经图》的内容来看，它所展现给我们的人体脏腑经络生理与解剖部位，都与《内经》健康长寿、养生养性理论关系密切。但从对人体脏腑生理功能的重新命名与界定来看，其道家思想更为突出。

《内经》的养生理论与方法，与道家长生不老的思想、习练方法等关系十分密切。道家养生思想源于《内经》与中药典籍《神农本草经》。不过道家关于健康、长寿的思想在一定程度上也影响了中医药学的发展。如《内经·素问》开卷就是黄帝问天师曰："余闻上古之人，春秋皆度百岁，而动作不衰；今时之人，年半百而动作皆衰者，何也？"岐伯对曰："上古之人，其知道者，法于阴阳，和于术数……而尽终其天年，度百岁乃去。""夫道者，能却老而全形。""故能寿敝天地，无有终时。"《神农本草经》将药分为上、中、下三品，上品多述服之轻身延年。

揭示性功和命功的修持方法（1）

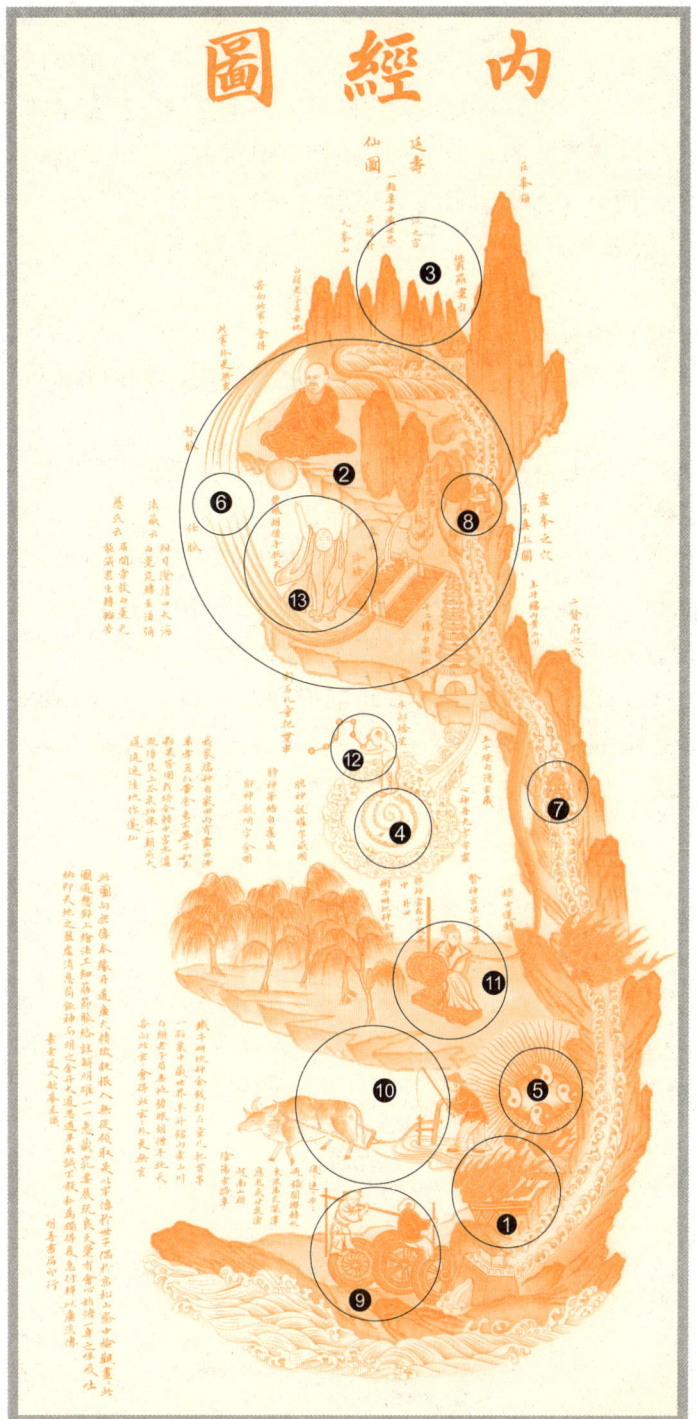

《内经图》是道家养生方法图示。它描绘了在人体之内，如何修炼"精气神"的途径和方法。它以不同人物的各式动作配合景物的变化来喻示人体不同部位的功能与属性，同时配以精妙的诗句，吟咏修真的重点。比如图中流水代表人体"精气"运化的渠道；"城门、桥梁、重楼"则代表精气要经过的关窍。极其生动地将人体内的气血循环形象地展现出来，使后人可以按图索骥，一目了然。它可以说是我国底蕴深厚的古文化中不可思议的智慧结晶，实属稀世之瑰宝。

奇经八脉 《内经图》详解

① 尾闾关
② 神庭
③ 上丹田
④ 中丹田
⑤ 下丹田
⑥ 任督二脉
⑦ 夹脊关
⑧ 玉京关
⑨ 阴阳玄踏车
⑩ 铁牛耕地种金钱
⑪ 织女运转
⑫ 刻石儿童把贯串
⑬ 碧眼胡僧手托天

另外，古代著名中医学家，如晋代葛洪、梁代陶弘景、唐代孙思邈、明代李时珍等，他们既是伟大的医学家，也是精通道家学理对道家养生养性颇有研究的大学问家。他们不但对中医学的发展做出过重大贡献，而且在融道家养生养性思想与方法于中医学方面，也做出了不可磨灭的贡献。

● 道家养生与《内经图》

道家追求健康、延年益寿的思想与方法，集中表现在以下两方面。

（1）炼制长生不老丹药，寄希望于服食不老丹药而成仙，亦即炼丹派，后称外丹。

（2）修炼内丹，即将外丹炼制方面的学理丹药、学术用语引入人体静养功法中，即现在所称的气功。服食盛行于秦汉魏晋时期，由于引起服食者的广泛中毒而遭到医学家的反对声讨而衰落。静功的气功与动功的五禽戏、太极拳等则相继得到发展和丰富。《内经图》揭示了道家静养功思想与技术的真谛，其谜词、隐语在图示与论述中大量出现，更是道家自宋明以来的典型风格。

揭示性功和命功的修持方法（2）

《内经图》主要术语

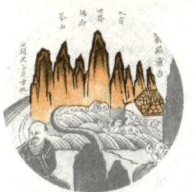

上丹田：即图中的泥丸宫、升阳府、昆仑顶、灵台等。在人体便是百会穴之所在，即二目两眉与额、鼻骨之十字中心处，它被认为是天地灵根、祖窍、祖气，至宝至贵的入道之门。

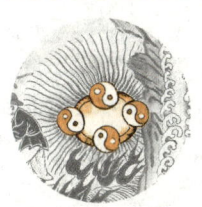

下丹田：也称正丹田，其位置就在图中先天八卦之位。图中的四个太极阴阳，代表先天之真元乃融合四个阴阳而成，发出辉华。在人体便是脐下之所在，被称为气海，藏命之所。

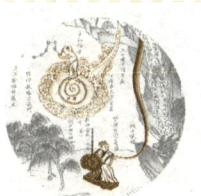

中丹田：即牛郎之下的"心田"。在人体位于膻中之所在，自承浆下十二层楼（指喉管）至黄庭（指人体内中虚空窍，或在心之下）。以牛郎代表心为阳，肝、胆、脾均各司其职，共同耕种心田。

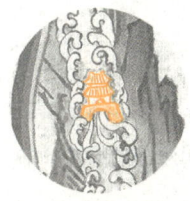

夹脊关：即图中所注的辘轳关，它是练功阴阳和合上行的第二关。辘轳有提升上行的喻义。

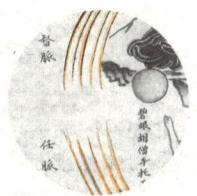

任督二脉：两段不相连的彩虹喻示任督二脉的交接处。其中，上端的彩虹是督脉末端的龈交穴，下端的彩虹是任脉的终点承浆穴。

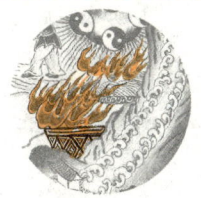

丹鼎：丹鼎的位置相当于人体腹部靠近脊椎的最下端，即丹道"三昧真火"的"民火"所处的位置。

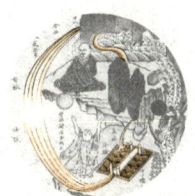

小周天：鼻吸清气，使吸入之气下降脐下（丹田），过肛门而沿督脉尾闾（下关）上行，经夹脊（中关）至玉枕（上关），到头顶之百会，入泥丸（上丹田），顺面部至舌与任脉相接，至前胸部膻中（中丹田）而下，至下丹田复沿原路循行，即一个小周天。

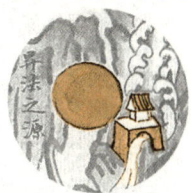

玉京关：为上关，即玉枕，由此上行则可会于泥丸宫，完成任督二脉通，达到任督二脉循环周流。在人体则位于枕骨粗隆上缘。

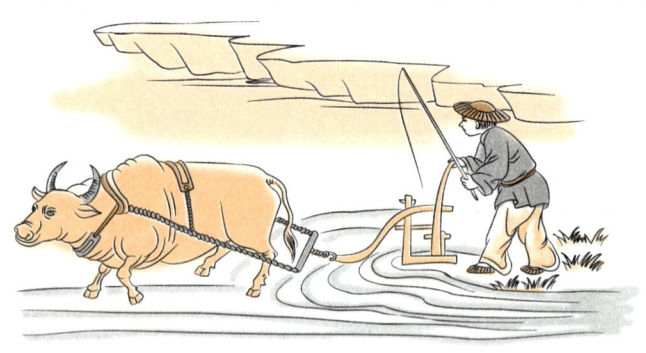

铁牛耕地种金钱

古今耕田种稻,多借助耕牛之力,拖动犁来翻地松土。图中以铁牛耕地来比喻修炼下丹田。下丹田的作用是使精气神三合。持鞭农夫的脚下有一铁炉,炉中火正盛炽,意为要使人体精气神三合,必须掌握丹田炉火之火候,否则难以炼出真功夫。《内经图》是以"铁牛耕地种金钱"为起始。

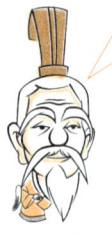

读者要特别注意的是图中所画的滔滔江水,这里并非指人体普通的水分,而是指人体之至宝肾中之精。

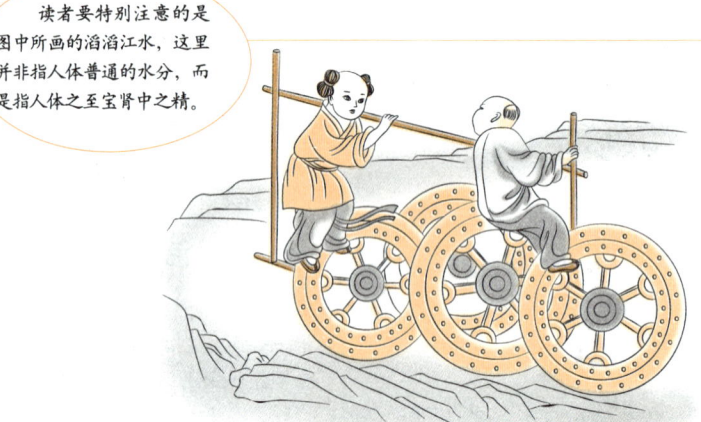

阴阳玄踏车

古人抽水灌溉稻田,多用脚踏水车。图中一对少年男女(阴阳)扶着横杆,一起踏着水车车水,因此名为"阴阳玄踏车"。踏车是由脚力所转动的,意为其动力来源,是发自于丹田之热力。一般我们常听说"南水北调",《内经图》修炼却要"北水南调",即所谓"坎水逆流"。只有阴阳玄踏车运作连环不断,周而复始,坎水才能不断流向髓路(脊椎),并且逆闯三关(尾闾关、夹脊关、玉枕关)与欲海。至此虽水浊不清,但只要蓄精炼气,遣除凡欲,深潭之水定会清澈见底,最终甘泉涌起南山头(灵山之峰,灵性之居所)。

碧眼胡僧手托天

图中在老者之下，有一剃度僧人，拗腰向后，五官朝上，两手上举，状似托天。和尚就是修真者之"神"。修真者之灵性为人之根本，所以炼"神"返性如胡僧修佛。加之人性本于天，故又以天之"空、无"为炼性之道。所以图中之胡僧，向着上面代表灵性的老者，做出两手托天的姿势，有接合性天的意味；又因两眼向天望，眼中反映着浅蓝色的晴朗天空，因此又称为碧眼胡僧手托天。这里《内经图》是以胡僧来演示炼神返性。

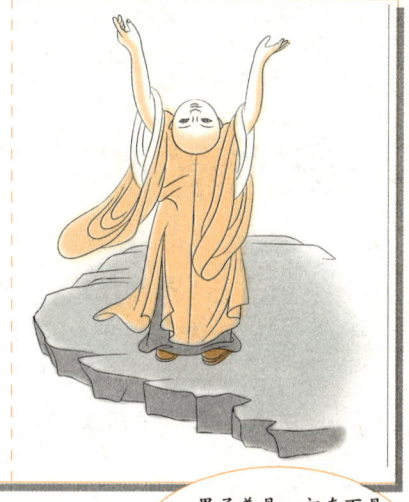

奇经八脉 《内经图》详解

刻石儿童把贯串

"调心"是内修必经之路，心为人体之主，统领着精气神，"心之所向，精气神即随之"。所以内修精气神务必要修心。《内经图》把"儿童"比喻为人心。另外，古人为了记录重要事情，多是以刻石为记，所以《内经图》以刻石来比喻心的"记忆"。图中刻石儿童所站的地方是"绛宫"（也称心宫，位于两乳之间，是气机的枢纽，即中丹田）。他将石子贯串成"北斗七星"，这里暗喻将"人心"串合"天心"。"人心如北斗，心中所发皆合天，则天人合发，万化定基矣！"

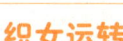

男子养丹，初在下丹田，无何不妥；但女子因生理不同，养丹之地，须上移至绛宫，以避月事之损。

织女运转

图中"铁牛耕地"之上，有果园一片，满植果树，右边有一织女。细看织女的动作，正在将上谷之精气泉流收贮，如绳线一般，绕在转盘之上。比喻精气神经过锻炼，在中丹田转化成可贮藏的形态。其巧妙在于中宫土有"坤"之特性，坤德厚载，有柔顺培育之功，故以男乾女坤为代表。此静养收藏之功，须先天心意相配合，方凑其功。又以牛郎桥星，以星串桥，下指中宫，织女运转，转化培育，代表心与意的互相配合。

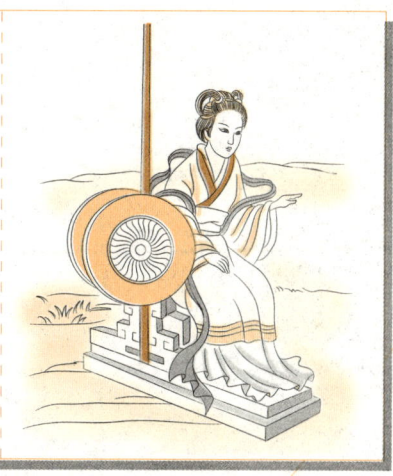

151

第六章 四季顺养

《内经》把人与自然界看成一个整体,自然界的种种变化,都会影响人体的生命活动,即天有所变,人有所应,因而,强调要适应自然变化,"顺四时而适寒暑",避免外邪侵袭。这一观点开辟了中医防病养生的先河。

本章图解

四时顺养，人与自然的和谐共生
疾病的本质是阴阳失调
春季养生
夏季养生
秋季养生
冬季养生
春弦、夏洪、秋俯、冬沉

四季顺养 1

人体与自然相通相应
生命之本，通乎天气

> 因时顺养就是按照大自然的节奏安排日常活动，根据四时变化而制订不同的养生方法，以及通过对不同时期多发疾病（如时令性疾病）流行的认识，达到预防疾病的目的，即"以自然之道，养自然之身"。

● 人是大自然的产物

古代，人们通过对生命现象的观察，认识到大自然的运动变化是一切有生之物产生的根源，《素问·天元纪大论》中说一切生物皆是大自然时空的产物。《素问·至真要大论》中也有"天地合气，六节分而万物化生矣"的记载。人是大自然中生物的一种，自然也要受到自然界运动规律的制约。人与自然界的关系密切，人作为一种生物，作为一个整体，应与自然界相适应。自然界按照自己的规律不断运动变化，周而复始，循环往复。人类长期在这样的自然条件下生活，也就形成了体内气血盛衰、阴阳消长的相应性变化。

● 气血与四时

早在先秦时期，古人就认识到人体气血盛衰与四时气候变化的关系，《素问·八正神明论》中曾提出因天时而调血气的主张，也就是要根据天地阴阳的变化，结合日月星辰的运行规律来调节人体气血，从而达到养生防病的目的。气是无形的，血是有形的，同时《内经》还认为人体气血是随月廓盈亏而波动的。了解了这一节律性变化规律，对于顺时养生有重要的意义。

● 五脏与四时

《内经》藏象学认为，人是以五脏为核心的，自然界的四时阴阳消长变化，与人体五脏功能活动是相互联系的。《素问·六节藏象论》就认为，在阴阳属性方面，五脏象法于四时，随后又进一步指出了五脏与四时的一一对应关系，比如"心者，……为阳中之太阳，通于夏气。肺者，……为阳中之太阴，通于秋气。肾者，……为阴中之少阴，通于冬气。肝者，……为阳中之少阳，通于春气"。另外《素问·四气调神大论》中告诫我们：春天应心平气和，少发怒；夏季木气已衰，肝气式微，心阳日上，所以夏天宜养心火等。这些就是《内经》顺时养生最重要的理论依据。

四时顺养，人与自然的和谐共生

顺应四时养生的基本原则

春夏养阳　**秋冬养阴**

- **春夏**：养生气、养长气，以适应自然界阳气渐生而旺的规律，即所谓养阳。
- **秋冬**：养收气、养藏气，以适应自然界阴气渐生而旺的规律，即所谓养阴。

因时顺养的具体方法

古人在生活实践中，认识到自然界是人类生命的源泉；自然界的运动变化，直接或间接地影响到人体。同时指出了天时变化对人体的重要影响，并叙述了四时起居的具体做法。在日常生活中，根据不同季节气候的特点形成了不同的养生方法。

四季顺养　生命之本　通乎天气

春季

- 饮食：要"省酸增甘"。因为春来肝旺，而酸能助肝，且肝太旺易克脾土，导致脾虚，增加甜味可以达到健脾的目的。
- 起居：晚睡早起。春天，睡卧时间如果太长会有损人体阳气的。
- 衣着：春季气候转暖的同时，会出现"反春寒"，所以不要急于脱去冬装。

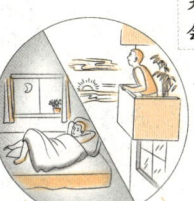

夏季

- 起居：夏季艳阳高照，气温较高，可晚睡早起。夜晚不可露天睡觉，以免受凉。
- 衣着：夏季天气炎热，但夜晚和白天有一定的温差，白天可少穿，但到了夜晚要适当添加衣物。
- 饮食：夏季气候湿热，适宜细菌的生长繁殖，要防止消化道疾病的发生，可常食用具有解暑清热、醒脾开胃的药膳进行养生。

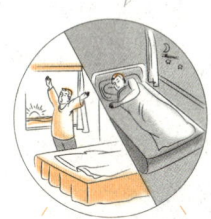

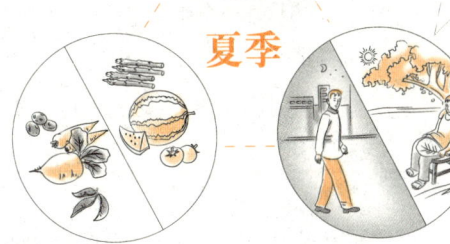

秋季

1. 起居：秋季气候多干燥，可早睡早起。
2. 衣着：特别是早秋，不要急于加厚衣，要适当地"冻一冻"。
3. 饮食：可以进食一些偏于养阴的水果，如梨、梅等。

冬季

1. 起居：冬季气候寒冷，万物蛰藏，可早睡晚起。
2. 衣着：要注意防寒保暖，预防冻疮。
3. 饮食：此时是进补的大好季节，以羊肉为首选美味。

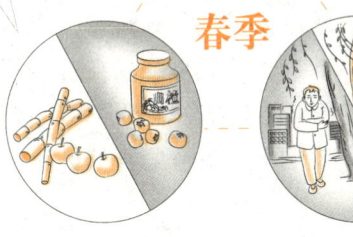

四季顺养 2

四时阴阳是万物的根本

从之则生，逆之则死

> 四时之中，春温、夏热、秋凉、冬寒的气候变化，是自然界变化的一个明显规律，人当应之顺之，因而便有四时不同的养生之法。

● 四时阴阳与人体

《内经》最早提出了四时阴阳是万物的根本，"从之则生，逆之则死"。并总结出了"春夏养阳，秋冬养阴"，即顺应四时阴阳变化养生原则。"春夏养阳，秋冬养阴"，就是春夏要保养生气与长气（即阳气）以适应自然界阳气渐生而旺的规律，从而为阳气潜藏、阴气渐盛打基础；不应宣泄太过或内寒太甚，而伤阳气。秋冬则应保养收气与藏气（即阴气）以适应自然界阴气渐生而旺的规律，从而为来年阳气生发打下基础；而不应耗精而伤阴气。但也有不同，如人体是阴阳偏盛偏衰体质的人则应分别对待。阳虚，则要"冬病夏养"，于春夏之时注意调养阳气，给予培补，且不可食冷食凉；这较之于冬季病发再用热药效果要好。阴虚，则要"夏病冬养"，于秋冬时滋补肝肾，可减轻春夏发病程度。但若属阳旺或阴盛体质，则春夏宜寒凉，或秋冬宜温热。

● 顺四时调养

四时（四季）气候变化是自然界顺应天道的客观规律，人体更是这样，只有适应四时生长收藏的规律养生，才能增强内在脏器的适应能力，取得内外环境的统一。如果违背了这个规律，就会伤五脏之气，减弱人体适应自然环境变化的能力，影响下一季节的身体健康，甚至发生疾病。

那该如何调养呢？《内经》强调的是通过人体精神意志来调摄。如春三月中的"以使志生"，夏三月中的"使志无怒"，秋三月的"使志安宁……无外其志"，冬三月的"使志若伏若匿，若有私意，若已有得"等。这是因为《内经》认为精神意志在一定情况下能控制人体脏腑组织功能活动。所以，凡养生、养长、养收、养藏"四气调神"之道，除生活起居必须适应时令外，还应特别强调精神意志的调摄。另外，顺应自然界阴阳消长规律养生的目的，实际上也就是为了充盛人体真元之气，增强人体调节生命节律的能力，从而保持人体内外环境的统一。

疾病的本质是阴阳失调

人体疾病的本质是"阴阳失调"

正常情况下阴阳对立统一运动:有度,有序;适时,当位;和谐。如果阴阳运动"失度""失时""失序""错位""失去和谐",这样便是阴阳失调了。

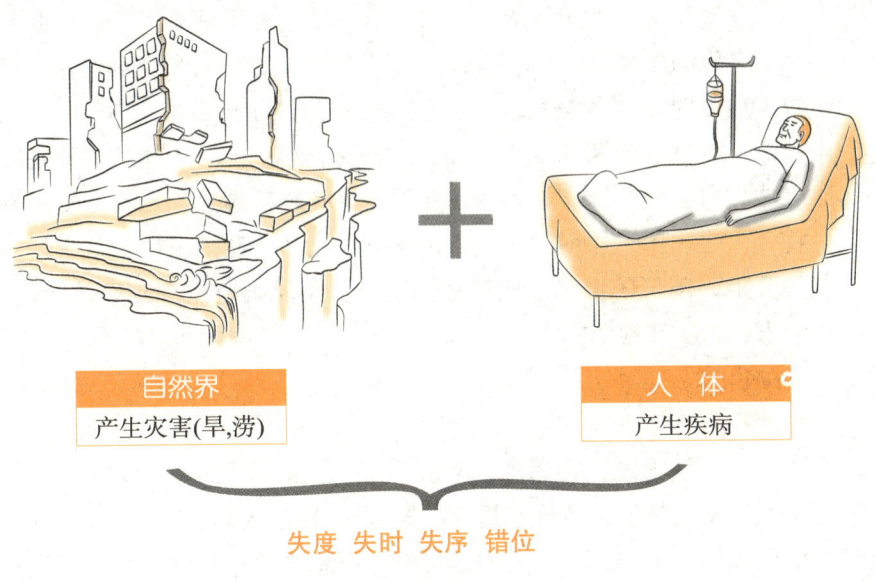

自然界
产生灾害(旱,涝)

人 体
产生疾病

失度 失时 失序 错位

阴阳失调

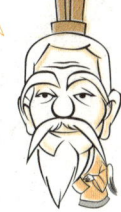

从根本上说,疾病的本质是"阴阳失调",是阴阳和谐受损害的结果!

四季顺养　从之则生　逆之则死

阴阳失调的基本表现:"寒""热"。

阴阳失调,主要是指:
- 阴/阳的过剩——阴盛/阳盛。
- 阴/阳的不足——阴虚/阳虚。

阳过剩=阳盛,阴过剩=阴盛,阳不足=阳虚,阴不足=阴虚。
阳虚则(外)寒,阴虚则(内)热,阳盛则(外)热,阴盛则(内)寒。
"寒""热"是阴阳失调的基本特征和表现!

从自然现象和生活体验看:
- 夏天=阳盛,阴相对不足——热。
- 冬天=阴盛,阳相对不足——寒。

157

四季顺养 3

万物生发蓬勃、向荣，须布陈于自然

春季"发陈"

春天，大自然生机勃发，蛰虫苏醒，一派欣欣向荣，真可谓"天地俱生"。

立春是春天的第一天，同时也是一年中的第一个节气，由此便揭开了春天的序幕。《内经》认为，春为四时之首，万象更新之始。当春归大地之时，冰雪消融，自然界阳气升发，万物复苏，柳丝吐绿，大自然一派欣欣向荣的景象，"人与大地相应"，此时人体之阳气也顺应自然，向上向外疏发。因此，春季养生必须掌握春天之气升发舒畅的特点，注意保卫体内的阳气，使其不断充沛，逐渐旺盛。凡有耗伤阳气及阻碍阳气的情况皆应避免。这个养生原则应贯穿到春季的饮食、情志、起居等各个方面。

● 情志

按五行学说，春属木，与肝相应。因肝喜调达，有疏泄的功能，木有生发的特性，故肝也属"木"。肝，在志为怒，恶抑郁而喜调达。所以我们在春季，一定要力戒暴怒，更忌忧郁；要做到心胸开阔，乐观向上，保持心境恬愉平和。

● 起居

春季气候变化较大，天气时暖时寒；另外春气生发，人体腠理也开始变得疏松，对寒邪的抵抗能力便会减弱。所以，春天尤其是初春时节不宜过早脱去棉服。《千金要方》主张春时衣着宜"下厚上薄"。另外，春天在起居方面，人体的气血就如自然界一样，需舒展畅达，这就要求我们夜卧早起，免冠披发，松缓衣带，舒展形体。多参加室外活动，克服倦懒思眠的状态。力求身心和谐，精力充沛。

● 饮食

春季阳气初生时，饮食调养方面宜食辛甘发散之品，而不宜食酸收之味。因为在五脏与五味的关系中，酸味入肝，具收敛之性，不利于阳气的生发和肝气的疏泄。因此，我们要有目的地选择一些柔肝养肝、疏肝理气的食品。

春季养生

春天 → 立春 → 雨水 → 惊蛰 → 春分 → 清明 → 谷雨

四季顺养 春季"发陈"

春季养生原则

精神调养

- 戒怒：要学会控制情绪，当你怒从心头起，将要和人吵架的时候，要及时提醒自己，用理智的力量来控制自己的怒气。
- 疏泄不良情绪：把积聚、抑郁在心中的不良情绪，通过适当的方式宣达、发泄出去，以尽快恢复心理平衡。
- 保持精神愉快：要培养开朗的性格，就要"使志生"，即保持精神愉快。这点特别重要。

饮食调养

- 温补阳气的食物：李时珍《本草纲目》引《风土记》主张"以葱、蒜、韭、蓼、蒿、芥等辛嫩之菜，杂和食之"。除了蓼、蒿等野菜现已较少食用外，葱、蒜、韭可谓是养阳的佳蔬良药。
- 多食甜，少食酸：当春天来临之时，要少吃酸味的食品，而多吃些甜味的饮食。这样做的好处是能补益人体的脾胃之气。

春季养生三重点

❶周神务使"志生"
春天里人的志意应当应其生发之气，保持精神舒畅，情志条达，宽怀戒怒。如果不常生恼怒和愤恨，保持乐观情绪，则精气不易耗散，脏器不易老化，形体不致衰惫，自可祛病益寿。

❷活动以充生机
生命在于运动。"动则养形，活则血流。"有规律地活动，适当地运动，这是古往今来长寿之秘诀。不过"动"有主动、被动之分，为应春之生气，当以主动运动、持之以恒为要。

❸宽身利于"发陈"
冬去春来，春阳生发；天地俱生，万物以荣。人体也是如此，肝阳生发；保持气血畅通，精神活跃，才能启故从新，使养料源源不断，功能生生不息。所以顺应春气，人必须宽身。形体得以舒缓，气血不致遏郁，内部脏器各种机能才能运转正常。

159

四季顺养 4

茂盛华丽，须使精神之气适应繁茂秀美的时令
夏季"蕃秀"

> 夏季养生，首先要防暑热，其次就是长夏时防湿。还有在平时的饭食起居方面要顺应"春夏养阳"的原则。

在一年四季中，夏季是阳气最盛的季节，气候炎热而生机旺盛。对于人来说，此时是新陈代谢旺盛的时期，这时人体阳气外发，伏阴在内，气血运行会相应地旺盛起来，并且活跃于机体表面。为适应炎热的气候，皮肤毛孔开泄，而使汗液排出；通过出汗，以调节体温，适应暑热的气候。我们说夏天养生的原则，首先就是"夏防暑热，又防因暑取凉，长夏防湿"了。也就是说，在盛夏防暑邪，在长夏防湿邪；同时又要注意保护人体阳气，防止因避暑而过分贪凉，从而伤害了体内的阳气。这就是《内经》里所指出的"春夏养阳"。

● **情志**

长昼酷暑，伤津耗气，人易疲乏，情易烦腻。因此我们要注意顺应夏天阳气旺盛这一特点，振作精神，勿生厌倦之心，使气宣泄，免生郁结。同时也要注意调整情绪，莫因事繁而生急躁、恼怒之情，莫助阳起暴冲而伤正气。在夏令暑蒸气耗的季节，若能自我调整出这样的心境，自然可以凉从心生、健康长寿了。

● **饮食**

夏季的饮食较之其他季节更为重要。因为夏季阳气盛于外，而阳极阴生，阴气居于内。故夏季饮食宜清淡，少食肥甘厚味，多食豆类食品，以此解暑利湿、健脾益肾。

● **起居**

夏季作息，一般宜晚些入睡，早点起床，以顺应自然界阳盛阴虚的变化。《内经》里也说：夏季人们每天要早点起床，以顺应阳气的充盈与盛实；要晚些入睡，以顺应阴气的不足。还有，夏季多阳光，不要厌恶日长天热，仍要适当活动，以适应夏季的养长之气。夏季由于晚睡早起，相对的睡眠就显得不足了，因此，需要午休来做适当的补偿。午睡能使你疲劳消除，精神焕发，更好地适应下午的工作。

夏季养生

夏天 → 立夏 → 小满 → 芒种 → 夏至 → 小暑 → 大暑

四季顺养 夏季『蕃秀』

夏天之主"湿"

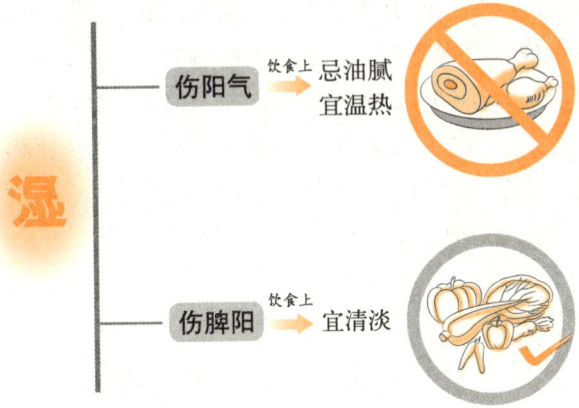

- 伤阳气 → 饮食上 忌油腻 宜温热
- 伤脾阳 → 饮食上 宜清淡

湿为阴邪，易伤阳气，尤其是损伤脾胃阳气。在盛夏是心与之相应；而在长夏，则是人体五脏之一的脾脏和其相应。所以，长夏的湿邪最易侵犯脾胃的功能，导致消化吸收功能低下。因此长夏的饮食原则易清淡、少油腻，要以温食为主。也就是说，长夏的饮食要稍热一点，不要太寒凉；也不要吃得太多，但在次数上可稍多一些。这样可帮助消化，增进食欲，增加体内热量，从而有助于防止在高温、高湿的时候，人们常有的消化液分泌减少、胃肠蠕动减弱的现象。

夏季养生三原则

三种养生原则

运动保健
夏天由于气温高、湿度大，因此，在夏季健身，最好到大自然中去，步山径、抚松竹；弄流泉、漱齿濯足等。除户外健身外，读书习字、品茶吟诗、益友清谈和观景纳凉等，同样也是夏季养生的好方法。

冬病夏治
冬季常发的慢性病及一些阳虚阴盛的疾患，往往可以通过伏夏的调养，使病情得以好转。如老年慢性支气管炎等。因为夏季是阳气最旺盛的时候，"春夏养阳"，此时予以治疗，可以使患者的阳气充实，增强抗病能力。

谨防疰夏
对于此病，我们要采取芳香悦脾，辟秽化湿的方法，减少食量，清淡饮食，少吃油腻，以使脾健胃和。体质虚弱、易患疰夏之人，在秋冬之季可服用一些补肺健脾益气之品。

名词解释

疰夏
疰夏又叫苦夏，是夏季常发的一种病症。暑天里，有些人会有胸闷不适、胃纳欠佳、四肢无力、精神萎靡、大便稀薄、微热嗜睡、出汗较多等症状，人也日渐消瘦；上医院检查，却查不出什么器质性病变。到了秋季，天气凉爽以后，这些症状便会自然消失。这就是人们常说的疰夏。

四季顺养 5

肃杀之气凄风冷雨，花木凋零，须调摄精神
秋季"容平"

> 秋季养生在对精神情志、饮食起居、运动导引等方面进行调摄时，应注重一个"和"字。

秋是肃杀的季节，气候处于"阳消阴长"的过渡阶段。立秋至处暑，秋阳肆虐，温度较高，加之时有阴雨绵绵，湿气较重，天气以湿热并重为特点，有"秋老虎"之说。白露过后，雨水渐少，天气干燥，昼热夜凉，气候寒热多变，稍有不慎，容易伤风感冒，许多旧病也易复发，因此也被称为"多事之秋"。由于人体的生理活动与自然环境变化相适应，体内阴阳也随之发生改变。因此，秋季养生在对精神情志、饮食起居、运动导引等方面进行调摄时，应注重一个"和"字。

● 情志

从藏象说来看，肺与秋气相应，属金，主司呼吸，在志为忧。肺气虚者对秋天气候的变化特别敏感。秋风冷雨，花木凋零，万物萧条，常会使人在心中产生悲秋、凄凉、垂暮之感，易产生抑郁情绪。因此，秋季应以调摄精神为养生之要务。

● 起居

"春捂秋冻，不生杂病"是民间流传的谚语。它正符合了《内经》所提到的秋天"薄衣御寒"的养生之道。但对"秋冻"要有正确的理解。自"立秋"节气后，气温日趋下降，昼夜温差逐渐增大；寒露过后，北方冷空气会不断入侵，出现"一场秋雨一场寒"。这时我们应循序渐进地练习"秋冻"，加强御寒锻炼，增强机体适应自然气候变化的抗寒能力。

● 饮食

秋季是肺金当令之时，《素问·脏气法时论》中说："肺主秋……肺欲收，急食酸以收之，用酸补之，辛泻之。"秋天肺金当令，肺金太旺则克肝木，因此秋季易耗伤津液，引发口干舌燥、咽喉疼痛、肺热咳嗽等症。因为酸味收敛肺气，辛味发散泻肺，秋天宜收不宜散，所以要尽量少吃葱、姜等辛味之品，而应多吃清热生津、养阴润肺的食物。

秋季养生

秋季保养阴气

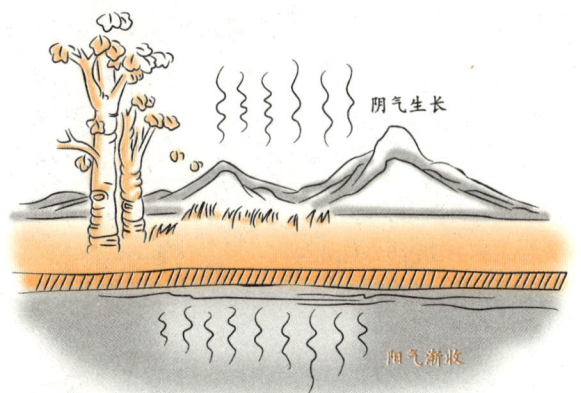

秋天由于阳气渐收，阴气逐渐生长起来；万物成熟，到了收获之时。从秋季的气候特点来看，由热转寒，即"阳消阴长"的过渡阶段。人体的生理活动，随"夏长"到"秋收"而相应改变。因此，秋季养生不能离开"收养"这一原则，也就是说，秋天养生一定要把保养体内的阴气作为首要任务。正如《内经》里所说："秋冬养阴。"

秋季养生四原则

精神调养	要做到内心宁静，神志安宁，心情舒畅。切忌悲忧伤感，以避肃杀之气。同时还应收敛神气，以适应秋天容平之气。
起居调养	立秋之季已是天高气爽之时，应开始"早卧早起，与鸡俱兴"。早卧以顺应阳气之收敛，早起为使肺气得以舒展，且防收敛之太过。
饮食调养	酸味收敛肺气，辛味发散泻肺，秋天宜收不宜散。另外，秋季燥气当令，易伤津液，故饮食应以滋阴润肺为宜。
运动调养	进入秋季，是开展各种运动锻炼的大好时机，每人可根据自己的具体情况选择不同的锻炼方式。

秋季吐纳健身法

具体做法：

①清晨洗漱后，于室内闭目静坐，先叩齿36次，再用舌在口中搅动。待口里液满，漱练几遍，分三次咽下，并意送至丹田。

②稍停片刻，缓缓做腹式深呼吸。吸气时，舌舔上腭，用鼻吸气，用意送至丹田。再将气慢慢从口中呼出，呼气时要默念哂字，但不要出声。如此反复30次。

秋季坚持此功，有保肺健身之功效。

四季顺养 6

生机潜伏，万物蛰藏，须少动阳气，深藏于内

冬季"闭藏"

> 冬天是天寒地坼、万木凋零、生机潜伏闭藏的季节，人体的阳气也随着自然界的变化而潜藏于内。

冬天万物凋零、失去生机，人体的阳气也与自然界的阳气一样渐渐收于内。这时养生应顺应自然界闭藏之规律，以敛阴护阳为根本。同时冬季也是各种疾病的高发季节，尤其是体质较弱的人，更应注意保养。古人理念里"冬"即"终也"，结束之意。《内经》认为，这一节气的到来是阳气潜藏，阴气盛极，草木凋零，蛰虫伏藏，万物活动趋向休止；以冬眠状态，养精蓄锐，为来春生机勃发做准备。

● 情志

冬季养生，在精神调摄方面，要做到"使志若伏若匿，若有私意，若已有得"。也就是要保持精神情绪的宁静，避免烦扰妄动，使体内阳气得以潜藏。唐代养生大家孙思邈也明确指出："神疲心易役，气弱病相侵。"冬季调养精神，要保证有充足的睡眠时间，要做到"早卧晚起"。

● 饮食

冬季饮食调养要遵循"秋冬养阴""无扰乎阳""虚者补之，寒者温之"的古训。冬季天气严寒，易感受寒邪，应少食生冷，以免损伤脾胃的阳气。想要滋阴潜阳，首要是选择一些热量较高的食物，但也不宜躁热；同时也要多吃新鲜蔬菜以避免维生素的缺乏。需要特别注意的是，在冬季食补前一定要先清楚自身体质的"寒热"属性，"寒性"体质的人一般不适合"热补"；而胃肠机能不好的人，也要先把肠胃功能调节好再进补，否则会增加肠胃的负担。

● 起居

在寒冷的冬季，不要因扰动阳气而破坏人体阴阳转换的生理机能。而要养精蓄锐，使阳气内藏。人体阳气好比天上的太阳，赐予自然界光明与温暖，失去它万物无法生存。同理，人体如果没有阳气，将失去新陈代谢的活力。所以，冬季的起居调养切记"养藏"。

冬季养生

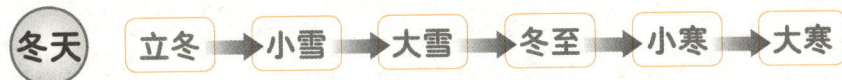

冬季养生三原则

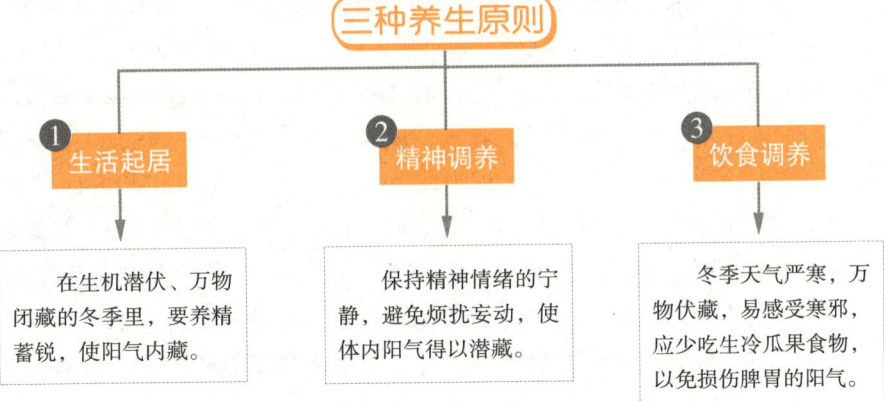

三种养生原则

1. **生活起居**：在生机潜伏、万物闭藏的冬季里，要养精蓄锐，使阳气内藏。
2. **精神调养**：保持精神情绪的宁静，避免烦扰妄动，使体内阳气得以潜藏。
3. **饮食调养**：冬季天气严寒，万物伏藏，易感受寒邪，应少吃生冷瓜果食物，以免损伤脾胃的阳气。

冬季"闭藏"

冬天是万木凋零、生机潜伏闭藏的季节，人体的阳气也随着自然界的变化而潜藏于内。因此，冬季养生应顺应自然界闭藏之规律，以敛阴护阳为根本。在精神调养上要做到"使志若伏若匿"，力求其静。控制情志活动，保持精神情绪的安宁，含而不露，避免烦扰，使体内阳气得以潜藏。

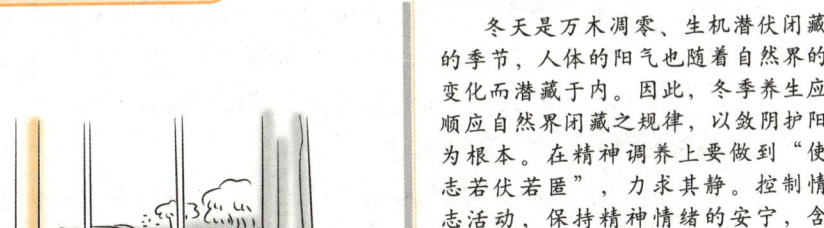

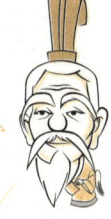

寒冬来临，气温转冷，这时对身体机能减退、阳气不足的老人来说，要特别留意呀！

四季顺养　冬季『闭藏』

四时的脉象

气血的运行受四时中风雨晦明变化的影响

> 四时脉象,是古人根据气候特征及阴阳变化,对人体脉象做出取类比象的描述。

● 脉象应四时

春天,万物萌发,植物的精华在茎;夏天,万物繁茂,植物的精华在叶与花,而长夏就果实累累了;秋天,枝叶开始枯萎,植物的精华都渐渐地收敛起来;冬天,万物蛰藏,植物的精华都藏在植物的根。

对人体脉象而言,春天,就像江河解冻流通一样,人的经脉也开始流通,所以人的气血集中在经脉中。夏天,就像万物开始繁荣一样,气血盛满,于是气从经脉中溢出,孙络受血,皮肤充实;长夏时经脉络脉更是盛满,并且溢入肌肉中。秋天,就像万物都开始收敛一样,皮肤开始收引,腠理开始闭塞,脉象不如夏季那样盛满,处于收敛状态。冬天,就像万物蛰藏一样,气血潜伏于骨髓之中,五脏之内。所以不同的季节,人体的脉象和气血变化是不尽相同的。

● 春弦、夏钩、秋浮、冬石

(1)弦脉:春天,人体气血刚刚进入经脉,软弱轻虚滑利,其气延绵。所以春天人体的脉搏,就像是一根长杆一样,这就是弦脉。

(2)钩脉:夏天,气血盛满涌溢,所以脉搏来的时候有力,然后才慢慢地退去,这就是钩脉。

(3)浮脉:秋天,皮肤腠理开始收引,气血集中在皮肤之下,轻轻地按能摸到,重按就衰弱了;其气来的时候急迫,去的时候散乱,这就是浮脉。

(4)石脉:冬天,人体气血潜伏于骨髓五藏中,轻轻按摸不着脉搏,重按却有力,这就是石脉。

春弦,夏钩,秋浮,冬石,这就是四时的脉象。人体的脉象直接反映了人体气血的循环,而乘虚深入体内的各种邪气也会随着人的血气沉浮于人的身体。比如冬天如果不注意养生藏精,骨髓虚空,寒邪就会深入骨髓。到了春天,邪气就会随着人的气血进入经脉,脉象就会发生异象。

春弦、夏钩、秋浮、冬石

人体阴阳之气与天地阴阳之气

人体的阴阳之气随着四季的推移，呈现消长的变化。

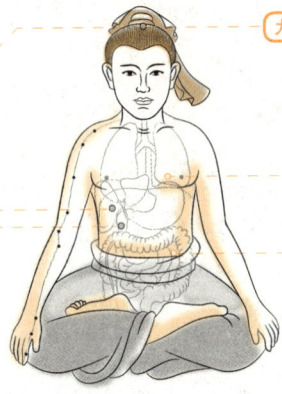

- 五月、六月：天气盛，地气高，人气在头。
- 正月、二月：天气始方，地气始发，人气在肝。
- 三月、四月：天气正方，地气定发，人气在脾。
- 九月、十月：阴气始冰，地气始闭，人气在头。
- 七月、八月：阴气始杀，人气在肺。
- 十一月、十二月：冰覆，地气合，人气在肾。

四时之脉

《内经》提出自然阴阳之气随着四时而上下，人的脉象与之相应，呈现春规夏矩秋衡冬权的浮沉变化。由此可据脉象与四季相应与否来判断疾病。

春弦

春天是阳气初生，而阴气未尽之际。在这个季节里，万物开始生长，正像树木抽条一样，脉气来时，柔软而直长，状如琴弦，故《内经》称之为弦脉。

夏钩

夏天阳热之气亢盛，树木茂盛而呈现垂枝布叶，都向下弯曲好像钩子一样。故脉气来时略快有力，去时略慢无力，《内经》称之为钩脉。

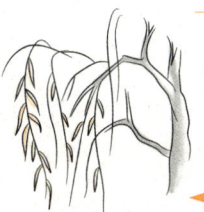

秋浮

秋天阳气乍衰，万物生长已到极限，是将要收成的时候。草木花叶，一般都将枯萎脱落，只有枝条还单独存在，好像人体的毫毛一样。所以脉气来时，显得轻虚带有浮象，故《内经》称之为浮脉。

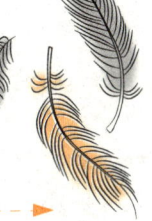

冬石

冬天阳气收敛，万物潜藏，好比水凝结成冰，如石块一样。故脉沉伏有力，《内经》称之为石脉。

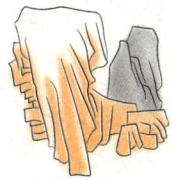

第七章
食 养

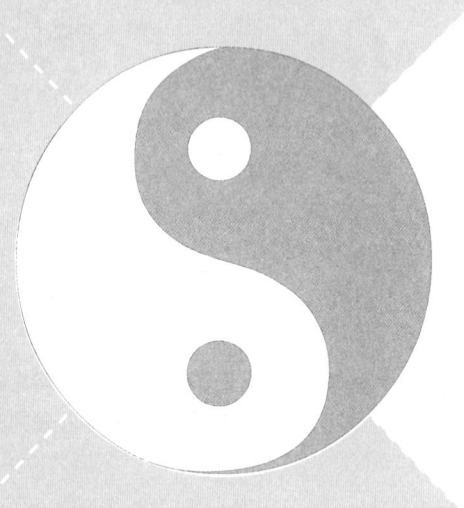

饮食是摄取营养,维持人体生命活动所不可缺少的物质。人体通过饮食,从食物中吸收各种营养物质,化生气、血、津液,以维持人体正常的生命活动。因此《内经》中说:"故谷不入,半日则气衰,一日则气少矣。"

本章图解

饮食是保证生存不可缺少的条件

食五谷以养人

五味调和使身体健康、延年益寿

五味关乎五脏

五色关乎五脏

食物性味与饮食禁忌

病后调养方法

饮食为生人之本
食养的意义

《内经》十分重视饮食调理，认为饮食是人体营养的主要来源，是维持人体生命活动的必要条件。饮食调理得当，不仅可以保持人体的正常功能、提高机体的抗病能力，还可以治疗某些疾病。饮食不足或调理不当，则可诱发某些疾病。

人从食物中吸收各种营养物质，化生为气、血、津液以维持人体正常的生命活动。所以《灵枢·五味》中说："故谷不入，半日则气衰，一日则气少矣。"中国食养保健的历史久远，《淮南子·修务训》记载，神农"尝百草之滋味，水泉之甘苦，令民知所避就。当此之时，一日而遇七十毒"。生动地反映了古人如何寻找食物的史实。经过前人的大量尝试，终于积累了丰富的感性认识，选择了那些最为安全、有用的"百草"，作为维持日常生活所必需的食物；而另一些，则被当成药物，按其性能，用以治病。《内经》对食养和食疗有较为系统的论述，强调了饮食要有节制，五味应该调和等观点，从而为后世的饮食养生理论与应用奠定了基础。

● 食养是"精气神"的物质基础

"精气神"是人之三宝。《内经》认为，精是后天水谷精微所化生的物质，为人体各种活动的物质基础；气是人体一切生理功能的动力，是由水谷之精气与吸入的自然界大气合并而成；神则是指人体的精神活动，为生命之主宰。其实古人所提倡的食养归根到底就是要保养"精气神"。《寿亲养老新书》认为："主身者神，养气者精，益精者气，资气者食。"强调了饮食是精、气、神的营养基础；只有机体营养充盛，精、气才会充足，神志才能健旺。

● 预防疾病

中医非常重视"治未病"。"治未病"重要的一条，就是加强饮食的滋养作用，因为饮食对人体的滋养作用本身就是对人体的一种重要的保健预防。对这一点，《内经》认为人体正气充盛，邪气就不会侵袭使人致病。那正气怎样才能充盛呢？这就要合理安排饮食。只有这样做，机体所需营养才能保证，五脏功能才可旺盛。

饮食是保证生存不可缺少的条件

归经

食物对人体的营养作用，还表现在各种食物对人体脏腑、经络、部位的选择性上，也就是通常所说的"归经"；不同的饮食，归经不同。所以要有针对性地选择适宜的饮食，以尽可能地发挥食物对人体的营养作用。

step 1
葱归肺经
可用于肺气不宣时的咳嗽。

step 2
苦瓜归心经
可用于心火上炎、口舌生疮。

step 3
茶叶归肝经
可明目清肝。

step 4
无花果
入肺、胃、大肠经。

step 5
马齿苋
入心及大肠经。

step 6
杞子
入肝、肾经。

step 7
桑寄生
入肝、肾经。

step 8
莲子
入脾经。

不同体质的饮食要求

阴虚之体质：
应多吃些补阴的食物，如芝麻、糯米、蜂蜜、乳品、甘蔗、蔬菜、水果、豆腐、鱼类等清淡食物，对于葱、姜、蒜、椒等辛味之品则应少吃。

阳虚之体质者：
应多食些温阳的食物，如羊肉、狗肉、鹿肉等。在夏日三伏之时，每伏可食附子粥或羊肉附子汤一次，配合天地阳旺之时，以壮人体之阳。

气虚之体质者：
在饮食上要注意补气，药膳"人参莲肉汤"可常食；粳米、糯米、小米、黄米、大麦、山药、大枣，这些都有补气作用，也应多食。

血虚之体质者：
应多食桑葚、荔枝、松子、黑木耳、甲鱼、羊肝、海参等食物，因为这些食物均有补血养血的作用。

阳盛之体质者：
平素应忌辛辣燥烈食物，如辣椒、姜、葱、蒜等，对于牛肉、狗肉、鸡肉、鹿肉等温阳食物宜少食用。可多食水果、蔬菜、苦瓜。因酒是辛热上行的，故应戒酒。

血瘀之体质者：
要多吃些具有活血祛瘀作用的食物，如桃仁、油菜、黑大豆等；酒需长饮，醋可多食，因二者均有活血作用。

痰湿之体质者：
应多食一些具有健脾利湿、化痰祛痰的食物，如白萝卜、紫菜、海蜇、洋葱、扁豆、白果、赤小豆等，对于肥甘厚味之品，则不应多食。

气郁之体质者：
可少量饮酒，以活动血脉，提高情绪。平素应多食一些能行气的食物，如佛手、橙子、柑皮、荞麦、茴香菜、香橼、火腿等。

食养 食养的意义

食养 2

得谷者昌，失谷者亡
五谷是怎样营养全身的

> 吃是生命活动的表现，是健康长寿的保证，"安谷则昌，绝谷则危"。只有足食，才能乐业，"安民之本，必资于食"。

在远古时代，人们最初是以行虫走兽等动物为食，后来发现只吃动物食品难以满足人体的需要，于是开始寻求植物类食品。古文曰："至于神农，以为行虫走兽难以养民，乃求可食之物，尝百草之实，察酸苦之味，教民食五谷。"古人所称的"五谷"是一种泛指，并不局限于五种，各种粗细粮豆，均属五谷之类。唐代医学家孙思邈说："大米能平胃气，长肌肉；小麦能厚胃肠，强力气。"为什么说五谷能有这么多的功能呢？因为人体的构造既要靠蛋白质这个主要原料，也要靠糖作辅助材料。细胞、组织的构成需要糖，肌肉里也要有糖。人体的生命活动，需要源源不断地能量供应，蛋白质和脂肪虽然可以提供部分能量，但人体生命活动所需能量的主要来源却是糖。人体所耗能量的60%~70%都来自糖。五谷所含蛋白质和脂肪虽然不多，但却含有大量的淀粉，在消化道中淀粉被水解，则产生大量的糖以供人体需要。它既可充实脏腑肌肉，又给人体的新陈代谢提供充分的能量，使脏腑功能正常运转，使肌肉的收缩强而有力。

● **食五谷以养人**

《内经》强调食五谷以养人，五谷可以起到益五脏、厚肠胃、实肌体、强力气的作用。由此可见，古人早就认识到各种食物中所含的营养素不同，只有做到使各种食物合理搭配，才能使人体得到各种不同的营养素，满足各种生理功能的基本需要。同时，概述了粮谷、肉类、蔬菜、果品等，是饮食主要的组成内容，并且指出了它们在体内有补益精气的主要作用。人们必须根据需要兼而取之。只有主食与副食全面搭配，才能称为合理的营养，有益于人体健康。这也就是古人所强调的要"杂食五谷，粗细搭配"的原则。人体需要多方面的营养，偏食则会导致气血阴阳的平衡失调。因此，合理的调配，首先要做到食品的多样化与合理的全面调配。

食五谷以养人

《内经》的配膳原则

五谷为养

谷类是养育人体之主食，是人体必需的碳水化合物与热量的主要来源。它一般是指黍、稷、麦、稻、豆五种。

五果为助

水果富含维生素、糖和有机酸等。饭后食用可助消化。同时它也是平衡饮食的辅助食物。五果一般是指枣、李、杏、栗、桃五种。

五菜为充

蔬菜富含多种微量元素和营养素，是饮食中不可缺少的辅助食品。五菜一般是指葵、韭、藿、薤、葱五种。

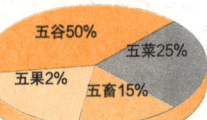

五谷50%　五菜25%　五畜15%　五果2%

五畜为益

肉食多含高蛋白、高脂肪、高热量，而且所含人体必需的氨基酸，是人体修补组织与增强抗病能力的重要营养物质。五畜一般是指牛肉、犬肉、羊肉、猪肉、鸡肉五种。

食养　五谷是怎样营养全身的

摩腹养生法

先搓热双手，然后双手相重叠，置于腹部，用掌心绕脐沿顺时针方向由小到大转摩36周，再逆时针方向由大到小绕脐转摩36周。此种摩法能增加胃肠蠕动，理气消滞，增强消化功能和防治胃肠疾病。

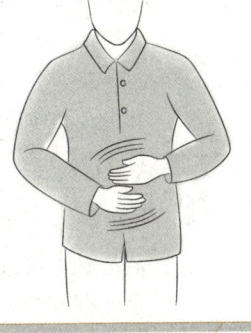

173

谨和五味，骨正筋柔
五味的功能与作用

五味调和是以中医的阴阳学说、食物的四气五味学说、辨证论治等为理论指导，从实际应用出发来进行的。

● 五味

五味是指酸、苦、甘、辛、咸这五种类型的食物。饮食中的五味是人与自然及社会斗争实践的结果。远古时洪水为害，使人们只能生吃野果及鸟兽之肉。这些腥膻酸苦、生冷不调、毒杂并存的东西，不但使人们难以下咽，还使胃肠受到伤害，造成疾病痛苦。后有神农氏尝百草之味，种植五谷成功；仪狄发明了酒，使人类向前进了一大步。由于火的发明和广泛应用，人们才吃到用火烤煮煎的肉类的脂香，尝到了米面的甘芳，并减少了疾病的痛苦。美味刺激了酋长和君主们的胃口，同时随着酿造业的发展，出现了醋、酱、饴、豆豉、酱油及豆腐等，使人由单纯食用动植物食品转化为食用经化学处理的多种食品，使人们对五味有了全新的认识。《内经》在这个基础上更让五味延展到人体机能。它认为，味道不同，在人体中的作用也不同。

（1）酸味：有敛汗、止汗、止泻、涩精、收缩小便等作用，如乌梅、山楂、山萸肉、石榴等；

（2）苦味：有清热、泻火、燥湿、降气、解毒等作用，如桔皮、苦杏仁、苦瓜、百合等；

（3）甘味：有补益、和缓、解痉挛等作用，如红糖、桂圆肉、蜂蜜、米面食品等；

（4）咸味：有泻下、软坚、散结和补益阴血等作用，如盐、海带、紫菜、海蜇等；

（5）辛味：有发散、行气、活血等作用，如姜、葱、蒜、辣椒、胡椒等。

因此，在选择食物时，必须五味调和，这样才有利于健康；若五味过偏，就会引起疾病的发生。《内经》就明确指出："谨和五味，骨正筋柔；气血以流，腠理以密。如是则骨气以精，谨道如法，长有天命。"说明五味调和得当是身体健康、延年益寿的重要条件。

五味调和使身体健康、延年益寿

调和五味

	咸	苦	辛	酸	甘
五味失调	过时会使流行在血脉中的血瘀滞，甚至改变颜色。	过时可使皮肤枯槁、毛发脱落。	过时会引起筋脉拘挛、爪甲干枯不荣。	过时会使肌肉失去光泽、变粗变硬，甚至口唇翻起。	过时能使骨骼疼痛、头发脱落。
如何做到五味调和	❶ 饮食要浓淡适宜。 ❷ 平时要注意各种味道的搭配。酸、苦、甘、辛、咸的辅佐要做到配伍得宜。 ❸ 在进食时，味不可偏亢；偏亢太过，容易伤及五脏。					

食养　五味的功能与作用

五味除甘、辛、酸、苦、咸之外，实际上还有淡味、涩味两味，它们是分附在甘味和酸味之下的。

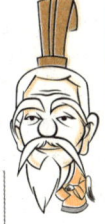

五味的药性

 甜 — 甜味有补益、和中、缓急的作用，多用以滋补强壮，治疗人体五脏、气、血、阴、阳中任何一种虚症，并可缓解拘急疼痛等症状。

 辛 — 辛味能宣、能散、能润、能行气血，可用来治疗风寒感冒、咽痛或胃寒呕吐。用花椒、生姜和大枣煎汁，可治疗寒凝气滞的痛经症。

 酸 — 酸味包含涩味在内，有收敛、固涩作用，可用于阳卫不固的多汗症及泄泻不止，以及尿频、遗精等的治疗。此外，酸味与甜味结合有滋阴润燥作用。

 苦 — 苦味能清泄、燥湿、降逆，多用于治疗热症、湿症、气逆等。

 咸 — 咸味具有清热、泻火、解毒的作用。

阴阳的五味

食物的五味如以阴阳划分，则甘（淡）、辛味属阳，酸、咸、苦味为阴，五味各有所利。辛甘发散为阳，酸苦涌泄为阴；咸味涌泄为阴，淡味渗泄为阳。

阳　　　　　阴

甘(甜) 辛(辣)　　　酸、咸、苦

食养 4

五味调和适合人体脏腑的营养需要
五味与脏腑

食物的五味与脏腑的关系十分密切。不同食物有不同味道，具有不同的属性，对五脏产生不同的作用，进入哪一脏就对哪一脏发挥有益的生养作用。

● 五味与五脏

《内经》中说：天以五气（风暑湿燥寒）滋养人，地以五味（酸苦甘辛咸）护育人。五味和则能益于形体、增盈骨肉、健全骸骨、丰滋血脉，从而健魄壮雌。五味取自于五谷、五畜、五菜、五果，是对食物的一种分类方法，是根据阴阳五行学说将食物归类和演绎而来的。中医认为，五谷、五菜等又都有四气五味之别，按性味分别滋养五脏。《内经》中有这样的记载，食物的酸味先入肝，苦味先入心，甘味先走脾，辛味先走肺，咸味先走肾。同时又说："味过于酸，肝气以津，脾气乃绝；味过于咸，大骨气劳，肌短，心气抑；味过于甘，心气喘满，色黑，肾气不衡；味过于苦，脾气不濡，胃气乃厚；味过于辛，筋脉沮滞，精神乃央。"由此可见，五味对五脏的影响也与人体的机能活动、生命的持续、疾病的康复，有着密切的关系。

● 五味关乎五脏

"五味关乎五脏，然不离乎脾。"这是《内经》所记载的，也可写成"诸味之变，皆属于脾"。

五味的变化在生活中极为常见，然大多都与"脾"有关，然后涉及其余四脏。脾不和，则不能知五谷五味，故五味不离乎脾。但"五味之生，由乎五脏"，也就是说五味酸、苦、甘、辛、咸与五脏肝、心、脾、肺、肾是相应的，故五味关乎五脏。如有时我们会自觉口中发苦或发甜等，其实这些多是提示对应脏腑有病变。五味的禁忌，也是同样的道理。比如糖尿病多忌甘甜，高血压多忌咸等。同时《内经》认为：阴精藏于五脏，而五味化生阴精；但五味太过与偏嗜，则反而会伤害五脏。

五味关乎五脏

酸生肝　苦生心　甘生脾　辛生肺　咸生肾

四季五味助养生

春　省酸增甘以养脾
　　春季肝为主脏，酸与肝相应，可增强肝脏的机能；但如果太过容易造成肝气太旺而克制脾胃功能。肝属木，脾属土，五行之中木能克土，太过则伤及脾脏。所以春季应适当少吃酸味食物，而多吃甘味食物以助养脾。

夏　省苦增辛以养肺
　　夏季心为主脏，苦味与心相应，可增强心的功能。但苦味太过又很容易造成心火太旺而克制肺气。心属火，肺属金，五行之中火克金，太过则伤及肺脏。所以夏季应适当少吃苦味食物，而多吃辛味食物以助养肺。

秋　省辛增酸以养肝
　　秋季肺为主脏，辛味与肺相应，可增强肺的功能。但如果食辛太多很容易造成肺气过盛而克制肝气。肺属金，肝属木，五行之中金克木，太过则伤及肝脏。所以秋季应适当少吃辛味食物，而多吃酸味食物以助养肝。

冬　省咸增苦以养心
　　冬季肾为主脏，咸味与肾相应，可增强肾的功能。但如果食咸过多很容易造成肾气过盛而克制心气。肾属水，心属火，五行之中水克火，太过则伤及心脏。所以冬季应适当少吃咸味食物，而多吃苦味食物以助养心。

五味宜五脏法

　　不同食味有其不同的特点：味酸的有收敛作用，味苦的有坚燥作用，味甜的有缓和作用，味辛的有发散作用，味咸的有软坚作用等。不同的颜色也与五脏有对应的关系，我们在下一节详述。

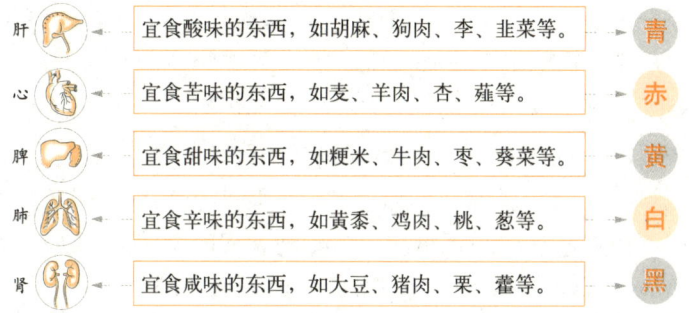

肝　宜食酸味的东西，如胡麻、狗肉、李、韭菜等。　青
心　宜食苦味的东西，如麦、羊肉、杏、薤等。　赤
脾　宜食甜味的东西，如粳米、牛肉、枣、葵菜等。　黄
肺　宜食辛味的东西，如黄黍、鸡肉、桃、葱等。　白
肾　宜食咸味的东西，如大豆、猪肉、栗、藿等。　黑

脏腑失调，五色当显
五色当五脏

人体生命的健康，和赤、白、青、黄、黑五种气色在人面部的显现有很大关系。中医认为，面部气色都是五脏六腑的余光显现，所以才产生面部金、木、水、火、土的详细分类。

● 人体与五色

《内经》根据五行学说，把五味与自然界众多的事物、属性联系起来。而在人体则以五脏为中心，五味、五色、五臭等皆与四时五脏相配属，由此发展衍生出了"五味所入""色味当五脏"等论述。五色之中，赤色属火，它是心之苗；青色属木，是肝之苗；黄色属土，是脾之苗；白色属金，是肺之苗；黑色属水，是肾之苗。这五种正常和异常的气色，都是体内五脏六腑生理或者病理状态的外显，是五脏六腑精微的外象。五色出现在异常的部位和异色呈现于面部，都是内脏病理变化的外在表象。人体一旦出现这些征兆，如果不及时调整和治疗，必将导致各种疾病的发生。

● 五色与内外五行相应

人体面部气色的正常与异常，都是体内五脏六腑各器官生理功能强弱在面部的全息反映呈现，是五脏六腑先天素质的强弱和后天发育的变化在面部和五官上的显现。中医在望诊时，首先要察其先天基础，观面部整体的格局，辨别外五行的参差，分析内五行的强弱。其后便是对人面部气色的研判了。人体面部所出现的五种气色，都各有它应出现的正常位置。如果出现的部位异常，必然反映内部五脏六腑生理功能的异常。如果相应部位的骨骼偏斜、塌陷，则说明内应的脏腑先天生理功能不足，机能不全，抵抗力弱，致使邪气侵袭，难免患上疾病。有疤痕、纹理粗乱，必然具有相应的生命力不佳的反应。掌握了各部位应当出现的正常非正常气色后，还要灵活地运用五行生克之理进行辨色诊断。五色除反映内五行、对应于内五行之外，它们还反映出疾病的属性和部分症状。例如青色和黑色所反映的是疼痛症；黄色和赤色表现的是热症；白色则表现的是寒症。所以这种色的变化趋势，对疾病的诊断是极其重要的。

五色关乎五脏

五色关乎五脏

"黑色出于庭,大于拇指,必不病而卒死。"天庭如墨烟,也就是"黑绕太阳神医难救"。火色出现在金地等症候,皆因体内元气严重衰败虚弱,贼邪病气容易长驱直入。

天庭直下,眉心区域之上的这一块范围,称为"阙上",是人体咽喉的反应区。这一区域如果出现病色,则反映咽喉区域器官组织的疾病。

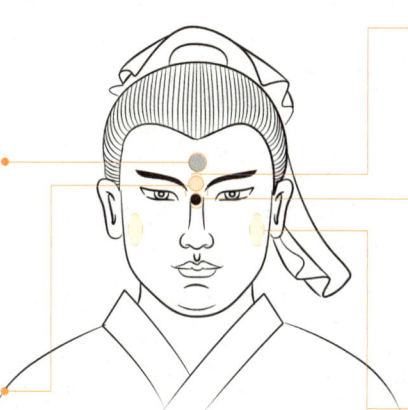

双眉中间的区域,别名为"阙",它对应的内脏是肺。肺主皮毛,当外感风寒时,此区域出现的色薄而泽,呈现其中。

从阙中直下,是鼻的根部,也称为"山根",古称"下极",此地是心脏的外部显象区。当此处出现病色时,反映出心脏的内部病变。

"赤色出两颧,大如拇指者,病虽小愈,必卒死。"当赤色出现在两侧颧骨上时,也称为"东西两岳现赤霞"。如果赤色范围大如拇指,则十分凶险。

五色的正常色和异常色

 赤

正常	异常
正常的赤色,就像白色的丝绸裹着鲜红的朱砂,红而润泽。	异常的赤色,像赭石一样,色虽赤但是带紫,表面色泽滞暗无光泽。

 青

正常	异常
正常的青色,应当像青色的玉石一样,青中透润。	异常的青色,则像蓝色无华。

 黑

正常	异常
正常的黑色,似重漆,黑而明泽。	异常的黑色,像草地的地衣,色虽黑而枯槁。

 白

正常	异常
正常的白色,应当像鹅的白羽毛一样,白而润泽。	异常的白色,则似海盐一般,白中带浊并有浮光。

 黄

正常	异常
正常的黄色,应当似白色的罗帕里裹雄黄,黄而明润。	异常的黄色,则像黄土一样,虽黄而枯。

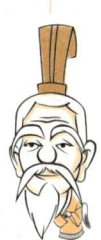

面部的天庭,是人体头部和面部器官组织的反应区,这一区域如果出现病色,说明头部或面部出现了病变。

特别提示

① 古人将面部各部位定了许多类别的异名,例如将鼻称为"明堂",两眉之间称为"阙",天庭称为"颜",两颊称为"蕃",耳门称为"蔽"。
② 古人根据五行和星象之理,将左耳名为金星,右耳名为木星,额名为火星,口名为水星,鼻名为土星。

一定要忌口吗
饮食的禁忌

"忌口"就是饮食禁忌，是中医治疗疾病、养生健体的重要组成部分。疾病不注意忌口会加重病情；服用药时不注意忌口，药物可能与食物发生某些物理或化学反应，使药物的效价降低，甚至还可能增加毒性。

饮食禁忌的原则主要来源于《内经》，后世又不断充实和发展。《内经》讲"忌口"，是按照食物的性味而定。凡体质偏热者，尤其是发烧、急性炎症者，应忌食热性食物，以免"火上浇油"；宜吃寒性食物，称为热症寒治。凡体质虚寒，特别是患胃寒、哮喘等症者，应忌食寒性食物，可进食热性食物，以温补寒。忽视食物的性味，不但食之于身体无益，而且会引起"上火"或"旧病复发"，导致并发症等不良后果。另外食物的味，一尝即可分辨，日常饮食中的五味调配得当，可增进食欲，有益健康。但饮食五味不能偏嗜，如太过或不及，必然会造成脏腑的偏胜偏衰而产生疾病。

● 四忌

忌口之说由来已久，历代中医都很重视忌口。具体地说，忌口分为"因病忌口""因药忌口""因时忌口"和"因体型忌口"。

（1）因病忌口。《内经》早在二千多年前，就提出有关饮食的禁忌问题，如肝病禁辛、心病忌咸、脾病忌酸、肺病忌苦、肾病忌甘苦等。后来人们又从实践中进一步总结出，糖尿病忌糖、忌盐；肾炎病人、浮肿病人忌盐；肝炎、肝功不全病人忌酒、忌脂肪；心血管病人忌高脂肪；尿毒症患者忌高蛋白；胃肠疾病者忌辛辣刺激性食物等。

（2）因药忌口。中药与食物虽同出一源，但它们所含成分不同，其性味与药理作用也就各异，若配合不当，则会降低疗效或失去疗效，甚至会增加中药的毒性反应。所以中医也有用药禁口的主张。

（3）因时忌口。依据中医"天人合一"，人体也是一个小天地的理论，用药忌口，不仅要辨证，同时还要因时，比如春季多湿，忌寒湿之品；夏季多暑，忌辛热煎炒之食；秋季多燥，忌食损津香燥之品；冬季多寒，忌食生冷寒凉之物。

（4）因体型忌口。壮热之体忌肥肉多糖、咸食之品；阴虚火旺之体忌辛热香燥之食；阳虚之人忌寒湿之物；湿重之人忌油腻之食等。

食物性味与饮食禁忌

五行与饮食禁忌

肝病禁辛，心病禁咸，脾病禁酸，肾病禁甘，肺病禁苦。五脏分属五行，肝属木，心属火，脾属土，肺属金，肾属水。五行相克的关系是金克木，水克火，木克土，火克金，土克水。而五行与五味的对应关系是金味辛，水味咸，木味酸，火味苦，土味甘。

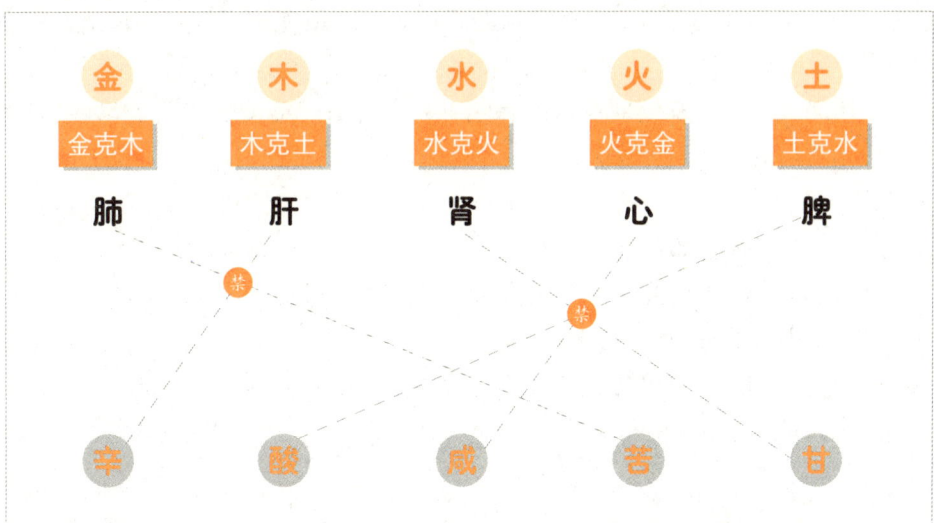

食物性味与饮食禁忌

辛走气	辛入肺,辛主散,气病多食辛则耗散太过,气愈加受伤,故禁多食辛。
咸走血	咸走血，咸主润，过则凝涩而耗，故血病多食咸则血被耗损，凝涩不行，所以血病禁多食咸。
苦走骨	苦走骨,苦本火之味,苦味太过则从火化；肾主骨，过苦则火气胜水，肾伤则骨无所生，故骨病禁多食苦味。
甘走肉	脾主肉，在味属甘，肉病过食甘味，甘味太过则滞塞脾气；脾运不行，肉无从生，故肉病禁过食甘味。
酸走筋	筋病禁多食酸，因为酸本肝之味,肝主筋，气条达，酸味主收，太过则伤肝条达之气；肝伤则筋失养，因此筋病禁多食酸。

谨察阴阳所在而调
病后调养

治病之道，光靠药物与医生是不够的。尤其是病后的调养，需要采用药物之外既积极又科学的调养方法，才能获得最理想的效果。

● 调养五要

（1）要保持乐观的情绪。快乐的心境能够缓和紧张情绪，使气血运行通畅。

（2）要保证足够的睡眠。充足的睡眠能使体力得到足够的恢复，增强自身的抗病能力。

（3）要注意饮食的调节。病后应以清淡饮食为主，少吃多餐，以免增加胃肠负担。

（4）要注意动静结合。以静为主，同时可根据身体状况，做一些小运动量的活动。

（5）要保持居室的空气流通。适宜的温度、湿度及充足的阳光，对病后的调养极为重要。

● 避免"食复"

人在大病初愈之时，常以谷、肉、果、菜等调补滋养；但如果调养失宜，却极易使疾病复发，《内经》称之为"食复"。《内经》把造成食复的因素分为三方面：

（1）脾虚不耐。病后人的脾胃多处于虚弱状态，若马上食用油腻的食物或勉强多食，会使尚未复原的脾胃、元气受损，这样很可能进一步加重病情。

（2）补不辨体。人病后一般体质虚弱，营血不足，阳衰气弱，如果一味大补，会加重机体内部的不平衡，也会导致疾病复发。

（3）闭门留寇。这又是什么意思呢？打个比方，如外感热病，虽发热已退，但这时胃气已伤了；若太快大补，会导致食滞气机，而造成"闭门留寇"。

合理营养是预防食复的主要方法。首先，病后饮食调养要顾及脾胃之气，以醒胃气为原则。在疾病初愈之际，既要注意增加营养以增补正气，但又不可恣意进食。应视脾胃的具体情况，选择相适宜之品，适当地摄入。

病后调养方法

病后调养"四要点"

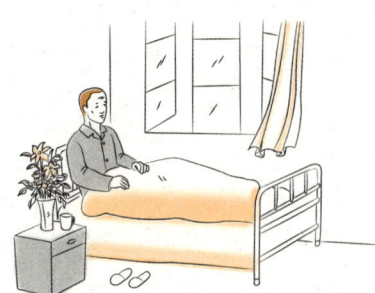

房间要注意通风,保持空气新鲜。室内温度、湿度要适宜,温度以11~22℃为宜,湿度保持在50%~70%为宜。

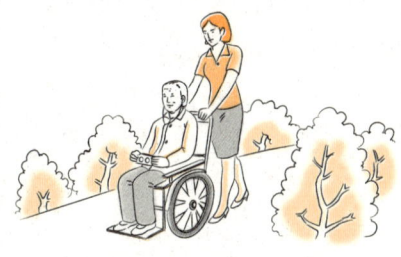

要设法解除病人的精神负担,让病人多做一些愉快的事情。可在医生的指导下,做一些力所能及的体能运动。活动量一般以身体不感到不适为度,切忌疲劳。

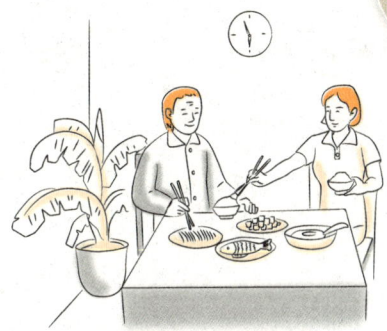

调养期间要注意加强营养,但营养要合理,饮食要规律。要定时定量,多吃些营养丰富又易于消化的食物。

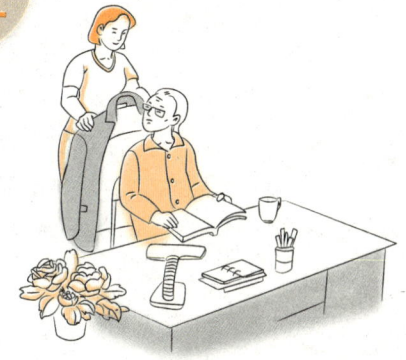

病后人的体质虚弱,易感冒。要遇寒加衣,遇热减衣,以防感冒使病情复发或加重。

古人饮食的四大禁忌

| 春不食肝 | 夏不食心 | 秋不食肺 | 冬不食肾 | 四季不食脾 |

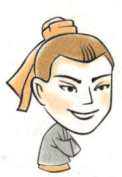

春天为什么不能吃肝?不是吃什么补什么吗?

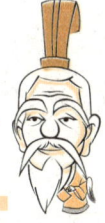

春天的时候,肝气很旺,脾气较虚弱。如果春天吃肝,岂不是肝气更旺、脾气更弱?春、夏、秋、冬四季的禁忌,就是这个道理。

第八章 形神合一的情志养生

人的心理活动，《内经》将其统称为情志，或叫作情绪，它是人在接触和认识客观事物时，人体本能的综合反应。合理的心理保健是人体健康的一个重要环节。

本章图解

"七情"

"神"在人体居于首要之位

养神之道

七情致病

五脏损，七情伤

形与神俱

情志活动属于人类正常生理现象
认识五志

> 喜、怒、悲、忧、恐等情态反应，是人们在认知客观事物的过程中对其是否合乎自己心愿或需要而产生的内心体验的自然流露。

● 认识情志

情志，是指人的喜、怒、忧、思、悲、惊、恐等七种基本情绪。任何事物的变化都有两重性，既能有利于人，也能有害于人。同样，人的情绪、情感的变化，亦有利有弊。但在正常情况下，七情活动对机体生理功能起着协调作用，不会致病。七情六欲，人皆有之，情志活动属于人类正常生理现象，是人对外界刺激和体内刺激的保护性反应，有益于身心健康。

人的心理活动，《内经》将其统称为情志，或叫作情绪，它是人在接触和认识客观事物时，人体本能的综合反应。合理的心理保健是人体健康的一个重要环节，在人生中有重要价值，自古以来就被人们所瞩目。综观《内经》，无论是对身心疾病的社会心理致病因素、发病机制的认识，还是对身心疾病的诊断和防治，都有许多精辟的论述，并已形成一定的理论体系。比如在形神关系方面，《内经》已认识到：形生神而寓神，神能驾御形体，形神统一，才能身心健康，尽享天年。要求人们做到自我控制精神，抵制或摆脱不良情绪的干扰。

● 五志与五脏

《内经》认为，人有喜、怒、悲、思、恐等精神情志活动，这是五脏功能的表现。五志与五脏的关系是，心主喜，肝主怒，肺主悲，脾主思，肾主恐。然五志的活动必须在心神的统摄之下才能正常进行。因心在脏腑功能活动中属于起主导作用的"君主之官"，"主明则下安……主不明则十二官危"。如心神一旦错乱，或喜怒无常，或悲思太过，或惊恐万状。五志本属于正常的情志活动，但如果宣泄太过，同样也可以致病，因此，我们在生活中一定要注意调摄情志。

"七情"

"七情"与五脏的关系

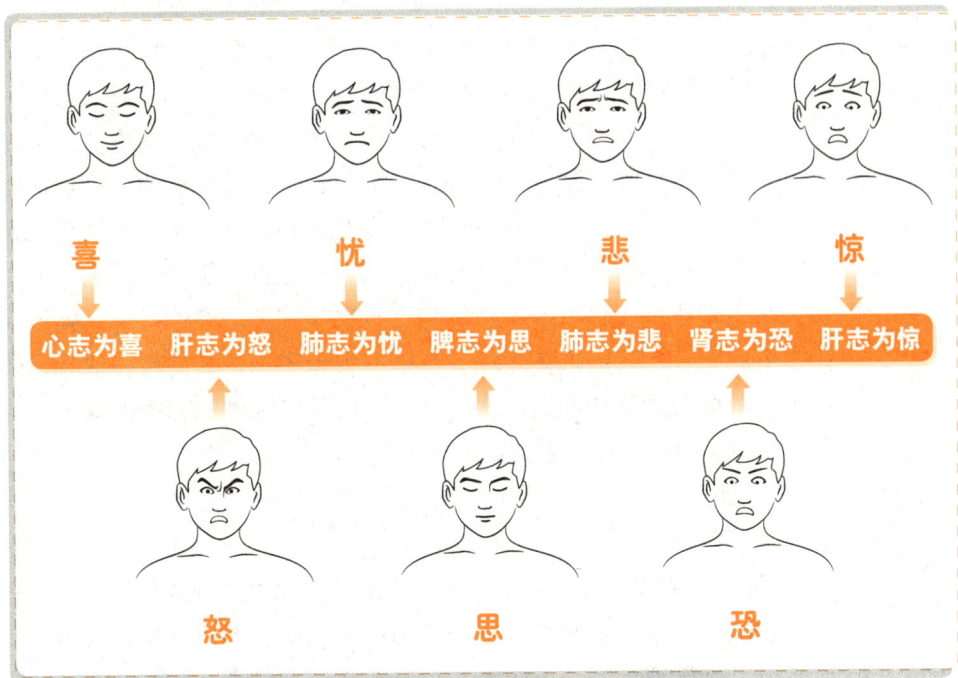

百病生于气

喜则气缓	过喜而致心气涣散,神不守舍,甚至会表现出精神无法集中、心神恍惚、嘻笑癫狂等症。
怒则气上	暴怒激发肝气,使之郁勃上冲,并引起气血奔迫于上,出现眩晕头痛、面赤耳鸣、昏厥等症状。
悲则气消	过度悲忧会伤肺气,导致形体憔悴、毛发枯萎、精神不振、生气索然等病态表现。
恐则气下	过度恐惧而使肾气失固,气泄于下。如果不能自制,则可因人而异出现两便失禁、精滑遗泄等症状。
惊则气乱	猝然惊吓而引起的气机逆乱,与胆气不壮相关,严重者可影响肝、肾两脏,出现惊厥、失精等症状。
思则气结	常由思虑过度而伤及心脾,引起气机郁结。可出现心悸少寐、不欲饮食、脘腹闷胀等心脾两伤的表现。

形神合一的情志养生 认识五志

生命现象的总称
什么是"神"

> 神是人的生命活动现象的总称,它包括精神意识、知觉、运动等,以精血为物质基础,是血气阴阳对立的两个方面共同作用的产物,并由心所主宰。

"神"是由先天之精生成的,当胚胎形成之际,生命之神也就产生了。神在人身居于首要地位,唯有神在,才能有人的一切生命活动现象。人的生命活动概括起来可分为两大类:一类是以物质、能量代谢为主的生理性活动,另一类是精神性活动。《内经》认为在人体统一整体中,起统率和协调作用的是心神,只有在心神的统率调节下,生命活动才表现出各脏器组织的整体特性、整体功能、整体行为、整体规律。也就是说,人的形体运动,受精神意识支配;人的精神状态,同样也与形体功能密切相关。在同样恶劣的环境条件下,精神意志坚强的人,身心遭受的损害会比意志薄弱者轻得多。

● "神"与气血

"神"的表现首先在于气血。因为气血是化生精神的基础物质,所以气血的多少与人的精神状态息息相关。气血充盛,则神志精明;气血不足,则精神萎靡。正如《内经》里说:"血气者,人之神。"可见,人体的精神活动正常与否,要以气血的功能活动为前提。若气血生化有障碍,运行、输布失调,皆可影响"神"的活动。

● "神"与五脏

"神"与五脏也是息息相关的。五脏藏精而化生神。如《内经》里说"肝藏血,血舍魂""心藏脉,脉舍神""肺藏气,气舍魄""肾藏精,精舍志""脾藏营,营舍意"。这里的魂、神、魄、志、意,都属于人的精神活动范畴,但它们分别依赖于五脏所藏的物质基础,即血、气、脉、营、精,如果五脏功能正常,精气充足,人便精神充沛。然而《内经》说"五脏藏神",不等于说各脏器分别产生某种精神活动,而在于强调人体内部有承担心理活动的统一系统。"神"是在全部生理活动的基础上产生的最为高级的机能,它是脏器间的整体协同作用,是产生精神活动的先决条件。如果各脏器不能协调平衡,则不可能有正常的神志活动。

"神"在人体居于首要之位

形神合一的情志养生　什么是「神」

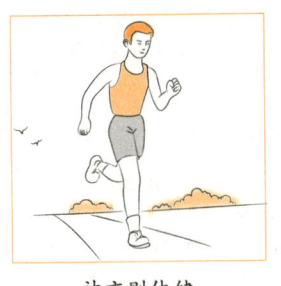
神壮则体健

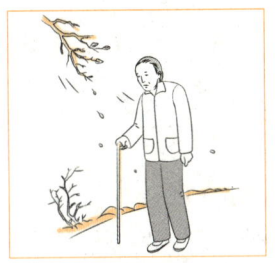
神衰则体弱

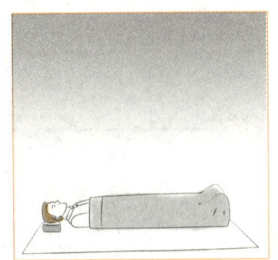
神去则身死

神

情志与自然环境

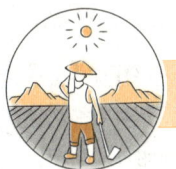 夏在志为喜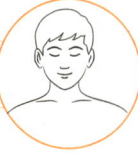

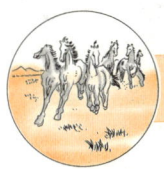 春在志为怒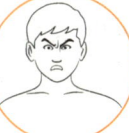

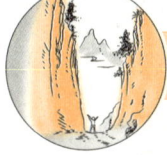 秋在志为忧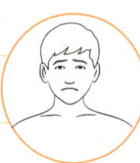

 长夏在志为思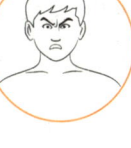

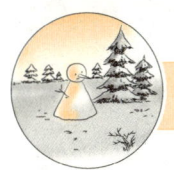 冬在志为恐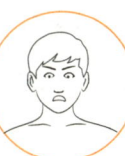

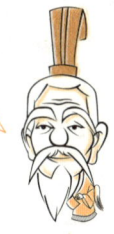

> 这些情志上的变化，我们都可以用调神的方法加以调节，因为调神能调节阴阳，调节内脏功能，进而达到调节情志的作用。

　　四季不同，情志和心理亦不同。尤其是异常剧烈的气候变化，更易对人的情绪产生明显的影响。如阴雨连绵之时，人会感到忧郁、闷闷不乐；风和日丽或春光明媚之时，人就会感到心情舒畅，容易充满生机。又如内因性抑郁型精神病，以秋天多见；躁狂型精神病则以春天多见。

神宜静，而不宜躁
养"神"之道

> 养生必须养神，因为神是生命的主宰。只有精神永远保持乐观、开朗，体内气血才能正常运行。

● "静则神藏，躁则消亡"

这是《内经》里的一句话，即神宜静，而不宜躁的意思。《内经》是第一次从医学的角度提出了静神防病的思想，如《素问》里说："恬淡虚无，真气从之；精神内守，病安从来。"这里的"恬淡虚无"，主要是对安静而言，思想安静，神气内持，邪气不能侵害。同时书中还仔细分析了前人的静养思想，从实际出发，给"静神"赋予了新的内容。清静，一般是指精神情志保持淡泊宁静的状态，因神气清净而无杂念，可使真气内存，达到心神宁静的目的。

另外"精神内守，病安从来"是《内经》中关于养神的一条重要原则。所谓"精神内守"，主要是指人对自己的意识思维活动及心理状态进行自我锻炼、自我控制、自我调节，使之与机体、环境保持协调平衡而不紊乱的能力。"内"对外而言，"守"是坚守、保持的意思。"精神内守"，强调了内环境——精神的安定对人体健康的重要作用。

● "四气调神"

（1）春季调神。春天的三个月，是自然界万物推陈出新的季节，在精神上，一定要使自己的情志生机盎然。在春天只能让情志生发，切不可扼杀。

（2）夏季调神。夏季的三个月，是万物繁荣秀丽的季节，天气与地气上下融汇，万物成熟结果。人们此时在精神上易厌倦，但夏主长气，人气不宜惰，应保持情志愉快不怒。

（3）秋季调神。立秋后阴气始盛，阳气始衰，气候由热转凉，人体之阳气亦开始收敛，此时在精神方面，要使神气内敛，志意安宁，不使志意外露。

（4）冬季调神。冬天的三个月，阳气潜藏，阴气盛极。此时，在精神方面，要使志意内藏不宜外露，像有私意存于胸中不欲吐露告人一样。

养神之道

养神 1 不时御神

不善于控制自己的精神，为贪图一时的快乐，违背生活规律而取乐，则有害于身心健康，促使人体过早衰老。

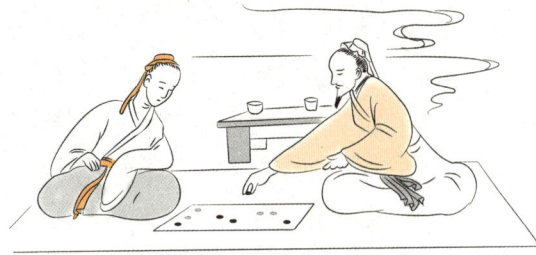

养神 2 高下不相慕

减少私心杂念，见素抱朴，少私寡欲。只有少私寡欲，精神才能守持于内。一个私心太重、嗜欲不止的人，他的精神一定不能够安静下来。

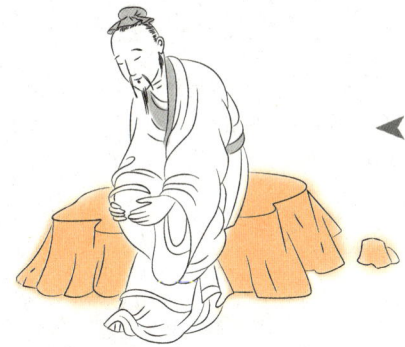

养神 3 抑目静耳

眼耳是神接受外界刺激的主要器官，其功能受到神的主宰和调节。目清耳静则神气内守而心不劳，若目驰耳躁，则神气烦劳而心忧不宁。

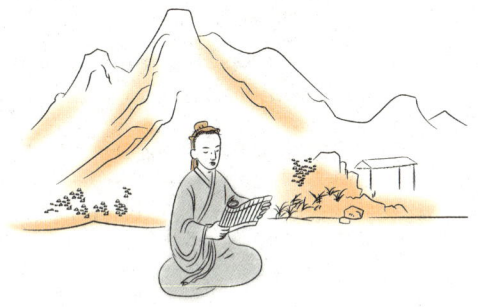

养神 4 凝神敛思

凝神敛思是保持思想清静的良方。反之，正如养生家孙思邈所说："多思则神殆，多念则志散，多欲则志昏，多事则形劳。"

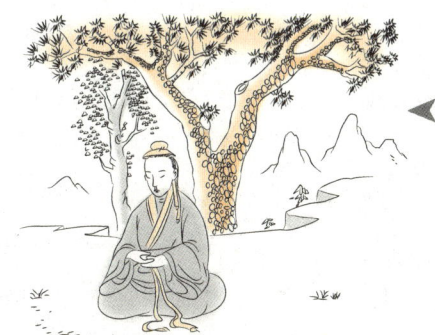

情志疗神

喜伤心者	← 以恐胜之	思伤脾者	← 以怒胜之
悲伤肺者	← 以喜胜之	怒伤肝者	← 以悲胜之
恐伤肾者	← 以思胜之		

形神合一的情志养生　养「神」之道

喜怒无常，过之为害
五志太过对人体的影响

五志太过可致病。主要指两种情况：一种是情绪波动太大，过于激烈，往往很快致病伤人；另一种情况是某种情绪持续时间太长、过久，也会致病伤人。

● 损伤脏腑

《内经》指出，"喜怒不节则伤脏"，说明情志不加节制会损伤脏腑功能。具体地说就是："怒伤肝、喜伤心、思伤脾、忧伤肺、恐伤肾。"但实际上并不是一情只伤一固定脏腑，既可一情伤几脏，又可几情伤一脏。如思虑过度可影响脾的消化吸收功能，同样悲忧太过亦能影响脾，导致食欲不振、脘腹胀满。又如大喜会伤心，而由于"心为五脏六腑之大主"，心受伤，人体的整个功能皆会受损。

● 影响气机

气机，是气的运动的根本形式，人体脏腑经络气血津液的功能活动及相互联系，都有赖于气机的升降出入。而情志致病，首先是扰乱气机，并会导致气机升降失常，气机郁滞，运行不畅；此外，消、缓、乱，亦是气的运行障碍。可见，七情太过对于人体气机的影响是很严重的，许多疾病的发生皆与七情刺激引起气机失常有关。

● 精血亏损

《内经》说"怒则气逆，甚则呕血及飧泄"，说明暴怒可致血随气逆，发生呕血。《内经》又说："恐惧而不解则伤精……精时自下"，这里的精时自下，即是恐惧太过，五脏所藏之阴精失去统摄，耗散不止。《医学入门》也指出"暴喜动心不能主血"，意思是过喜则使气血涣散，血行不畅。此外，过分思虑，既可耗伤心血，又能影响食欲，造成气血生化不足，皆可使精血亏损。

● 阴阳失调

《内经》认为情志过激，可损阴伤阳。书中又说："大惊卒恐，则气血分离，阴阳破败。"阴阳破败，也就是阴阳失调。而阴阳协调，是维持人体生命活动的基本条件，"阴平阳秘，精神乃治，阴阳离决，精气乃绝"。

七情致病

喜　我们这里说的"喜"指的是狂喜。如果是突然的狂喜，便会导致"气缓"，即心气涣散，血运无力而瘀滞，同时也会出现心悸、心痛、失眠、健忘等一类病症。成语"得意忘形"，足能说明由于大喜而神不藏，不能控制形体活动。可见过喜对人体健康不利。

忧　忧愁、苦闷、担心，表现在情绪上，失去欢乐，悲伤恸哭，气怯神弱。轻者，愁眉苦脸，闷闷不乐，寡言少语，忧郁寡欢，意志消沉，独坐叹息；重者，难以入眠、精神萎颓或紧张、心中烦躁，并会导致咳喘、噎逆、呕吐、食呆、失眠、便秘、阳痿、癫痫等症，甚至诱发癌症或其他疑难重症。

怒　暴怒或怒气太盛。可表现为暴跳如雷、拳打脚踢、伤杀人畜、毁坏物品。轻者会肝气郁滞，食欲减退；重者便会出现面色苍白、四肢发抖，甚至昏厥死亡。当然，若是轻度的发怒，则会利于情绪的抒发，有益于健康。

思　思是集中精神考虑问题，但思虑过度也会导致多种病症。其中最易伤脾，脾胃运化失职，则食欲大减，饮食不化，故中医有"思虑伤脾"之说。长期从事脑力劳动、大脑高度紧张的知识分子，易患心脑血管疾病和消化道溃疡病，这和中医学的"思虑损伤心脾"的理论是一致的。

悲　悲伤、悲痛、悲哀。感到非常难过和伤心，伤心到极点便会变成沮丧和绝望。若悲哀太甚，可致使心肺郁结，意志消沉。正如《内经》所说："悲则气消。"悲痛欲绝，还能引起昏厥或突然死亡，容易悲伤的人比其他人更容易得癌症或别的疑难重症。

惊　突然遇到意外、变故，心理上骤然紧张。受惊后便会表现颜面失色、神飞魂荡、目瞪口呆、冷汗渗出，肢体运动失灵，或手中持物失落，重则惊叫，神昏僵仆，二便失禁等。

恐　恐惧不安、心中害怕、精神过分紧张。严重者亦可导致神昏、二便失禁。《内经》认为，恐惧过度则消耗肾气，使精气下陷不能上升，升降失调而出现大小便失禁、遗精、滑泄等症，严重的会发生精神错乱，癫病或疼厥。

> 在正常的情况下，七情一般不会使人致病。只有突然、强烈或长期持久的情志刺激，超过了人体本身的正常生理活动范围，使人体气机紊乱，脏腑阴阳气血失调，才会导致疾病的发生。

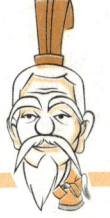

形神合一的情志养生　五志太过对人体的影响

千般疢难，不外情志
五脏虚实对情志的影响

> 七情是脏腑气血阴阳功能活动在精神情志方面的外在表现，而脏腑气血阴阳失调，又可产生异常的情志变化。

● 心对情志的影响

心主血藏神，在志为喜，心有推动血液运行、主宰人体生命活动和精神、意识、思维活动的作用。血是神志活动的物质基础，心为五脏六腑之大主，精神之所舍，担任接收信息、产生情绪的作用。心在志为喜，喜属心情愉快的情绪表现。所以，心和血是产生喜的生理和病理基础。

● 肝对情志的影响

肝主疏泄，藏血藏魂，在志为怒，肝有贮藏和调节血流量、疏通全身气机、调节情志的作用。气机调畅，则情志舒畅，心情开朗；若肝失疏泄，肝气郁结，可使人心情不舒，郁郁不乐，多愁善虑；若肝气亢奋，则急躁易怒。肝在志为怒，怒是情绪激动的情志表现，一般属不良刺激引起，如果过怒则会引起肝气上逆，而肝气上逆又是产生怒情志的生理和病理基础。

● 脾对情志的影响

脾主运化，在志为思，《灵枢·本神》说"因志而存变谓之思，因思而远慕谓之虑"，因此，思是正常的思维活动。但思虑过度，所思不遂，则可影响气机升降出入，而致气结为病。所以，脾及其化生的水谷精气，是产生思情志的生理和病理基础。

● 肺对情志的影响

肺主气藏魄，在志为忧，忧、悲同属肺志。忧是愁苦忧虑，悲是悲哀的情绪表现。一般来说，悲自外来，忧自内发。二者虽略有不同，但对人体生理活动的影响是大体相同的，所以悲和忧同属肺志。悲、忧动于心而肺应。因此肺和心是产生悲、忧情志的生理和病理基础。

● 肾对情志的影响

肾藏精，在志为恐，恐是害怕、畏惧，是人体对某些事物惧怕的一种精神状态。恐与惊相似，同属肾志。但惊为不自知、事出突然而受惊；恐为自知。肾、心、肝、胆、胃均是产生恐的生理和病理基础，尤其是心、肾，都可以引起恐惧的刺激，作用于心而肾应，产生恐惧。

五脏损，七情伤

心理特征和身体素质与情志致病的关系

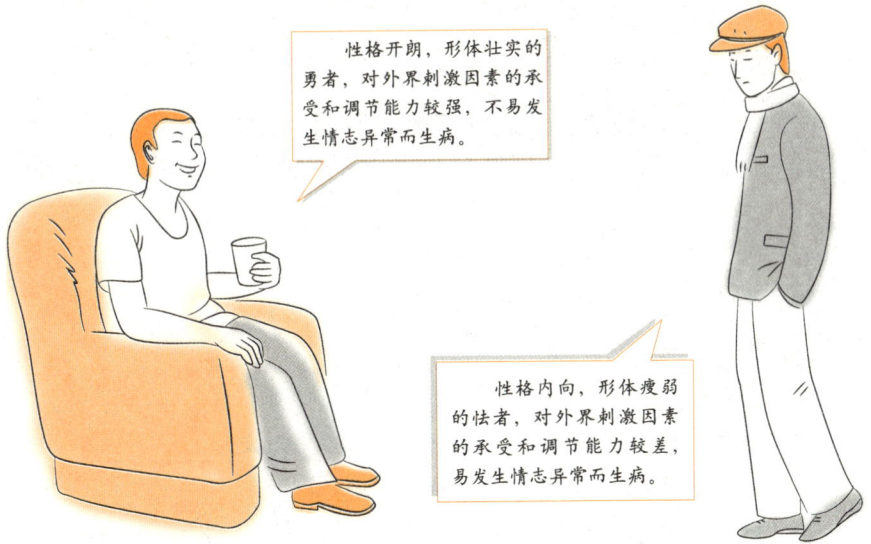

性格开朗，形体壮实的勇者，对外界刺激因素的承受和调节能力较强，不易发生情志异常而生病。

性格内向，形体瘦弱的怯者，对外界刺激因素的承受和调节能力较差，易发生情志异常而生病。

脏腑的虚实与情志的变化

心神受损又可涉及其他脏腑。郁怒伤肝，肝气横逆，又常犯脾胃，出现肝脾不调、肝胃不和等。肝郁化火，气火上逆，还可导致木侮金，即肝火犯肺等。

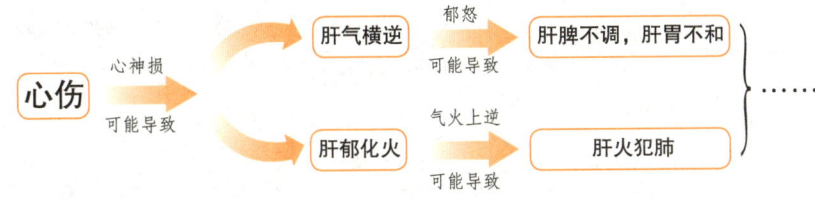

特别提示

七情是脏腑气血阴阳功能活动在精神情志方面的外在表现，而脏腑气血阴阳失调，又可产生异常的情志变化。如《灵枢·本神》说"肝气虚则恐，实则怒""心气虚则悲，实则笑不休"。《素问·调经论》说"血有余则怒，不足则恐"。肝气郁结的人常表现为抑郁不乐，而肝郁化火则常心烦易怒。所以，脏腑气血阴阳功能失调，可影响人体的心理承受和调节能力，容易出现情志过激或过久不良的情志作用而致病。

身心并治之基础
形神合一

> 人人都向往健康长寿，但通常大家都比较关心自己的躯体状态，而对心理上是否健康、精神状态如何却多有忽略。而《内经》是将形体的强健与精神的安泰摆在同等重要的位置，并且认为这是达到健康长寿目的的唯一途径。

情志养生是中医养生学里极为重要的内容之一，是在《内经》"形神一体"观的指导下，根据个人的形神气质类型，综合运用各种调神的方法，从自我调摄的角度去塑造和维持一种积极向上、健康稳定的心理状态，以适应周围环境，并尽可能避免或消除各种不良刺激对人体的影响，保持心身处于健康的状态。

● "形神一体"观

精神调摄之所以对人的健康有如此重大的意义，这是因为中医早已经充分认识到精神因素对人体的生理状况有着直接的影响，并构建了其颇具特色的"形神一体"观念。

"形"，是指人的躯体及其所有的器官组织；"神"，主要指人的意识、思维、情感等精神活动。"形神"关系曾经是中国古代先哲长期争论的一个哲学命题，但古代医学家认为它们是浑然一体的。《内经》认为人的精神活动必须依赖于脏腑正常活动时所产生的具有营养作用的精微物质。"精充则形健，形健则神旺""未有形气衰而神能王（旺）者，亦未有神既散而形独存者"，这是中医"形神一体"观中精神活动必须根植于精气、依赖于形体而存在的一方面。

古人通过长期的观察，将人们对外界事物主观感受的七种情态反应称为"七情"，并纳入了五脏系统模式。当人们突然遭遇某种强烈的精神刺激或对某一长久持续的精神创伤无法释怀，其情志活动超越机体所能承受或自我调控范畴时，就会严重干扰人体正常的生理状态，直接影响脏腑的生理功能，中医将此称为"内伤七情"。此外，由于脏腑的虚实病变，也会表现出异常的情态反应。而这些偏激的情志活动与脏腑功能的伤损也存在着某种特定的相关性。所谓"心气虚则悲，实则笑不休""肝气虚则恐，实则怒"等，就是基于情志活动与脏腑活动的特异性联系，并经数千年中医实践的验证而总结出来的客观规律。

形与神俱

精、气、神为人身"三宝":精为基础,气为动力,神为主宰,构成"形"的有机整体。

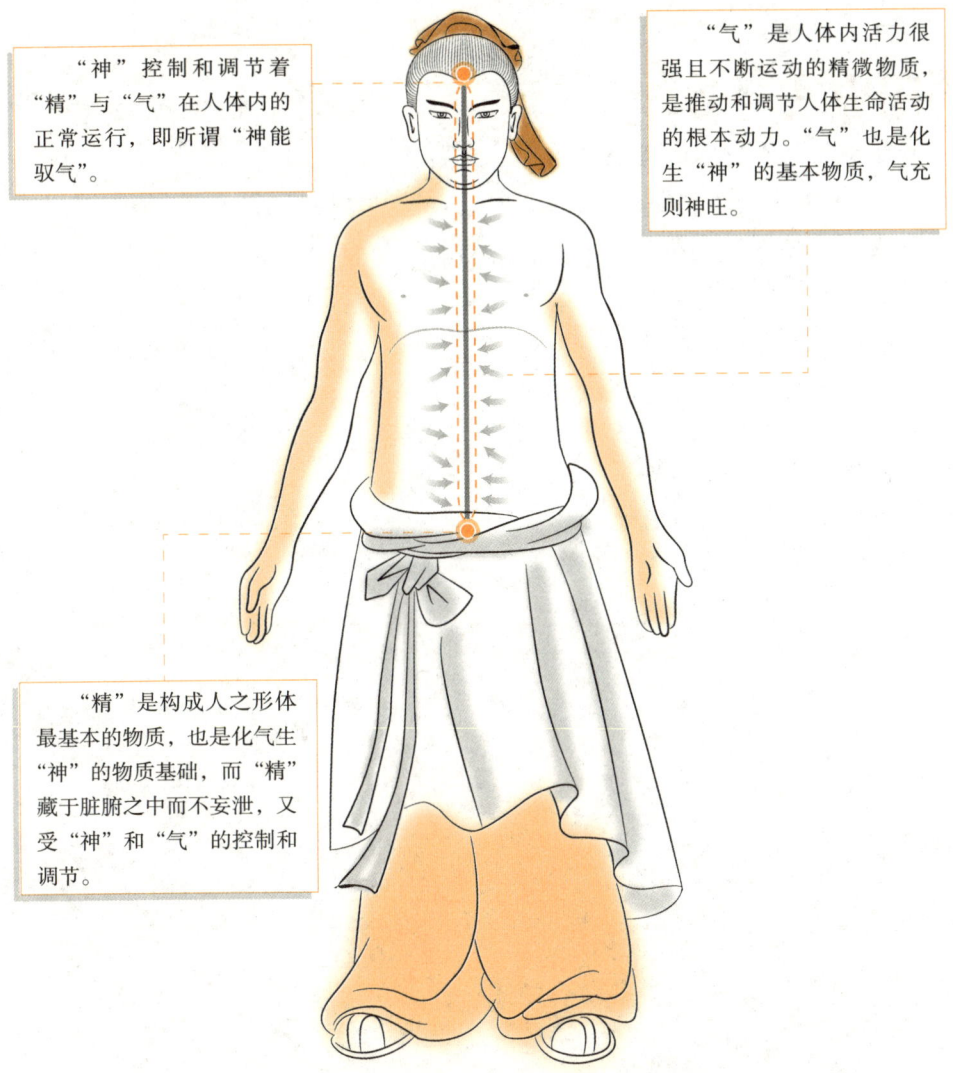

"神"控制和调节着"精"与"气"在人体内的正常运行,即所谓"神能驭气"。

"气"是人体内活力很强且不断运动的精微物质,是推动和调节人体生命活动的根本动力。"气"也是化生"神"的基本物质,气充则神旺。

"精"是构成人之形体最基本的物质,也是化气生"神"的物质基础,而"精"藏于脏腑之中而不妄泄,又受"神"和"气"的控制和调节。

形神合一的情志养生　形神合一

名词解释

形神一体
即是形体与精神的结合与统一。在活的机体上,形与神是相互依附、不可分离的。形是神的藏舍之处,神是形的生命体现。神不能离开形体而单独存在,有形才能有神,形健则神旺。而神一旦产生,就对形体起着主宰作用。形神统一是生命存在的保证。

第九章
阴阳虚实与梦境

梦暴露一个人的内心世界，是一种特殊的精神现象，常是自我的一种诉说。人在清醒时，由于外界大量讯息的干扰，精神紧张，无法看清事情及自己真正的需要；而在睡眠中，外界刺激暂时中断，精神放松，很多内在的讯息才能接收。其实梦就是一种生活的投射与试验。

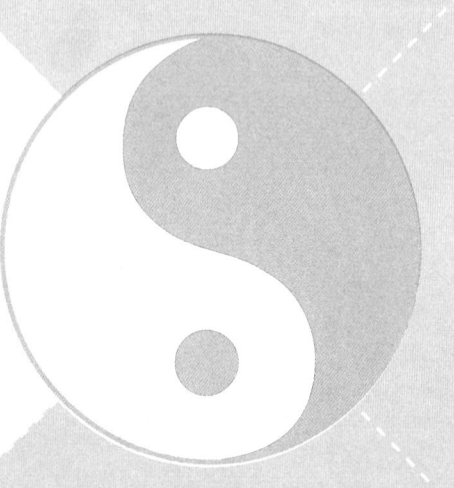

本章图解

三种致梦因素

燮理阴阳

气盛与梦境

气虚与梦境

邪寓之梦，五脏虚实的体现

气血不畅而致梦

阴阳虚实与梦境

梦是由外邪刺激而产生

梦的发生

做梦是睡眠中常有的现象。在睡眠时，大脑皮质神经细胞绝大部分已处于抑制状态，获得休息的机会。但抑制是深、浅不同的，其区域也是有大有小的。当大脑皮质处于局部的、不完全的或含有兴奋点（区）的抑制状态时，周围环境与身体内部的刺激传向大脑，便可以产生不正确的反应。而强弱、范围、久暂不等的脑细胞群的活动，就可以产生形形色色、变幻莫测的梦境。由此可见梦是人在睡眠状态下的一种特殊的意识活动，由于它发生得不自觉，内容虚幻离奇，所以一直是现代科学重点研究的对象，而梦在医学上也有其重要的地位。

《内经》最早提出做梦也可因生理因素而引起。比如《内经》中曾有"阴气盛则梦涉大水而恐惧，阳气盛则梦大火而燔灼……甚饥则梦取，甚饱则梦予，肝气盛则梦怒""长虫多则梦相击毁伤"等论述。又如在夜眠时掀动被褥，腿部受凉可梦洗足涉河；一臂置胸，可梦有人按扑、胸闷难忍；膀胱积尿充盈时，可梦到欲小便而寻找厕所，或与梦中情人交合。此外冠状动脉硬化患者、供血不足者，可梦见有人追逐，呼喊不已。心脏有病的人多常梦见从高处跌下或悬挂于空中等。《内经》一般将生理因素致梦归纳为以下五种原因。

（1）体内阴阳之气的缺少或过量。我们知道梦是睡眠中的不安稳状态。睡不安稳常常会因体内的阴阳之气缺少或过量造成。在睡眠中由于缺少某种"气"，而使睡眠处于不安稳状态，从而出现梦境。

（2）五脏之气过盛。古代医家认为五脏之气过盛也是致梦的一个生理因素，所谓"肝气盛则梦怒，肺气盛则梦恐惧、哭泣、飞扬，心气盛则梦善笑恐畏，脾气盛则梦歌乐、身体重不举，肾气盛则梦腰脊两解不属"等。

（3）内脏感通致梦。梦是"内脏所感"或"心所感通"造成的。口渴的人梦见水，饥饿的人梦见食物，都证明内部感觉是可以致梦的。

（4）气血有余致梦。与上面几种观点密切联系的是，古人还有一种观点，即梦是由于体内血气有余而产生的。

（5）疾病致梦。《内经》同时还认为，生理疾病是人做梦的一个重要原因。疾病致梦在现代医学中也是有充分的科学根据的。在以上几个生理因素中疾病致梦是最容易"参验"的，因此它的可靠性也就最大。

三种致梦因素

其实不仅物理因素和生理因素可导致做梦，心理因素也同样可导致做梦。那么又有哪些心理因素会引起人的梦境呢？概括起来大致有：感知、记忆、思虑、情感、性格这几种，它们都会影响梦的产生及梦的内容。但最多的还是思虑、情感、性格这三种。

1 情感致梦

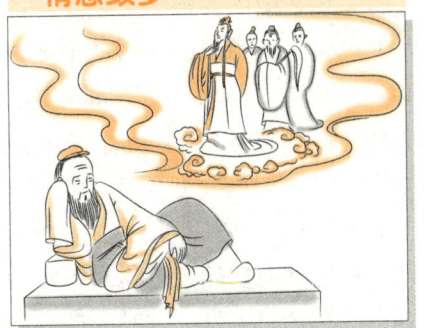

"唐玄宗好祈坛，则梦轩辕黄帝。"东汉王符所说的"性情之梦"，《列子》中所言的"喜梦""惧梦""噩梦"均属于情感引起的梦。晋代的张湛亦云："昼无情念，夜无梦寐。"由此可见情感是致梦的一个重要因素。

2 思虑致梦

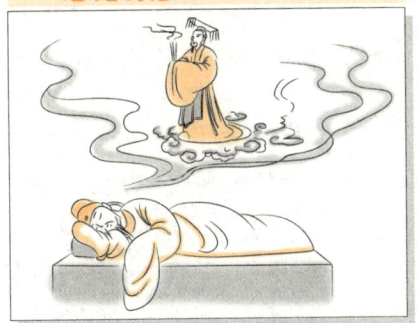

"孔子生于乱世，日思周公之德，夜即梦之。"日有所思，夜有所梦，古人认为"昼想"与"夜梦"是密切相关的。我们的夜间之梦其实就是白日"思"的延伸、继续。另外，梦既可由思虑引起，也可由感知、记忆引起。其实人的整个认知过程都是梦境的来源。

3 性格致梦

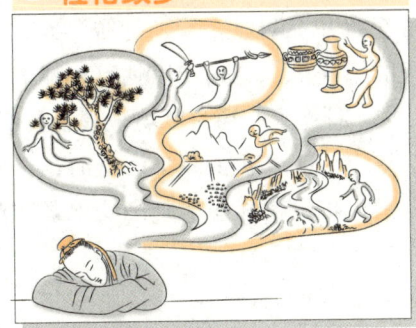

"好仁者多梦松柏桃李，好义者多梦刀兵金铁，好礼者多梦簋笾笾豆，好智者多梦江湖川泽，好信者多梦山岳原野。"

古人还认为人的性格对梦的内容有很大的影响。所谓"骄吝之心"的人，在梦中就会争强斗胜；而具有"忮求之心"的人，在梦中亦会追名逐利。说明了梦对人性格的依存性。总之，不同的性格对梦境中的内容有不同影响。

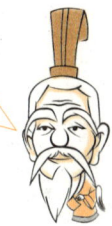

正常人是很少做梦的。如果是经常、反复、规律出现的梦，就说明你的机体阴阳出现了偏盛或偏衰。

特别提示

邪气侵入也是致梦的重要原因。邪气从外侵袭体内，流窜于肺脏，而与营卫之气一起流行，随着魂魄一起飞扬，导致精神不安，神不安则做梦。

阴阳虚实与梦境　梦的发生

阴阳虚实与梦境

梦象的阴阳属性是体内阴阳关系的反映
阴阳与梦

● **脏气阴阳盛衰与梦**

　　神秘莫测的梦境究竟是怎样产生的？不同的梦境是否各自说明些什么，预兆着什么？数千年来，人们一直试图用各种学说来解开这个谜。显然，梦是一个极其复杂的人生现象，它的形成原因也是极其复杂的。而两千多年前的《内经》则从人的身体状态，从阴阳脏气的盛衰，来说明一些梦的形成，亦如《内经·灵枢·淫邪发梦篇》中记载："肺气虚则使人梦见白物，见人斩血藉藉得其时则梦见兵战。肾气虚则使人梦见舟船溺人，得其时则梦伏水中，若有畏恐。肝气虚则梦见菌香生草，得其时则梦伏树下不敢起。心气虚则梦救火阳物，得其时则梦燔灼。脾气虚则梦饮食不足，得其时则梦筑垣盖屋。此皆五脏气虚，阳气有余，阴气不足。"这无疑揭示了部分梦境产生的根源与身体阴阳的变化和脏气盛衰有着直接或间接的联系。

● **梦境的提醒**

　　今天，医学专家们经过长期研究发现，除去心理因素的原因，某些反复呈现的噩梦确实具有预兆疾病的作用。从病理学的角度看，许多身体疾病和精神疾病在潜伏期间症状并不明显。特别是在白天人们的大脑活动频繁、脑细胞十分兴奋的情况下，更是难以觉察到体内潜在性病变微弱异常的刺激信号。因此，身体只有通过梦境来提示我们。睡眠时，许多脑细胞进入"休息"状态，工作机能降低。这时，白天影响细微的刺激信号就刺激皮层有关中枢，使相应的脑细胞出现应激反应产生预见性梦境。

　　在西方，人们认为在睡眠中可以得到神的启示；古希腊人相信人在做梦时，双眼内视，照亮了灵魂，所以能够看到那里隐藏的真相，包括健康真相。因此，医神阿斯克勒庇俄斯往往借助梦境来给人治病。"医学之父"希波克拉底也认为，疾病的症状会在梦中以象征方式传达出来，例如梦见河流就有可能暗示泌尿系统的疾病等。

燮理阴阳

"阴阳贵乎协调，阴平阳秘，精神乃治。若阴阳失调，则可致梦。"

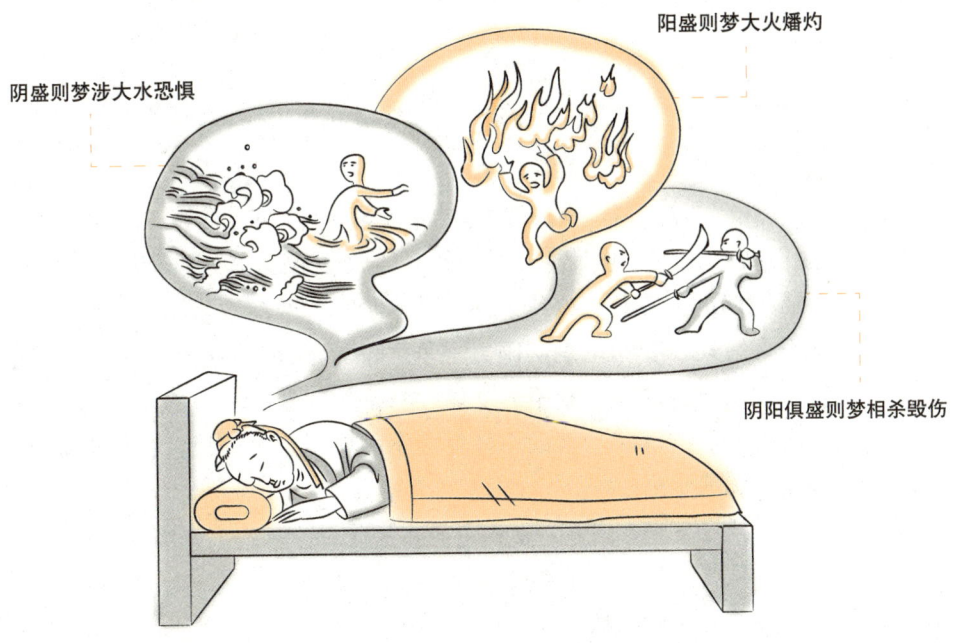

阴盛则梦涉大水恐惧

阳盛则梦大火燔灼

阴阳俱盛则梦相杀毁伤

阴阳虚实与梦境　阴阳与梦

治梦

宁心安神	梦是睡眠中心神活动的一种表现。《内经》认为，梦的形成是由于淫邪侵袭，导致脏腑、阴阳、气血等发生变化，又反馈到睡眠的潜意识，即"心神"中，形成不同的梦象。不论梦证为什么原因，可最终还是"神不安"所引起，即"神不安乃梦证之本"，所以不管是什么原因引起的，总以宁心安神为首要治则。
扶正祛邪	梦的过程，以《内经》的邪正理论来说，是正气与邪气互相斗争反映于梦中的过程。邪正斗争的胜败，决定着梦的进退。因此，治疗梦证，就要扶助正气，祛除邪气，改变邪正双方力量的对比，促进病理梦向生理梦的转变。
协调阴阳	梦的发生还有一个重要的原因，是阴阳有序的变化状态遭到破坏，出现偏盛偏衰，并反映于梦的结果。因此，调整阴阳，补偏救弊，恢复阴阳的有序变化的状态，是同样重要的。
调整脏腑	人体是一个有机整体，脏与脏、腑与腑、脏与腑之间在生理上是相互联系的，尤其是脏腑与精神情志活动之间的密切关系，使调理脏腑在以神志变化为基础的梦证治疗中显示出其独特的重要作用。

203

阴阳虚实与梦境 3

阴盛涉水生恐，阳盛大火燔灼，显现五脏虚实之象
气盛之梦

> 因气盛而导致的梦。主要有阴气盛、阳气盛、阴阳俱盛、上盛、下盛、甚饥、甚饱、肝气盛、肺气盛、心气盛、脾气盛、肾气盛、短虫多、长虫多等十四种类型。

● **气盛之梦**

《内经》最早是从临床生理的角度论说梦寐之事的，后世主要医典在此基础上加以引申发挥。如《素问·脉要精微论篇》和《灵枢·淫邪发梦篇》都讲到各种气盛所致的梦。水为阴，故梦涉大水；火为阳，故梦大火燔灼；梦相杀是阴阳"交争之象"，又因为气上、气下、不足、有余，而产生梦飞、梦堕、梦取、梦予的现象。梦象的阴阳属性是体内阴阳关系的反映，借助于体内阴阳的盛弱这个透镜，我们便能反观人体的病理变化。

如梦见飞腾、飘荡、登高等则多患眩晕、耳鸣、头痛等病；

梦见哭泣、恐惧则肺气盛；

梦见喜笑畏怯则心气盛；

梦见腰脊分离而又相连接为肾气盛；

梦见众人聚集则腹中短虫多；

梦见打架、损伤则腹中长虫多等。

● **梦证与调整脏腑**

人体是一个有机整体，脏与脏、腑与腑、脏与腑之间在生理上是相互联系的，脏腑与精神情志活动之间也有着密切关系，便使调理脏腑在以神志变化为基础的梦证治疗中显示出其独特的重要作用。《灵枢·淫邪发梦篇》探讨了五脏气盛之梦："肝气盛则梦怒，肺气盛则梦恐惧、哭泣、飞扬，心气盛则梦善笑恐畏，脾气盛则梦歌乐、身体重不举，肾气盛则梦腰脊两解不属。"因此，我们应正确辨别病属何脏及其寒热虚实，同时又要注意梦证与脏腑之间的相互关系，这样才能正确判断病痛的由来，及时施治。如心气不足应益气安神，心血不足应养血安神，心肾不交应交通心肾，心虚胆怯应壮胆镇惊、安神定志，心火旺盛应清心泻火等。

气盛与梦境

五脏气盛与梦境

脏			梦境
肝	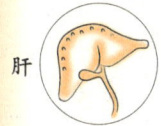		**梦怒**：肝藏魂，在志为怒，性喜条达，主疏泄，肝气盛，失其条达，故梦烦躁易怒。
心	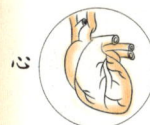	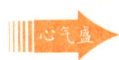	**梦善笑恐畏**：心藏神，在志为喜，在声为笑，心脉不畅，故梦欢笑不休。
肺	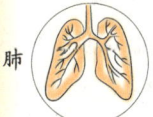		**梦悲惧、哭泣、飞扬**：肺主气，司呼吸，藏魄，其在声为哭，在志为悲，故肺气盛则魄无所依心，则梦恐惧哭泣。
脾	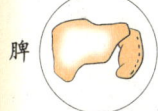	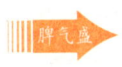	**梦歌乐，身体重不举**：脾藏意，在声为歌，脾气运化功能失常，则水湿停滞于肌腠，而梦身体沉重不能抬举。
肾	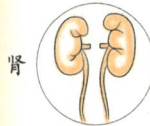		**梦腰脊两解不属**：腰为肾之府，故肾气盛则梦腰脊离而又相连。

梦境是人们身心活动的反映

一日	二日	三日	四日	五日	六日	周日
					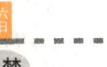	
正梦	噩梦	思梦	寤梦	喜梦	惧梦	
无所感而自梦	有所惊愕而梦	因思忆而梦	因觉时所为而梦	因所好而梦	因恐畏而梦	

肺虚金白战，肾虚黑沉淹，心虚火烤，脾虚厌餐

气虚之梦

五脏气虚导致的梦。主要有肺气虚、肾气虚、肝气虚、心气虚、脾气虚等五种，再按得其时与不得其时而又分为十类。

● **气虚之梦**

天有四时和五行，也就是：春生、夏长、秋收、冬藏；冬属水故寒、夏属火故暑、秋属金故燥、春属木故风、长夏属土故湿。大自然中有四时五行，人则有五脏，化五气。喜怒伤气，寒暑伤形。人若喜怒不节制，寒暑又过度则必然生机不固，"五劳七伤"。情绪不稳定的人，喜怒无常，自然会影响到内脏功能，心情紧张或兴奋过度的人常有乐极生悲的不幸结果，因心脏会受影响，而心的功能在掌理血脉，则此人看起来，必定憔悴而无精打采；天性悲观的人，必然导致肺脏气虚，肺脏司呼吸和肤发，则此人外表一定是皮肤粗糙、毛发脱落而无光泽等。这也是我们上一章所说的情志的变化影响五脏。然而，五脏不健康不但会显现在人的外貌上，同时也会反映在梦中。

如梦见白色物品、悲惨之事，或梦见杀人，为肺气虚；

梦见舟船溺人的为肾气虚；

梦见菌香生草的为肝气虚；

梦见救火和见到太阳或雷电则为心气虚；

梦见饮食不足则为脾气虚等。

● **补其偏衰**

针对气虚及阴阳偏衰，阴或阳的一方虚损不足，如阴虚、阳虚或阴阳两虚等，应采用补其不足的方法来加以防治。《内经》曾有"少气之厥，令人妄梦，其极至迷"之说。张景岳《类经·梦寐》注云："三阳隔绝，则阴亏于上；三阴微弱，则阳亏于下。"阴阳气虚而不能生化，导致各种梦证的发生，如阴虚不能制阳。出现阴虚阳亢的虚热梦证，应补阴以制阳；阳虚不能制阴，出现阴寒偏盛之梦证，应补阳以制阴；阴阳两气俱虚，则应阴阳双补。

气虚与梦境

气虚之人与梦境

肺气虚的人	常会梦金属兵刃物和斩人杀鸡鸭之事 但若是在秋天做梦，便会梦见两兵交战或与人斗殴。	秋属金
肾气虚的人	常会梦见乘船溺水游泳之事 但若在冬天做梦便会梦见自己战栗躲伏在水中或在冰天雪地里畏惧恐慌。	冬属水
肝气虚的人	常会梦见奇花异卉、香菇菌草 但若在春天做梦便会梦见匿伏在茂林密叶、深山丛莽中。	春属木
心气虚的人	常会梦见火烧纸焚或男人的阳物 但若在夏天做梦便会梦见大火烧山、救火救灾之事。	夏属火
脾气虚的人	常会梦见饥饿难当 但若在八、九月做梦，便会梦见盖房筑屋、填土埋砖。	长夏属土

阴阳虚实与梦境　气虚之梦

中医是怎样解梦的？

释梦疗法就是对患者所做的梦进行解释，由此辅助治疗某些身心疾病的方法。

释梦治疗时间，以半小时到一小时为宜，应安排在白天。释梦时，最好是与病人边谈边讨论，并密切注意其谈话时的情绪变化，掌握病人的心理动向，每次释梦治疗后，要和病人一起进行小结，以使病人也能明确这次释梦治疗解决了哪些问题，并做简要记录。

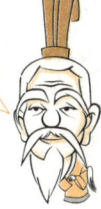

(1) 不需要第三者在场
(2) 交谈在诊疗室内进行

(1) 多用启发式的提问
(2) 不要生硬地追问

释梦疗法

1　缓解病人的紧张情绪
2　鼓励病人充分地讲述自己的梦境
3　基本摸清病理和心理状态
4　经过分析，制订出释梦治疗方案　　结束

(1) 发病的原因
(2) 疾病的发展过程
(3) 过去诊治的情况

有针对性地制订

207

病邪侵脏腑，梦境现异象

邪寓之梦

● **邪寓之梦**

邪寓之梦，即邪气客寓于体内各种器官所导致的梦。主要有客于心、客于肺、客于肝、客于脾、客于肾、客于膀胱、客于胃、客于大肠、客于小肠、客于胆、客于阴器、客于项、客于胫、客于股肱、客于胞（月直）等十五种类型。

如梦见山丘烟火弥漫为邪气侵犯心，致心气不足；

梦见连绵的丘陵和巨大的湖泽，为邪气犯脾，致脾气不足；

梦见飞扬、腾越，为邪气犯肺，致肺气不足；

梦见站在深水潭边或浸没在水中，为邪气犯肾，致肾气虚陷；

梦见到处游荡为邪气侵犯到膀胱；

梦见身在田野中为邪气侵犯大肠；

梦见身在众人聚集的交通要道为邪气侵犯小肠；

梦见性交为邪气侵犯阴器；

梦见行走而不能前进，为邪气侵犯胫；

梦见行跪拜之礼，为邪气侵犯大腿和上臂；

梦见大小便，为邪气侵犯膀胱和直肠等。

● **扶正祛邪**

梦的过程，如果从正邪关系来说，就是正气与邪气矛盾双方互相斗争反映于梦中的过程。邪正斗争的胜败，决定着梦证的进退。如果常发邪寓之梦，则必须要扶助正气，祛除邪气，改变邪正双方力量的对比，使之有利于疾病自愈，促进病理梦向生理梦的转归。所以《灵枢·淫邪发梦篇》中就明确提出扶正祛邪即补其不足、泻其有余的治梦原则。《内经》中把引起发梦的邪气统称为淫邪、正邪、厥气等。《灵枢》中专门有讨论梦的篇章，即"淫邪发梦"。致梦邪气可概括为原发性病因和继发性病因两类，前者包括躯体的外部刺激、内部刺激和精神情志变化三个方面，外感致梦宜解表安神，内伤七情宜调神安神，肠虫致梦就应驱虫安神；后者包括瘀血、痰饮两个主要方面，治以活血化瘀、祛痰化饮等方法。

邪寓之梦，五脏虚实的体现

梦境预示着五脏的虚实

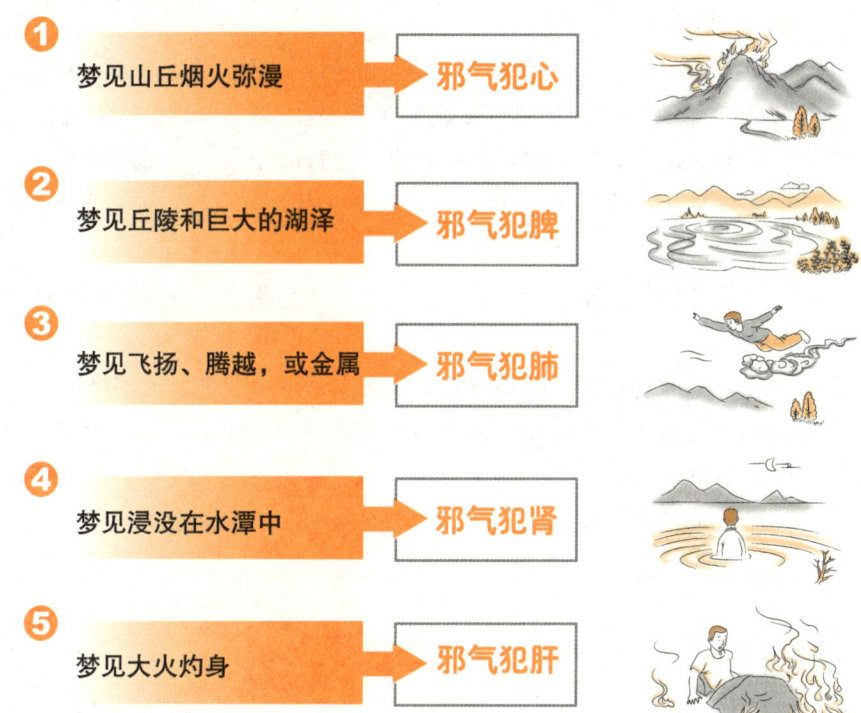

❶ 梦见山丘烟火弥漫 → 邪气犯心

❷ 梦见丘陵和巨大的湖泽 → 邪气犯脾

❸ 梦见飞扬、腾越，或金属 → 邪气犯肺

❹ 梦见浸没在水潭中 → 邪气犯肾

❺ 梦见大火灼身 → 邪气犯肝

中医梦诊

所谓梦诊，就是依据患者对梦的自述，四诊合参，进行诊断、治疗。

步骤 1　辨生理梦与病理梦

步骤 2　辨梦因

步骤 3　辨梦量

步骤 4　辨梦境

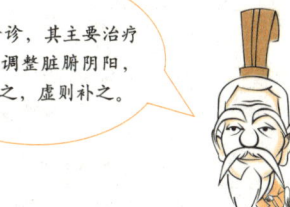

梦诊，其主要治疗原则为调整脏腑阴阳，实则泻之，虚则补之。

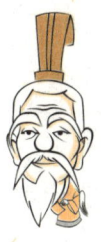

阴阳虚实与梦境　邪寓之梦

209

阴阳虚实与梦境 6

梦中受制难脱，气血阻滞所致

体滞之梦

● 体滞之梦

体滞之梦，是指睡时身体有异物阻碍而致梦。《列子·周穆王》："藉带而寝则梦蛇，飞鸟衔发则梦飞。"此以物类致感。体滞之梦如下。

梦见蛇：多见于垫着带子而寝，使背部受压，气血阻滞所致；

梦见尽力说话而说不出：则多为口中含有东西，使口周围气血阻滞所致；

梦见登高处而坠落：则多因头于枕头上坠落、头颈部受压，气血阻滞所致；

梦见虎豹：则多因垫着不平的彩衣而眠，背部血流不畅所致；

梦见身体倒悬：则多因头发被树枝之类的东西挂住，使头部气血流通不畅所致；

以上梦多是躯体局部受挤压，使此处气血所滞造成的，所以称为体滞之梦。

● 中医对梦的产生机理与诊断治疗的意义

现代医学运用心理学、比较生物学乃至航天医学等多角度研究睡眠。1900年奥地利心理学家弗洛伊德提出了精神分析法。他在《梦的解析》中指出："梦是愿望的满足。"由此创立了梦的生物欲望说。随着科学的发展，学者们又从人在睡眠时脑电图变化分析做梦的机制：做梦是异相睡眠的一个特征，在异相睡眠期间，脑电波呈现快波，反映大脑皮层处于紧张的活动状态，这就是梦产生的机制。现代科学技术的运用，对阐明梦的机理起了很大的推动作用。但也有其不足之处，究其原因是它主要集中在病理机制的研究，而且多是对梦的现象的描述，对于梦的生理机制研究得还不够深入，仅停留在比较宏观的世界里，对于梦的病理研究得相对较少。

而《内经》理论对梦进行辨释并结合临床症状加以治疗已有几千年的历史，积累了丰富的经验，并得到广泛的应用。中医认为发梦是建立在脏腑偏盛偏衰的病理基础上的，因此，梦的产生机理与脏腑气血阴阳的变化密切相关。

气血不畅而致梦

体滞所致的梦境

体滞之梦，多是因为躯体局部受挤压，使此处气血阻滞所致。

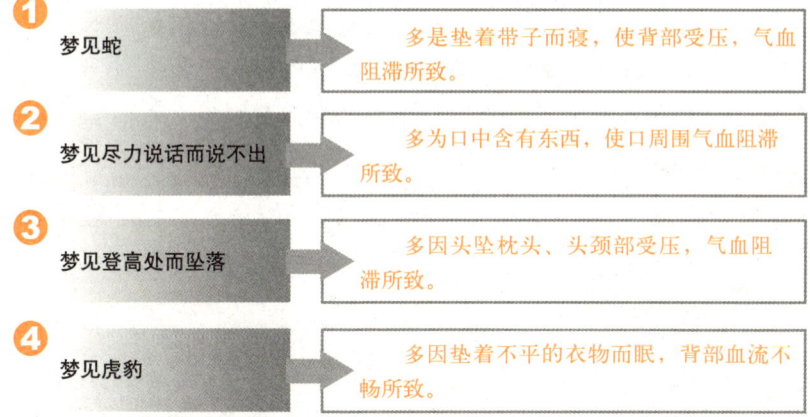

① 梦见蛇 → 多是垫着带子而寝，使背部受压，气血阻滞所致。

② 梦见尽力说话而说不出 → 多为口中含有东西，使口周围气血阻滞所致。

③ 梦见登高处而坠落 → 多因头坠枕头、头颈部受压，气血阻滞所致。

④ 梦见虎豹 → 多因垫着不平的衣物而眠，背部血流不畅所致。

⑤ 梦见身体倒悬 → 多因头发被树枝之类东西挂住，使头部气血流动不畅所致。

梦证的中医治法

宁心安神法	梦是睡眠中的心神活动，梦证也是由"神不安"所引起，因此，治疗以宁心安神为第一要法。
养血安神法	心主血脉，藏神。心血不足，则神不守舍而睡中发梦。所以如多梦，治疗当养血安神。
益气安神法	心气不足，神失所养，则梦寐不宁，阳气虚不能养神，则梦寐弗宁。因此，治当用益气养神法。
交通心肾法	水火既济，心肾相交。若禀赋不足，房劳过度，心肾不交而精神散越。所以治疗宜用交通心肾法。
疏肝解郁法	肝主疏泄，喜条达，藏魂。若肝气郁结，失其条达，甚或化火上炎，则肝魂不宁，魂魄飞扬。故治宜用疏肝解郁法。
清热泻火	火热之邪为发梦常见原因，因热而梦，又有热在肌表、热在脏腑之分，虚火、实火之异，在肝在心，因此，清热泻火也是治梦常用方法。

阴阳虚实与梦境　体滞之梦

第十章 阴阳五行与体质

《内经》早在两千多年前就对体质学说进行了深入的探讨。它运用阴阳五行学说,结合人的肤色、体形、禀性、态度以及对自然界变化的适应能力等方面的特征,归纳出多种体质类型,它们都是后来将体质分类的依据。

本章图解

脏腑、经络、形体
再析精、气、血、津液
身心统一
阳多阴少正常还是阴多阳少正常
五形之人的大众分类
以脏腑分体质
气血的充盈可反映于毛发
性情与体质的分类

阴阳五行与体质

形成体质的结构与要素
脏腑、经络、形体

脏腑、经络、形体三者紧密相连，都是形成体质的结构基础。无脏腑，则经络、形体无由而生；无经络，则脏腑、形体不得相连；无形体，则脏腑、经络活动无从体现。三者缺一不可，共同形成了人的体质。

● **体质**

体质，是人体由于先天禀赋因素和后天诸多因素影响，形成的个体在形态和功能上相对稳定的特殊性。古人很早就已经认识到体质的个体差异。如古希腊名医希波克拉底曾认为人体内有四种不同的体液，按其比例不同可分为多血质、胆汁质、黏液质、抑郁质四种。这是世界公认最早的体质分类。中医学也十分重视体质的差异性。

● **形成体质结构的三要素**

（1）脏腑

藏象学说认为，脏腑是人体生理活动的中心环节，人体的一切都是以五脏为中心、联系六腑而后的组织器官的。因此，脏腑便成了决定体质的根本因素。在先天禀赋基础上，体质的优劣主要指的是肾的强弱。肾的盛衰，必然会导致其他内脏也随之而盛衰，从而产生一系列机能和形体的改变。另外，后天因素也是影响体质的重要因素，它主要表现为脾胃功能的强弱。

（2）经络

经络内属于脏腑，外络于肢节，是人体气血阴阳运行的通道。体质不仅取决于内脏机能活动的强弱，还有赖于各脏腑机能活动的协调。经络正是这种联系、沟通的结构基础。体质强弱优劣，通过外部形体表现出来，而经络则担负着将内脏之气血阴阳输运于外，以充养其形体的任务。

（3）形体

"内脏藏于内，何以知其盛衰？唯观形体而已。"内脏气血阴阳充盛，经络通畅，则形体充实健壮，说明体质优良；内脏气血阴阳衰少，经络不畅，则形体萎弱虚软，说明体质次劣。形体的情况不仅反映了内脏气血阴阳的盛衰，而且直接关系到人的生命活力。因此，形体实际上也参与了体质的形成。

脏腑、经络、形体

脏腑、经络、形体三者紧密相连，是形成体质的结构基础。

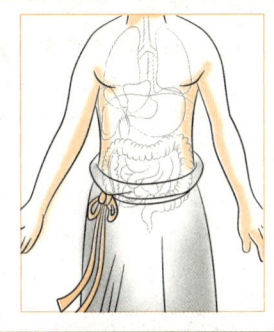

狭义的形体

特指"五体"，即皮、肉、筋、骨、脉五种组织结构。

广义的形体

泛指躯体，即所有具备一定形态结构的组织，包括头面、颈项、躯干、四肢、脏腑等。

形体必须依赖脏腑所化生的精气的濡养，才能维持其正常的生理活动。

脏腑比较脆弱，必须依靠在外的形体来保护，才能避免损伤。

脏腑与形体之间，是相互依存而不可分离的。

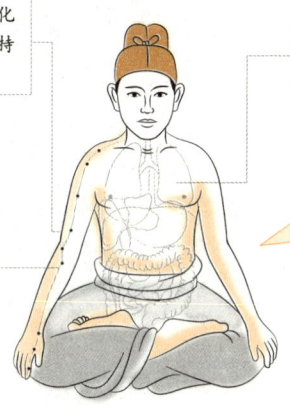

外邪入侵形体后，可循经内传脏腑；脏腑病变后，也可通过经络而外及形体。可见，形体与脏腑、经络之间在生理上有着密切的联系并且相互影响。

经络贯穿于脏腑与形体之中。一般情况下，脏腑所化生的精气通过经络而流布周身，滋养形体。

就"五体"而言，其与五脏有某些特定的相对应的密切关系

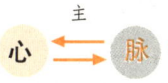

脉，即血脉，或称脉管、脉道，有时也混称"经脉"，为血气运行的通道，故又称"血府"。

阴阳五行与体质　脏腑　经络　形体

阴阳五行与体质 2

影响体质的基本物质
精、气、血、津液

体质反映了人的生命活力，而维持生命活力的基本物质则是精、气、血、津液等。脏腑、经络、形体虽是体质的结构基础，但也必须在精、气、血、津液等充盈的条件下才能发挥作用。这些基本物质产生并贮藏于脏腑，由经络运行内外，而充实于形体。

● **影响体质的基本物质**

（1）精

精有先天之精和后天之精之分。先天之精禀受于父母，藏于肾中，是人体生命活动的原始动力与来源。由肾精的盛衰演示出整体机能和形体的盛衰，从而形成强弱不同的体质。后天之精源于水谷而化生于脾胃，能充养先天之精，使人体生长壮大。后天之精的盈亏，直接关系到气血的盛衰，关系到各脏腑功能活动能否正常地发挥，关系到御邪抗病能力的强弱。

（2）气

气也有先天后天之分。气是直接温养脏腑、推动各脏腑功能活动的动力来源。气的盛衰和运动情况的差异，在内则为脏腑特性的差异，在外则为形体特征的差异，也就是体质的差异。气还是抗御外邪、抵抗疾病的主要的和直接的力量来源，体质的强弱通过真气的盛衰在御邪抗病中的作用体现出来。故体质在古代又称为"气体"。

（3）血

血与精、气之间可相互化生。但精凝聚而少动，血则流行于脉中，气的活力很强。故血流动则内养脏腑，外溉形体。保持脏腑功能正常和形体充实，从而对体质的形成起重要作用。人的经脉源于内脏，外通形体，其运行不息者有气也有血。血充实人的形体，则形体健壮，筋骨有力，是体质强健的重要条件。血的盈虚和运行情况，因人而异，因经络而异，因此其体质就有差别。

（4）津液

津液濡养脏腑等组织器官，参与血液的形成，并与气有相互化生的关系，所以津液也是影响体质的重要因素。津液除了以其滋润营养作用影响体质外，其代谢正常与否也与体质有关。

再析精、气、血、津液

精 精是构成人体和维持生命活动的基本物质。"人生系命于精。"精包括先天之精和后天之精。禀受于父母，充实于水谷之精，而归藏于肾者，谓之先天之精；由食物化生的精，称为水谷之精。水谷之精输布五脏六腑等组织器官，便称为五脏六腑之精。它们共同构成了维持生命活动的基本物质。

气 气是构成人体最基本的物质。《内经》认为人和万物一样，都是天地自然的产物。人既然生活在气交之中，就必然和宇宙万物一样，都是由气构成的，都必须是天地形气阴阳相感的产物。气化作用是生命活动的基本特征。人的生命机能来源于人的形体，人的形体又依靠摄取天地自然界的一定物质才能生存。

血 血沿脉管循行于全身，为全身各脏腑组织的功能活动提供营养。如鼻能嗅，眼能视，耳能听，喉能发音，手能摄物等都是在血的濡养作用下完成的。无论何种原因形成的血虚或运行失常，均可以出现不同程度的神志方面的症状。如：心血虚、肝血虚，常有惊悸、失眠、多梦等神志不安的表现，可见血液与神志活动有着密切关系。血液供给充足，神志活动才正常。

津液 津液以水为主体，具有很强的滋润作用，同时它还富含多种营养物质。它分布于体内，能滋润皮肤、温养肌肉、滋养脏腑、温利关节、充养骨髓和脑髓等。津液经经络渗入血脉之中，使血液充足，并濡养和滑利血脉，使血液环流不息。津液是阴精的一部分，对调节人体的阴阳平衡起着重要作用。脏腑功能的正常与否，与津液的盛衰是分不开的。

阴阳五行与体质　精　气　血　津液

名词解释

气交 是人生活的场所，是下降的天气和上升的地气相互交汇的地方。

气血津液分类法

气虚质的人
各脏腑功能偏低，肢体无力，身体困倦，饮食不多或食物难化，食后思睡，面色萎黄苍白无华。体力较小，不耐劳累。精神萎靡不振，容易生病。

血虚质的人
各脏腑功能偏低，形体消瘦，面色苍白，口唇、爪甲色淡，妇女月经量少色淡。伴有头昏、眼花、心悸、失眠等症。

多痰质的人
形体肥胖色白，嗽痰较多，或因痰致咳。舌苔多厚腻而滑。

多湿质的人
身体困倦，四肢无力，厌食油腻，常便溏，妇女带下量多，口淡，舌胖嫩有齿痕。

气、血、津液是人体生命活动所必需的重要物质，它们的盛衰和代谢情况如何，从另一侧面反映了人的体质。一般来说：气、血、津液充盈，运行正常，生理功能也正常，是属好的体质。我们就气、血、津液偏少及其代谢有所异常所形成的体质差异加以介绍，其主要可分为气虚质、血虚质、多痰质和多湿质四种类型。

以上四种类型的体质，其中气虚质和血虚质往往相兼，可称为"虚弱质"；多痰质和多湿质又常合并，称为"痰湿质"。

阴阳五行与体质 3

气质是体质中不可缺少的一部分
体质与气质

> 体质(包括气质)是人们通过先天禀赋、后天调养所形成的与自然、社会环境相适应的形态、神态活动方面所表现出的特性。

● 体质与气质的关系

也许人们认为身体素质也就是体质，其实，这是片面的。《内经》所说的体质，是包括身体的素质和心理的素质两方面的。如《灵枢·阴阳二十五人》在描述各种不同类型的人时，既涉及身体方面的因素(颜色、体态、动作等)，又涉及心理方面的因素(静躁、善恶、习性等)。所以，《内经》的体质概念并不单独强调身体或心理任何一个方面的特性，而是强调身心合一的。心理方面的特征，不过是体质表现的一个方面而已，当然它是不可缺少的一个方面。

而气质是隶属于体质的一个较小的概念。气质对人的一生有重要作用，它甚至可以决定人的命运。从根本上来讲，其实一个人的气质在很大程度上反映了整体的体质状况，而不单纯反映修养与知识。有些特殊的修养方法可以在心理上使人格趋向于完善，但同时，其整体体质一定是跟随着心理素质上升的。这正好说明了心理素质和体质是密不可分的。

● "体质"的含义

自从体质学说被正式提出以后，人们就对"体质"的名称与含义展开了讨论，基本上出现了三种倾向：①倾向于身体素质；②倾向于心理素质；③倾向于身心统一。然而，不管对体质的含义如何讨论，其实问题只是在概念的确定上。如果把气质作为广义的体质概念，那么可与气质并列的"体质"只是一个狭义的体质概念了。狭义的体质概念偏重于对人体物质结构及其一般功能状态的表述，而气质是专门用来描述人的心理状态的。现代科学发现，动物个体在生活中获得的特征(包括精神、心理方面的特征)，可以改变其遗传。这进一步证明了气质与体形相关的假说，并可将人的体形分为矮胖型、瘦长型、力士型、发育异常型等。从描述上看，与《内经》"阴阳二十五人"是非常相似了。这就是说，精神气质不仅有内在的物质结构基础，还可能与外部形态有特定的联系。

身心统一

体质也包括气质，是人们通过先天禀赋、后天调养所形成的与自然、社会环境相适应的形态与神态活动方面的表现，它反映了人体的阴阳运动形成的特殊性，这种特殊性又以气血为基础，并由脏腑盛衰所决定。

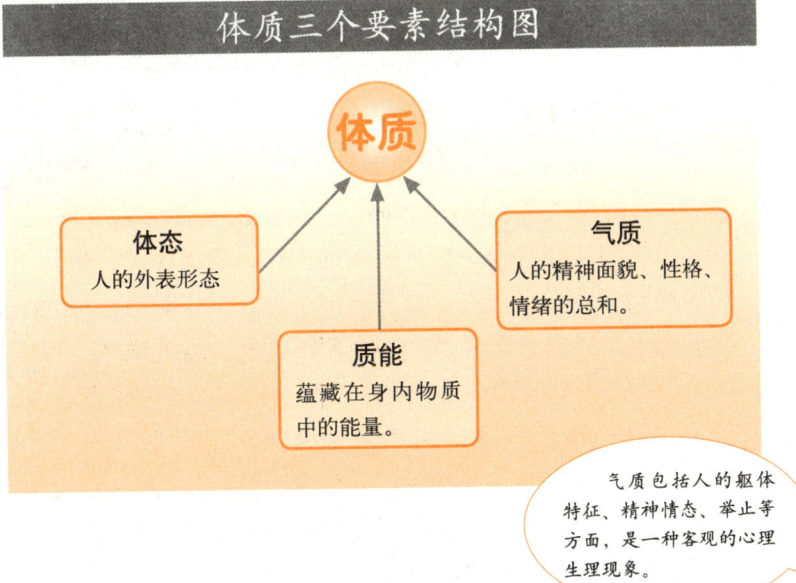

体质三个要素结构图

- **体态**：人的外表形态
- **质能**：蕴藏在身内物质中的能量。
- **气质**：人的精神面貌、性格、情绪的总和。

> 气质包括人的躯体特征、精神情态、举止等方面，是一种客观的心理生理现象。

关于体质与气质关系的争论

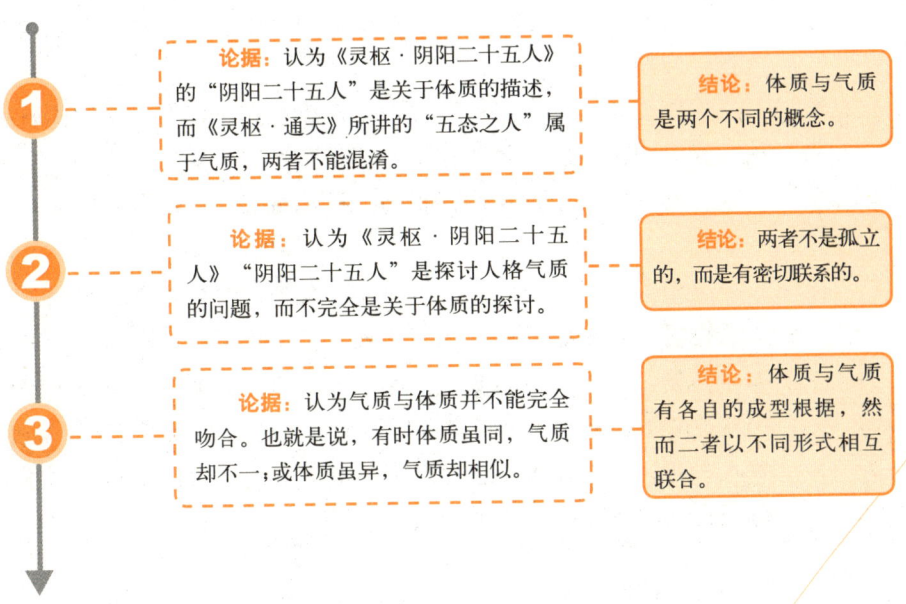

1
- **论据**：认为《灵枢·阴阳二十五人》的"阴阳二十五人"是关于体质的描述，而《灵枢·通天》所讲的"五态之人"属于气质，两者不能混淆。
- **结论**：体质与气质是两个不同的概念。

2
- **论据**：认为《灵枢·阴阳二十五人》"阴阳二十五人"是探讨人格气质的问题，而不完全是关于体质的探讨。
- **结论**：两者不是孤立的，而是有密切联系的。

3
- **论据**：认为气质与体质并不能完全吻合。也就是说，有时体质虽同，气质却不一；或体质虽异，气质却相似。
- **结论**：体质与气质有各自的成型根据，然而二者以不同形式相互联合。

察色按脉，先别阴阳
阴阳五态之人

> 阴阳五态之人主要反映了五种不同的心理、性格特征及其相应的行为动态表现。产生这些差异的原因与其体内阴阳多少有关，也就是说取决于其体质类型。

阴阳五态之人，是按阴阳禀赋的多少、心理情性的不同，将人群中的一部分分为太阴之人、少阴之人、太阳之人、少阳之人、阴阳和平之人。他们是从心理性格和外观形态两个方面来观察和区分的。

太阴型体质的人：性情是贪而不仁，表面谦虚，假装正经，内心却深藏阴险，好得恶失，喜怒不形于色，不识时务，行动上惯用后发制人的手段。其形态表现为面色阴沉黑暗，貌似谦恭，身体本来是长大的，可是卑躬屈膝，故作姿态，而并非真有佝偻之病。

少阴型体质的人：贪小利而暗藏贼心，见到别人有了损失，他就幸灾乐祸，见到别人有了荣誉，他反而感到气愤，心怀嫉妒，对人没有恩情。其形态表现为貌似清高，但行为鬼祟，偷偷摸摸，站立时躁动不安，走路时好似伏身向前。

太阳型体质的人：处处喜欢表现自己，而扬扬自得，好说大话，但并无实际能力，言过其实，好高骛远。作风草率而不顾是非好歹，常常意气用事，过于自信，事情失败但从不后悔。其形态表现为趾高气扬，仰腰挺胸。

少阳型体质的人：做事精细，自尊心强，稍有小小地位就高傲自得，喜欢出头露面。善于外交，而不愿默默无闻地埋头工作。其形态表现为站立时惯于把头仰得很高，行走时喜欢摇摆身体，常常背着双手。

阴阳和平型体质的人：生活安静自处，不介意个人名利，心安而无所畏惧，寡欲而无过分之喜，顺从事物发展的自然规律，遇事不与人争，善于适应形势的变化，地位虽高却很谦虚，以理服人，而不是用压迫的手段来治人，具有极好的治理才能。其形态表现为从容稳重，举止大方，性格和顺，态度严肃，但待人和蔼，目光慈祥，办事条理分明，人们都称其为"君子"（有德行的人）。

阳多阴少正常还是阴多阳少正常

五态人

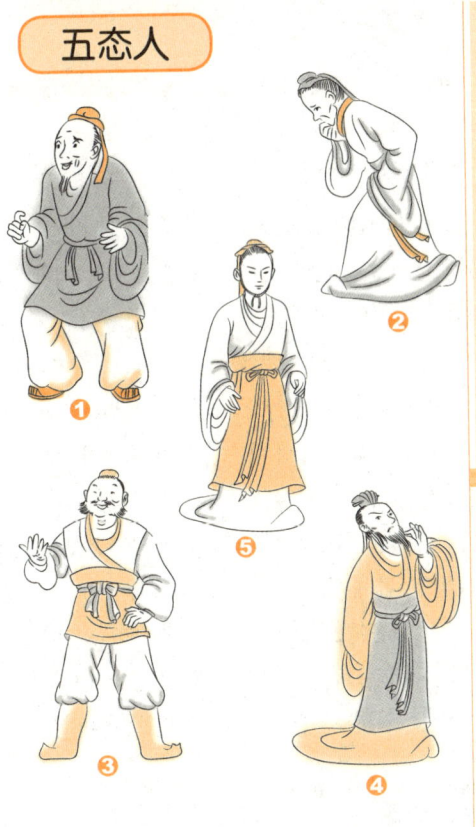

① **太阴之人**：面色黑，膝若屈，血浊气涩，阴阳不和，筋缓皮厚。贪而不仁，吝啬，城府深，奸狡不露。

② **少阴之人**：行走时如伏状，多阴少阳，肠胃不调，气血易虚。残忍，嫉妒。

③ **太阳之人**：形体高大，挺腹直腰，多阳少阴；只爱讲大话，不做实事；心妄好强，毛躁粗疏，不知悔改。

④ **少阳之人**：立好仰，行好摇，习惯于两手放于背部；妄自尊大，不知大体，务虚文而无真学。

⑤ **阴阳和平之人**：言行举止端庄，不为利欲所引诱，能识时务，与时俱进。谦虚谨慎。

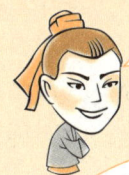
所有人都是分为这五种吗？

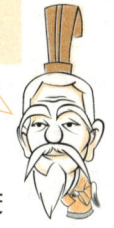
其实五态之人，只是大众人群中的极少数。《内经》有云："五态之人，尤不合于众者也。"说的就是这个观点。

体质阴阳四分法

《内经》在《灵枢·行针》一篇中，对病人的不同体质，以阴阳之气盛衰为依据，又将人分为阳旺阴虚、阴阳俱盛、阴盛阳虚、阴阳虚弱四种类型。

	形态体貌
阳旺阴虚质的人	形瘦色苍，中气足而脉多弦，目有精彩，饮食不多，却能任劳。
阴阳俱盛质的人	在阳旺阴虚质基础上更兼体丰肌厚，脉盛皮粗，食啖倍多。
阴盛阳虚质的人	体丰色白，皮嫩肌松，脉大而软，食啖虽多，每生痰涎。
阴阳两弱质的人	在阴盛阳虚质基础上更兼形瘦，脉弱，食饮不多。

阴阳二十五人

五形之人

> 五形之人按木火土金水五行特征，结合心理情性，将大部分人群分为五大类，即木形之人、火形之人、土形之人、金形之人、水形之人。

《灵枢·阴阳二十五人》运用阴阳五行学说，结合人体肤色、体形、禀性、态度以及对自然界变化的适应能力等方面的特征，归纳总结出木、火、土、金、水五种不同的体质类型。

木形体质的人：皮肤苍色，头小，面长，两肩宽阔，背部挺直，身体小弱，手足灵活；并有才能，好劳心，体力不强，多忧虑，做事勤劳。这种人对于时令的适应，大多能耐于春夏，不能耐于秋冬，感受秋冬寒冷之气的侵袭，就容易生病。

火形体质的人：皮肤赤色，脊背肌肉宽厚，脸形瘦尖，头小，肩背髀腹匀称，手足小，步履稳重，对事物的理解敏捷，走路时肩背摇动，背部肌肉丰满。其性格多气、轻财，缺乏信心，多虑，认识事物清楚，爱好漂亮，性情急，往往不能享有高寿而突然死亡。这种人对于时令的适应，大多能耐于春夏，不能耐于秋冬，感受秋冬寒冷之气的侵袭，就易于生病。

土形体质的人：皮肤黄色，面圆，头大，肩背丰厚，腹大，大腿到足胫部都生得壮实，手足不大，肌肉丰满，全身上下都很匀称，步履稳重，举足轻。他们内心安定，助人为乐，不喜依附权势，而爱结交人。这种人对于时令的适应，大多能耐于秋冬，而不能耐于春夏，感受春夏温热之气的侵袭，就容易生病。

金形体质的人：面方正，皮肤白色，头小，肩背小，腹小，手足小，足跟坚厚而大，好像有小骨生在足跟外面一样，骨轻。为人清白廉洁，性情急躁刚强，办事严肃果断利索。这种人对于时令的适应，大多能耐于秋冬，不能耐于春夏，感受春夏温热之气的侵袭，就易于生病。

水形体质的人：皮肤黑色，面部不光整，头大，颊腮清瘦，两肩狭小，腹大，手足好动，行路时身摇，尻骨和脊背很长。他们无所畏惧，善于欺骗人，以致常因杀戮致死。这种人对于时令的适应，大多能耐于秋冬，不能耐于春夏，感受春夏温热之气的侵袭，就易于生病。

五形之人的大众分类

多愁善感的木形人

体质特征：身材比较瘦，个子比普通人高，皮肤白，喜欢安静，而不喜欢户外的活动，如果以古人来形容，他们属于典型的文弱书生。男性如玉带临风，女性则是婀娜多姿，而且不爱多说，属于沉默寡言型。

典型人物：林黛玉就是典型的木形人体质。

特别注意：木形人大多出生于春季。五行中木性多。这类人要注意的器官是肝与胆，其次是筋骨和四肢。

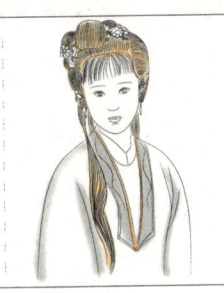

充满活力的火形人

体质特征：体形比较瘦小，肌肤薄弱，面色红润，精气神十足。走路抬头挺胸，行动敏捷。他们的脾气急躁，容易发怒，但他们敢作敢当，不怕困难，胆量过人，喜爱冒险。

典型人物：孙悟空就是典型的火形人。

特别注意：火形人大多出生在夏季。五行中火性多。这类人要注意的器官是心脏与小肠，其次是血脉及整个循环系统。

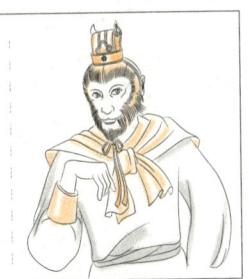

坚持原则的金形人

体质特征：体形虽然比较瘦小，但脊背较宽，属于上宽下窄型，四方脸，鼻直口阔，四肢清瘦，动作敏捷，皮肤较白，呼吸平缓，但容易出汗，说话虽少，但语出惊人。为人敦厚，做事认真，坚持原则。

典型人物：诸葛亮就是典型的金形人。

特别注意：他们多出生于秋季。五行中金性多。这类人需要注意的器官是肺与大肠，其次是气管及整个呼吸系统。

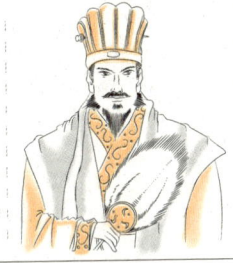

高深莫测的水形人

体质特征：身体比较胖，皮肤较黑，行动比较迟缓，沉默寡言，神情不定，给人以高深莫测的感觉。水形人表面上显得是个大好人，但实际上性格多疑嫉妒，从不相信别人，即使对人好也只是利用别人。心胸比较狭窄，容不得别人的一点成功。

典型人物：曹操就是典型的水形人。

特别注意：他们多出生于冬季，五行中水性多。水形人要注意的器官是肾与膀胱。

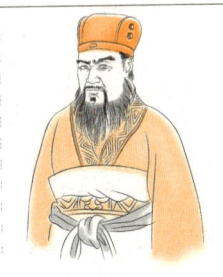

大智若愚的土形人

体质特征：体格比较健壮，身材匀称，肌肉丰满，适合从事体育运动。他们有时给人以木讷的感觉，但实际上，他们属于大智若愚的类型。他们办事谨慎，遇大事很镇静，不会惊慌失措。他们忠厚笃诚，适应性强。

典型人物：张飞就是典型的土形人。

特别注意：他们多出生于每季度的最后18天。五行中土性多。这类人要注意的器官是脾与胃，其次是肠及整个消化系统。

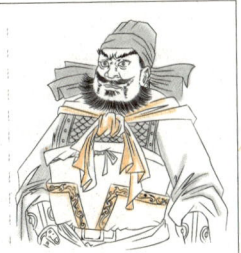

脏固有小大，气血需充盈
脏腑之人

脏腑是人体结构的主要部分，但它们的形态和机能状况是因人而异的，所以脏腑亦是确定体质状况的重要依据。

《灵枢·本脏》就是根据内脏的解剖形态、位置、质地进行分类的。现在我们以心为例加以说明（其余肺、肝、脾、肾亦各有小大高下坚脆偏正的不同，可参阅《内经》原文）。

心小质的人：

心脏形状较小，外见皮肤色红，纹理致密。其神气安定收敛，外邪不易伤害，而易为忧患所伤。

心大质的人：

心脏形状较大，外见皮肤色红，纹理粗疏。虽不易为忧患所伤，但易伤于外邪。

心高质的人：

心脏位置偏高，上迫于肺，致烦闷不舒而多忘，遇事固执而难以用言语开导。外见胸骨剑突短小而不显。

心下质的人：

心脏位置偏低，使阳气涣散不振，易感寒邪，容易为言语所恫吓。外见胸骨剑突短小高突。

心坚质的人：

心脏质地坚实，外见胸骨剑突较长。其神气安定。

心脆质的人：

心脏质地脆弱，外见胸骨剑突薄弱而小。其人易患消瘅和内热证。

以脏腑分体质

五种形态之人

脏腑分类法
以脏腑机能状态的强弱来划分

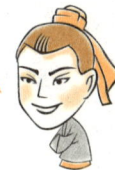

看看各位是哪种形态的人哦!

1. 脾弱的人:
脾(胃)运化受纳功能偏低下,挑食。体态清瘦,易疲倦、不耐劳。易患肠胃病。

2. 肝旺的人:
形瘦而肌肉坚实,性情暴躁,饮食时多时少,易患眩晕、中风等病。

3. 肾虚的人:
不耐久劳,腰膝无力,呼吸气急,性欲淡漠。易患不育、不孕、阳痿等病。

4. 肺虚的人:
不耐风寒风热,容易出汗,语多则疲乏。易患外感病,如感冒时病、咳嗽气喘等病。

5. 心神脆弱的人:
情绪波动,意志薄弱,不耐精神刺激,多愁善感。易患心悸、失眠、癫狂、痴呆等病。

名词解释

西方的体质区分

西方体质学是源于希波克拉底"四液"说,即:胆汁质、多血质、黏液质、抑郁质四种。
胆汁质的人:(性如烈火)直率热情,精力旺盛,脾气急躁具有外倾性。
多血质的人:(活泼好动)反应灵敏,乐于交往,缺乏持久力,具有外倾性。
黏液质的人:(沉稳迟缓)安静,稳重,沉着,沉默寡言,善于忍耐,偏内倾型。
抑郁质的人:(纤细敏感)行动迟缓,具有较高的感受性,善于观察他人,富有幻想,具有内倾性。

阴阳五行与体质 脏腑之人

先天强厚者多寿，先天薄弱者多夭
体态之人

> 古人有"先天强厚者多寿，先天薄弱者多夭；后天培养者寿者更寿，后天斫削者夭者更夭"之说。

● 肥与瘦

正常人一定是不胖不瘦的，骨高肉满，行动灵活。若人过于清瘦，其表现在脏腑上一定是气血不足，肌肉松弛无力，而且容易为外邪所伤。若人过于肥胖，体态臃肿，大腹便便，则会动不动就气促汗出。不过，真正肥胖而举步维艰的人毕竟是少数，而消瘦之人却比较多见。《灵枢·逆顺肥瘦》将人分为肥壮、瘦、常三种类型。肥壮人为体格魁梧，气血充盛，皮肤坚固，肩腋部宽阔，项部肌肉瘦薄，皮肤粗厚而色黑，口唇肥厚下垂；其性格好胜而勇于进取。瘦人则皮肤薄，颜色淡，肌肉消瘦，口唇薄，声音轻。而常人一般是形体端正，肌肉敦厚结实，骨骼坚固。

● 从人的体态判断人的寿命

寿夭体质从根本上说与内脏有关。先天的禀赋（肾气）与后天疾病情况都是影响寿命的重要因素。但单从人的体态也是可以大致判断人的寿命的。对这个问题《内经》中也有记载。《内经》认为，关乎寿命的体质一般分为两种，即寿质者和夭质者。寿质者外形与人体正气是相称的，形体壮实而皮肤舒缓，皮肤与肌肉也是相称的，大肉有分理而且坚实；面部骨骼高厚方正，肌肉丰满，鼻孔和人中深而长，五官分明可辨，间距广阔。而夭质者，则外形与人体正气是不相称，形体虽壮实而皮肤急紧，皮肤与肌肉也不相称，大肉无分理而且不坚实；面部骨骼卑小，鼻孔和人中不深邃且短，鼻孔向外上开张，五官紧凑难辨，间距狭小。从以上可以看出，每个人的外形差异是先天决定的，所以人之寿命与先天禀赋关系很大。但如果后天能调养适当，则虽属夭质者，也可以使之寿命延长，寿者则更长；若后天不知调摄，而且经常疾病加身，虽寿质者也同样可以减寿的，并促使早亡。

气血的充盈可反映于毛发

毛须反映不同体质

对于毛须多少不同特征的个体，在人群中到处可见。如有的人浓眉大眼，有的人通髯连腮，有的人胸腹多毛，有的人缺乏阴毛等等。这些差异反映了不同经络的气血营养状况。

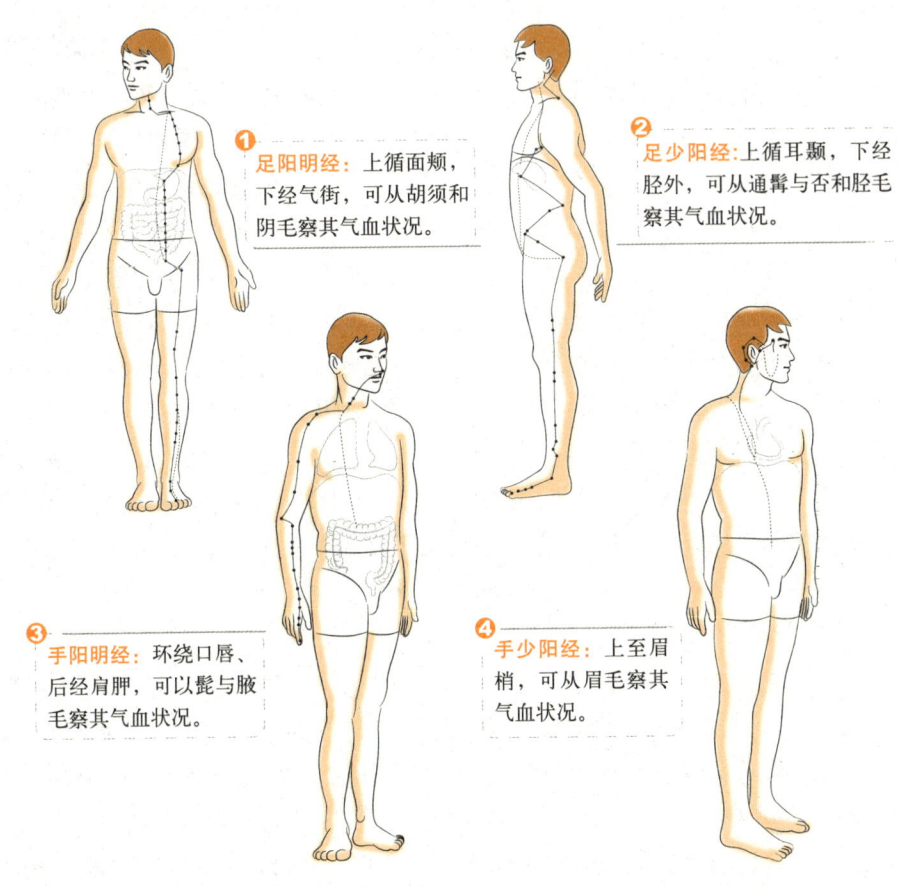

❶ 足阳明经：上循面颊，下经气街，可从胡须和阴毛察其气血状况。

❷ 足少阳经：上循耳颞，下经胫外，可从通髯与否和胫毛察其气血状况。

❸ 手阳明经：环绕口唇、后经肩胛，可以髭与腋毛察其气血状况。

❹ 手少阳经：上至眉梢，可从眉毛察其气血状况。

膏人、脂人、肉人、众人

《灵枢·卫气失常》则将人分为膏、脂、肉、众四种类型。
①膏人为肉不坚厚，皮肤松弛，常出现腹肌宽纵肉肥下垂的形态；这种人偏于多气而能耐寒。
②脂人又称肥人，见肌肉坚厚，皮下丰满，但身形较小；这种人血清，气虽滑利但偏少，所以身形不大。
③肉人则皮肉相连而上下相称，体形宽大；这种人偏于多血，血能充盛故体形宽大。
④众人即正常人，其皮、肉、脂、膏、血气都没有偏多的情况，所以形体也不大不小很匀称。
以上四种体质的人中，除众人外，其他三种实际上都偏肥胖，而无瘦人。膏人肥胖而皮肉松弛，脂人肥胖而皮肉紧敛，肉人肥胖而肌肉满壮。

阴阳五行与体质 8

勇者气行则已，怯者则著而为病
性情之人

> 《内经》是最早按性情对体质进行分类的。《灵枢·通天》将人分为五种类型(太阴、少阴、太阳、少阳、阴阳和平)，对人的性情的描写可谓最系统、最深刻。

● **依据性情对体质分类**

《灵枢·论勇》又将人分为勇士和怯士两种。古代希腊和罗马的医生根据日常观察和人体内四种体液(血、黏液、黄胆汁、黑胆汁)个人多寡不同的假设，又将人分为胆汁质、多血质、黏液质、抑郁质四种类型。苏联的巴甫洛夫根据对动物和人的研究，认为气质是高级神经活动的类型、特点在动物和人的行为中的表现，提出四种基本的高级神经活动类型：兴奋型、活泼型、安静型和弱型，分别相当于胆汁质、多血质、黏液质和抑郁质。我们通过以上的排比可以发现，不仅古代希腊和罗马的医生所分的气质类型与巴甫洛夫的高级神经活动类型相符合，而且只要把《灵枢·通天》阴阳五人中的"阴阳和平"一类移开，则其余四类也与上述两种气质的类型完全吻合。其中，太阴型相当于抑郁质(弱型)，少阴型相当于黏液质(安静型)，太阳型相当于胆汁质(兴奋型)，少阳型相当于多血质(活泼型)。然而，《灵枢》中对四种体质的人的气质特征描写却更全面。

● **勇士和怯士**

《灵枢·论勇》还用勇怯来对人的气质进行分类，并且指明了勇士和怯士各自的体质特征。勇士在性情上是做事勇敢，不畏困难，一往无前，并且易于发怒；其外形表现为目光深邃而凝视不动，眉毛宽大长直，皮肤肌腠的纹理往往横行，心脏端正，肝脏坚厚，胆汁盛满等。怯士在性情上是做事谨小慎微，畏首畏尾，退缩不前，怕苦畏难，发怒不能持久；其外形表现为目虽大而不深固，皮肤肌腠的纹理多为纵行，胸骨剑突短而小，肝脏薄而软，胆汁也不充盈，胆囊松弛，肠胃不强健，弯曲少而直，胁下空虚等。

勇怯不仅是一定体质的性情表现，它在人体抵抗疾病的过程中还有特殊作用。《素问》说，当邪气侵袭人体五脏之时，"勇者气行则已，怯者则著而为病也"。这说明勇者之体质较好，怯者之体质较差。

228

性情与体质的分类

性情之人

我们在按性情划分体质的研究中发现一个惊异的现象,古希腊医生按性情对人体质的划分与俄国学者按神经类别的划分及《内经》按阴阳禀赋和心理对情性的划分,三者有着惊人的相似。

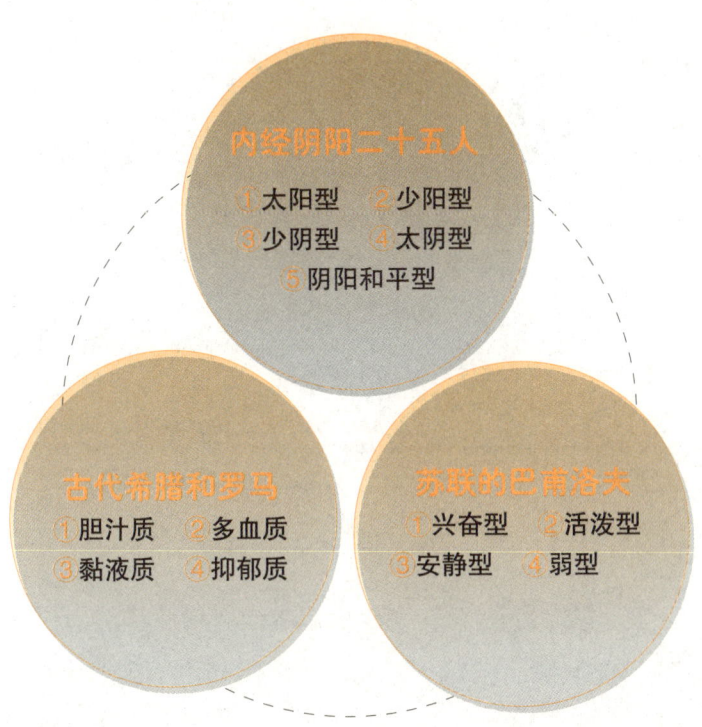

内经阴阳二十五人
1 太阳型　2 少阳型
3 少阴型　4 太阴型
5 阴阳和平型

古代希腊和罗马
1 胆汁质　2 多血质
3 黏液质　4 抑郁质

苏联的巴甫洛夫
1 兴奋型　2 活泼型
3 安静型　4 弱型

特别提示

这章我们分析了《内经》对体质的多种分类方法。这些方法都是从各个不同角度进行分析的。对同一个人,不管采用哪种方法,都可进行分析。但需要说明的是,以上各种方法所列出的不同类型的体质,实际上很少单独出现,一般都是相混合而出现的。还有的人,其体质处于多种类型之间,属于"中间型"。这就是说,真正典型的属于某一体质类型的较少,大多表现为不典型的。例如木形体质的人可兼见火形体质的表现,脾弱质可和肝旺质同时出现,以及前已述及的气虚与血虚并见的体质和痰湿质等等。

第十一章
病邪与六气

六气，即风、寒、暑、湿、燥、火六种气候变化因素。《内经》的六气说是以自然界的气候变化以及生物体（包括人体在内）对这些变化所产生的相应反应为基础，从而把自然气候现象和生物的生命现象统一起来，把自然气候变化和人体发病规律统一起来的学术观点。

本章图解

五运六气基本知识

五运六气作用于人体

一气分为六气图

六气中很特殊的一气

伤阳之气

湿邪困脾

燥易犯肺

火性炎上

病邪与六气

1

六种自然界奇特的气候变化
六气之说

> 五运六气学说包含了天文、历法、气象、物候、医学等多学科的学术内涵，是天人合一思想的最高体现。

● **五运六气学说的形成**

　　五运六气学说是古人探讨自然变化的周期性规律及其对疾病影响的一门学问，而疾病的发生往往与气候变化有着密切的联系，因此如果我们能洞察天时，了解气候的周期变化，就会对疾病的预防和治疗起到重要的作用。传统中医学源远流长，两千多年前《内经》就已对人与环境和自然之间的关系给予了高度的重视，认为人类所处的自然环境，包括所处的气候条件、地理位置等对疾病，尤其是传染病的发生具有极为重要的作用。在这种认知观的指导下，逐渐发展形成了中医五运六气学说，并成为中医学思想宝库的重要组成部分。

● **什么是五运六气**

　　五运，就是木、火、土、金、水五行五方之气的运动。它既是用以说明形成气候变化的地理因素，同时也是古代用以解释宇宙变化规律的一个哲学概念。

　　六气，即风、寒、暑、湿、燥、火六种气候变化因素，是造成气候变化的空间因素。正如《素问·五运行大论》说："燥以干之，暑以蒸之，风以动之，湿以润之，寒以坚之，火以温之。故风寒在下，燥热在上，风胜则地动，湿气在中，火游行其间，寒暑六入，故令虚而生化也。故燥胜则地干，暑胜则地热，风胜则地动，湿胜则地泥，寒胜则地裂，火胜则地固矣。"

　　五运六气学说，就是运用五运和六气的运动节律及其相互化合，来解释天体运动对气候及天体运动、气候变化对生物及人类的影响。

● **干支甲子**

　　干支，是天干地支的简称。天干始于甲，地支始于子，干支相合，故名甲子。天干和地支，是运气学说的推演符号，五运配以天干（十干统运），六气配以地支（地支纪气），根据各年纪年由干支组合成的甲子，来推测各年的气候变化和发病概况。

五运六气基本知识

天干地支

轮回——古人对宇宙的时间观察。

- **天干**：甲、乙、丙、丁、戊、己、庚、辛、壬、癸。

	甲	乙	丙	丁	戊	己	庚	辛	壬	癸
五行属性	木	木	火	火	土	土	金	金	水	水
五运属性	土	金	水	木	火	土	金	水	木	火

- **地支**：子、丑、寅、卯、辰、巳、午、未、申、酉、戌、亥。

		子	丑	寅	卯	辰	巳	午	未	申	酉	戌	亥
属象		鼠	牛	虎	兔	龙	蛇	马	羊	猴	鸡	狗	猪
月份		11	12	1	2	3	4	5	6	7	8	9	10
节气	节	大雪	小寒	立春	惊蛰	清明	立夏	芒种	小暑	立秋	白露	寒露	立冬
	气	冬至	大寒	雨水	春分	谷雨	小满	夏至	大暑	处暑	秋分	霜降	小雪
季节		冬	冬	春	春	春	夏	夏	夏	秋	秋	秋	冬
五行属性		水	土	木	木	土	火	火	土	金	金	土	水
五运属性		君火	土	相火	金	水	木	君火	土	相火	金	水	木
六气属性		热	湿	火	燥	寒	风	热	湿	火	燥	寒	风

二十四节气与六气变化

初之气	节气	六气	五行
第一步气	大寒-立春-雨水-惊蛰	风合厥阴	木
第二步气	春分-清明-谷雨-立夏	火合少阳	火
第三步气	小满-芒种-夏至-小暑	暑合少阴	火
第四步气	大暑-立秋-处暑-白露	湿合太阴	土
第五步气	秋分-寒露-霜降-立冬	燥合阳明	金
第六步气	小雪-大雪-冬至-小寒	寒合太阳	水
末之气			

病邪与六气　六气之说

233

病邪与六气

1

天干：甲、乙、丙、丁、戊、己、庚、辛、壬、癸，又称"十干"，是古代物候符号。例如：天干用来作为计算天日次第的符号，大约始于殷代之前。至于所以名天干，颜师古注《汉书·食货志》说："干，犹个也。"十干，就是十个的意思。又因为以它计算天日次第，所以谓"天干"。

地支：子、丑、寅、卯、辰、巳、午、未、申、酉、戌、亥，又称"十二支"，也是古代物候符号。例如：《大戴礼》说："地支计象。"说明了地支的意义，就是地之生物演变之象。地支计象，是与一年中十二个月份生物发展的形象相吻合的，因而把十二支分建于十二个月，标志生物发展的形态，称为"月建"。

● 气候与人体健康

气候与人体健康关系相当密切，中医学在防病保健上很强调气候的重要性。《素问·五常政大论》指出："必先岁气，无伐天和。"《素问·离合真邪论》也说："因不知合之四时五行，因加相胜，释邪攻正，绝人长命。"都强调了防病治病必须掌握季节变化规律和气候的变化特点。古人把一年分为四季，每季三个月，每月有两个节气，每节分三候，组成二十四节气七十二候。一年之中季节、温度、降水量及物候都密切联系着，通过二十四节气可表示春夏秋冬四季的开始；春分、夏至、秋分、冬至，是季节变更的转折点；小暑、大暑、处暑、小寒、大寒五个节气说明了气候变化的冷热程度；白露、寒露、霜降则表示温度下降后低层大气中水汽的凝结现象；雨水、谷雨、小雪和大雪表明降水量多少；而惊蛰、清明、小满和芒种反映了物候特征，以说明自然界的一切生物与季节变化息息相关。因此，五运六气说认为，自然界季节和气候的变化与人体五脏六腑之气是内外相应的，自然界的气候变化必然要影响到人体五脏六腑之气，深刻了解季节气候变化规律与健康之间的关系，就能巧用天时，采取措施，调整行为，积极地适应气候变化，达到养生防病的目的。

五运六气作用于人体

人与天地相参，天气的变化是使人体发病的重要外在因素。

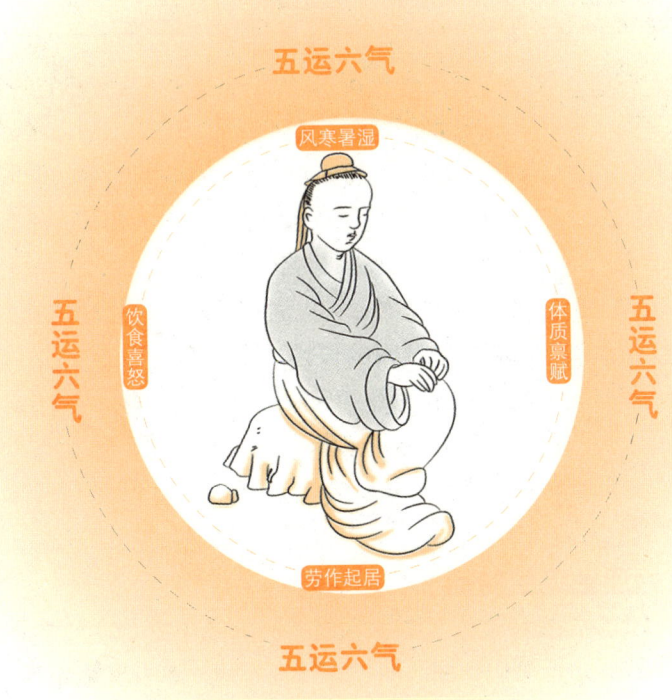

五运六气的关系

因为人类生活在大自然中，脱离不了气候环境。气候环境包括很多作用于人的要素，这些气象因素可以通过下丘脑对人体的代谢功能和内分泌功能产生不同程度的影响。

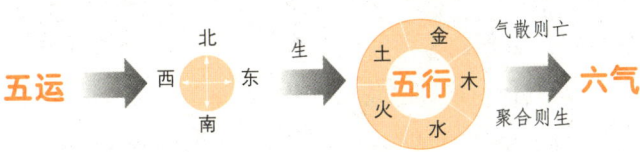

六气的异常

六淫

> 在正常情况下，自然界的六气——风、寒、暑、湿、燥、火正常运行变化，有利于万物的生长变化，但如果六气太过或不及，则气候反常，在人体抵抗力低下时，就能成为致病因素。

六淫，即风、寒、暑、湿、燥、火六种外感病邪的统称。风、寒、暑、湿、燥、火在正常的情况下，称为"六气"，是自然界六种不同的气候。"六气"是万物生长的条件，对于人体是无害的。同时，人们在生活实践中逐步认识了它们的变化特点，产生了一定的适应能力，所以正常的六气不易于使人致病。当气候变化异常，六气发生太过或不及，或非其时而有其气（如春天应温而反寒，秋天应凉而反热等）以及气候变化过于急骤（如过剧的暴热、暴冷等），在人体正气不足、抵抗力下降时，六气才能成为致病因素，并侵犯人体产生疾病。这种情况下的六气，便称为"六淫"。淫有太过和浸淫之意。由于六淫是不正之气，所以又称为"六邪"。

● **六淫致病的特点**

（1）六淫致病多与季节气候、居处环境有关。如春季多风病，夏季多暑病，长夏初秋多湿病，深秋多燥病，冬季多寒病等。

（2）六淫邪气既可单独侵袭人体而致病，又可两种以上同时侵犯人体而致病。如风寒感冒、湿热泄泻、风寒湿痹等。

（3）六淫在发病过程中不仅可以互相影响，而且可以在一定的条件下相互转化，如寒邪入里可以化热，暑湿日久可以化燥伤阴等。

（4）六淫为病，其受邪途径多侵犯肌表，或从口鼻而入，或两者同时受邪。

此外，还有某些并非因为六淫之邪外感，而是由于脏腑功能失调所产生的化风、化寒、化湿、化燥、化热、化火等病理反应，其表现虽与风、寒、暑、湿、燥、火等六淫症状相类似，但其发病原因不是外来之邪，而是机体内在的某些病理状态，为了区别又称其为"内生五邪"，即内风、内寒、内湿、内燥、内热等。

一气分为六气图

风寒湿三气杂至合而为痹也
风
寒
湿
久卧当风
久居湿地
水中作业

一气分为六气图

厥阴为风
风化为病
阴化为病
外邪内侵
外邪内侵
阳明主燥
恶热
少阳主暑
太阴主湿
湿多成泻
太阳寒水
畏风恶寒
外邪内侵
外邪内侵
少阴为火
心火为病
肾水为病

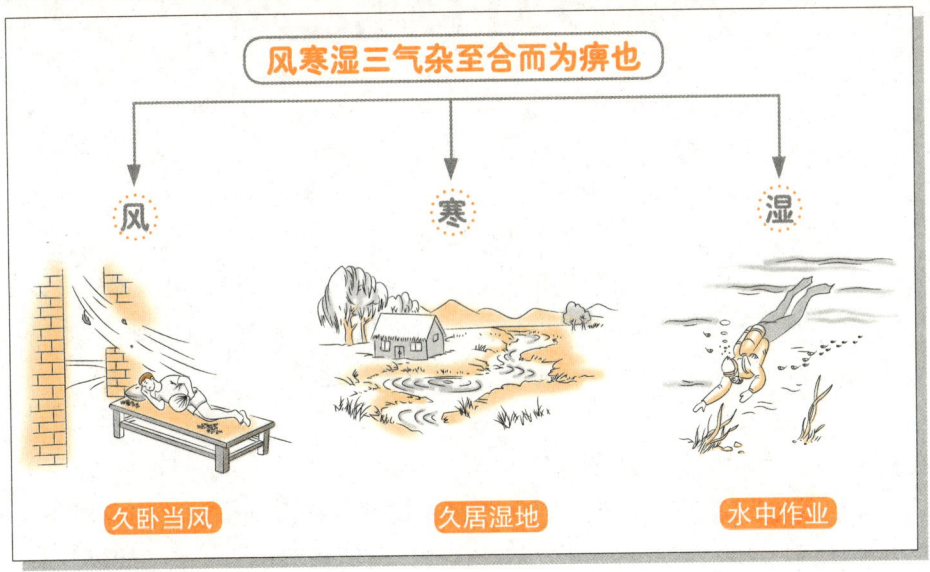

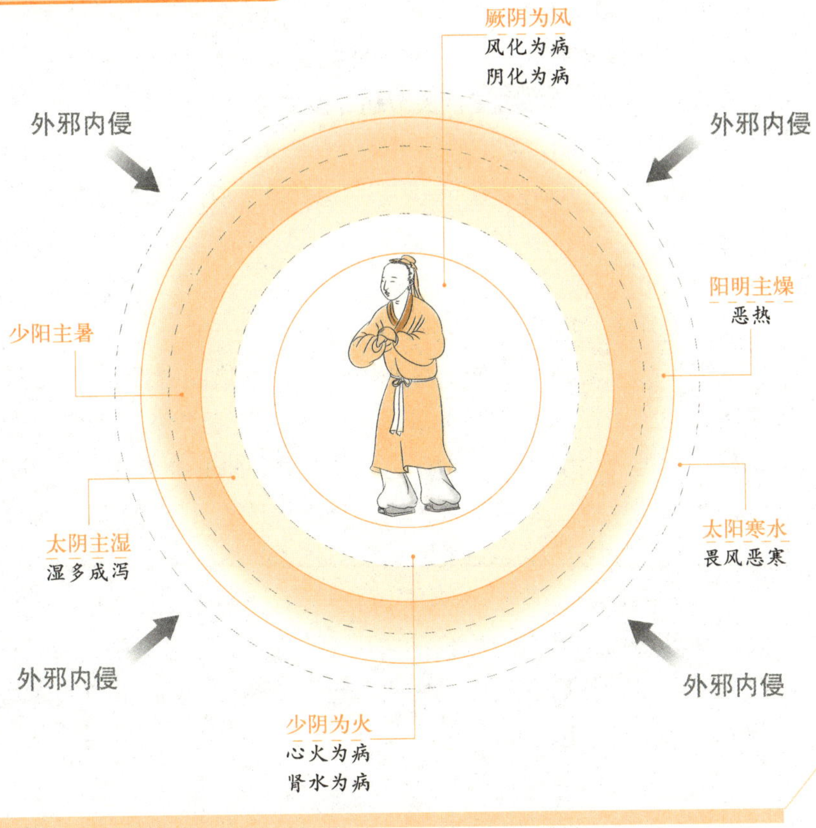

外来的病邪 ❶
"风"乃百病之始

> 风邪为六淫病邪的主要致病因素,凡寒、湿、燥、热、火诸邪多依附于风而侵犯人体,如外感风寒、风热、风湿等。所以,风邪常为外邪致病的先导。

风为春天的主气,所以风病多见于春天,但四季皆有风,所以不限于春季,其他季节亦均可发生风邪引起的疾病,风邪不仅可以单独致病,它还常和其他"邪气"共同侵犯身体而致病,如风寒、风湿、风燥、风热等,因此风有"百病之长"之称。

● **风的性质和特点**

(1)风为阳邪,其性开泄:阳邪有向上向外的特点,阳易伤上,具有阳热散发的作用,故易侵犯人体肌表部位,使皮毛腠理开泄,而有卫气不固、汗出恶风等症状,即所谓"风伤卫"。

(2)风性轻扬,风邪多侵犯人体头面等上部而产生头痛等症状。《素问·太阴阳明论》说:"故伤于风者,上先受之。"

(3)风性善行而数变,风病具有病位游走不定、变幻无常、变化多而迅速的特点,如游走性关节痛、皮肤瘙痒、风疹等。

(4)风性主动,动即动摇不定,凡眩晕、震颤、抽搐、角弓反张等动的症状,都属风症,《素问·阴阳应象大论》说:"风胜则动。"

● **外风和内风**

(1)外风:风邪侵及人体肌表、经络等所致。

①伤风:恶风、头痛、鼻塞、有汗、发热或不发热,苔薄白、脉浮缓。治宜辛散风邪(解表祛风)。②风痹:肌肉关节疼痛游走不定,又称"行痹"。治宜祛风通络。③风疹块:肌肤原有湿热或胃肠有湿热,又外感风邪,使内不得疏泄、外不得透达,湿热郁于皮肤腠理之间,形成风疹块,奇痒,时发时消,此起彼伏,治宜祛风止痒。

(2)内风:主要症状为眩晕、麻木、震颤、抽搐等,症状变化大,且具动摇的特点,故也称"风主"。可因外感发展,由表入里引起,也可因内脏病变或功能失调引起,如热极生风、肝阳化风、阴虚动风及血虚生风等。

六气中很特殊的一气

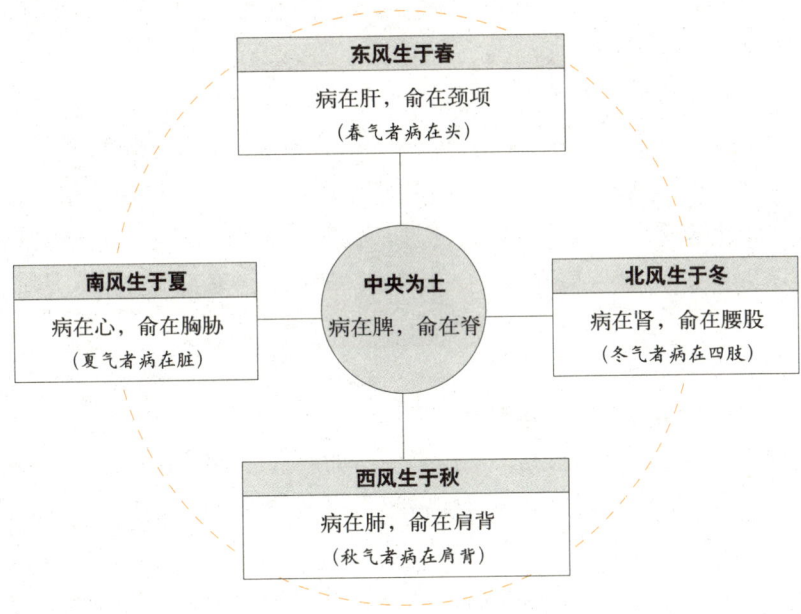

九宫八风

九宫，指四方、四隅、中央九个方位。风是六气中很特殊的一气，这个特殊之处在于，风不仅生于东方，四面八方皆可生风，故有"八面来风"。

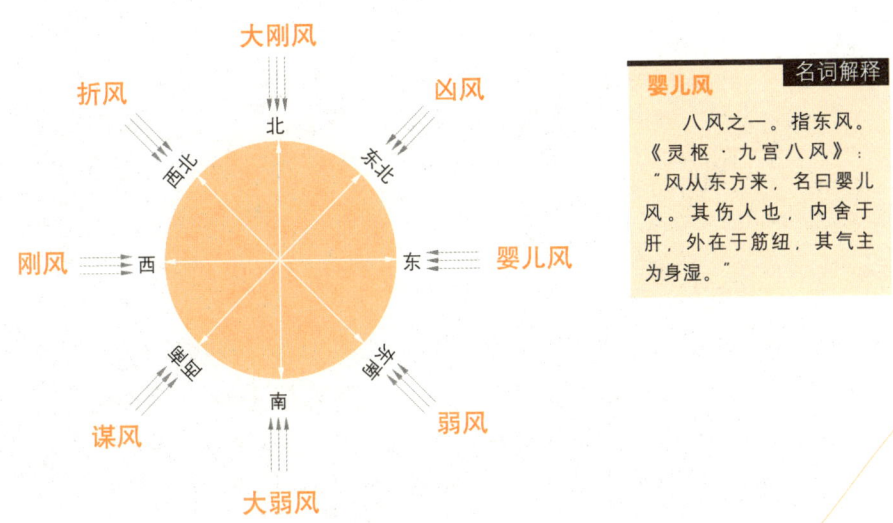

名词解释

婴儿风

八风之一。指东风。《灵枢·九宫八风》："风从东方来，名曰婴儿风。其伤人也，内舍于肝，外在于筋纽，其气主为身湿。"

病邪与六气　"风"乃百病之始

外来的病邪 ❷
"寒"乃损阳阴邪

在气温较低的冬季，或由于气温骤降，人体不注意防寒保暖，则常易感受寒邪。

寒是冬季的主气，因此寒病多见于冬天，但其他季节也会出现，外寒是导致人体发病的寒邪，伤于肌表为"伤寒"，直中脏腑为"中寒"，也可与其他邪气合并致病，如风寒、寒湿等，内寒是脏腑阳气不足，主要是肾阳不足所致。

● 寒的性质和特点

（1）寒为阴邪，易伤阳气，如寒邪外束，卫阳受损出现恶寒，寒邪中里伤阳而出现各脏腑寒象、身寒肢冷、呕吐清水、下利清谷、小便清长、痰涎稀薄等。

（2）寒性凝滞主痛，寒使机体气血凝滞、运行不畅，因而疼痛，如外感寒邪周身疼痛；寒中胃肠则脘腹疼痛；侵犯骨节则骨节疼痛。

（3）寒性收引，寒在皮毛腠理，则毛窍收缩、卫阳郁闭出现恶寒、无汗；寒客血脉则血脉收缩而显紧脉；寒在筋骨、经络，则筋脉拘急，关节屈伸不利。

（4）寒邪由表入里易于化热，寒邪使腠理闭塞，阳不能泄，阳气内闭而化热，或邪正相争，阳盛于外；或邪传阳明，入里化热。

● 常见的寒证

（1）外寒：寒邪由外侵入机体而致病。

伤寒：外感寒邪，客于肌表，营卫运行不畅，腠理闭阻，恶寒、发热、无汗、头项强痛、身痛、苔白、脉浮紧。治宜辛温解表。

寒痹：寒邪伤络或筋骨，关节疼痛较剧烈，痛有定处，四肢拘急，屈伸不利，得热痛减，遇寒加剧，治宜温经散寒。

中寒：寒邪直接伤里，腹痛腹泻、肠鸣、呕吐清水等。

（2）内寒：阳气虚弱后各脏腑功能低下，衰退出现阳虚里证，畏寒肢冷、气短、唇青、纳差、腰脊冷痛、小便频数、腹胀便溏、男子阳痿、女子带下清稀。

伤阳之气

> 寒为阴邪，易伤阳气

寒为阴气盛的表现，故其性属阴，即所谓"阴盛则寒"。阳气本可以制阴，但阴寒偏盛，则阳气不仅不足以驱除阴寒之邪，反为阴寒所侮。

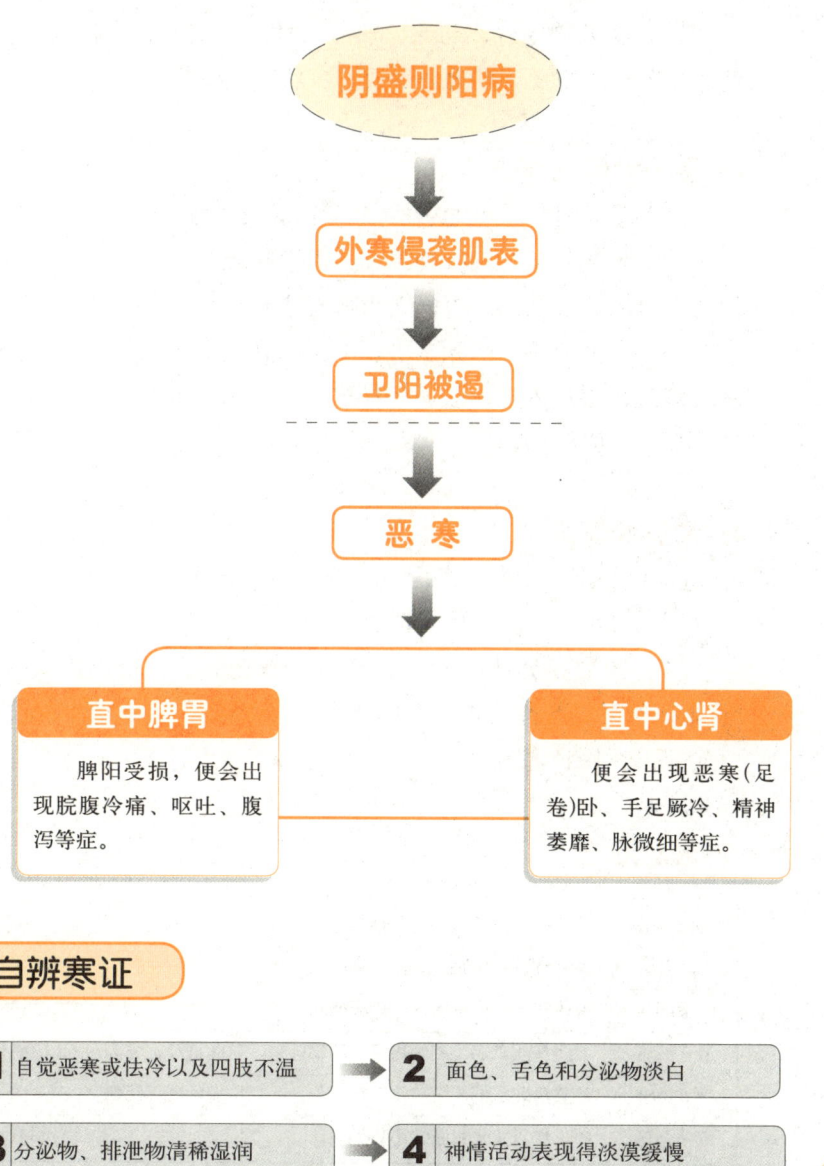

> 自辨寒证

1. 自觉恶寒或怯冷以及四肢不温 → 2. 面色、舌色和分泌物淡白
3. 分泌物、排泄物清稀湿润 → 4. 神情活动表现得淡漠缓慢

病邪与六气 "寒"乃损阳阴邪

外来的病邪 ❸
"暑"乃盛热阳邪

> 暑为夏日火热之气所化,火热属阳,故暑为阳邪。暑邪伤人,多出现一系列阳热症状,如壮热、心烦、面赤、脉象洪大等。

暑为夏天的主气,与火、热有共性,均属阳邪,但暑邪引起的暑病有季节性,主要于夏至以后或多在烈日、高温环境下发病。

● 暑的性质和特点

(1)暑为阳邪,其性为热:感暑而病表现为高热、口渴、脉洪大等。

(2)暑气升散,耗气伤津:升散则腠理开,汗出而易伤津、耗气;津伤则口渴、心烦、尿短;气伤则倦怠无力,甚至猝然晕倒。

(3)暑多挟湿,暑天多雨、潮湿,且因炎热而食生冷,易伤脾胃,脾失健运,湿从内生,故暑病易挟湿,有四肢困倦、食欲不振、胸闷、恶心呕吐、腹泻等表现。

● 常见的暑证

(1)伤暑:身热、多汗、头痛无力、气少倦怠、恶心、胸闷、口渴喜饮、脉虚数。治宜解表清暑。

(2)中暑:突然发病、头晕痛、恶心呕吐、身热、烦躁、无汗,多突然昏倒、不省人事、手足厥冷、脉大而虚,或虚而数。急用芳香开窍,醒后用甘寒清热。

● 暑的治法

治 则	适应证	例 方
疏风祛暑	暑令感冒,皮肤蒸热,恶寒头重,头痛无汗。	香薷饮
祛暑调元	暑热伤气,胸闷气促,口渴恶寒。	祛暑调元法
清火涤暑	暑温身热息高,心烦尿黄,肢倦神软,口渴自汗,脉虚。	王氏清暑益气汤
清宣暑湿	暑兼湿邪,郁闭气分,身热头晕,心烦口渴,溲赤泛恶。	三石汤
芳香开窍	中暑症,头晕目眩,不省人事。	行军散

伤阳之气

暑性升散，耗气伤津

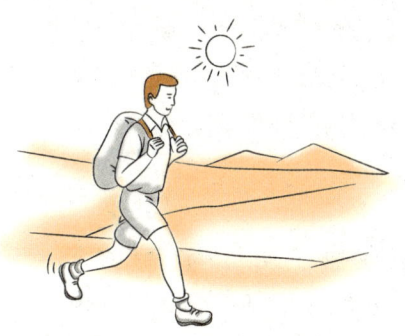

暑为阳邪，阳性生发，故暑邪侵犯人体，多直入气分，可致腠理开泄而多汗。

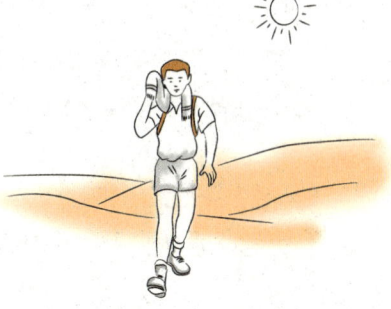

汗出过多，则耗伤津液，津液亏损，即可出现口渴喜饮、尿赤短少等症。

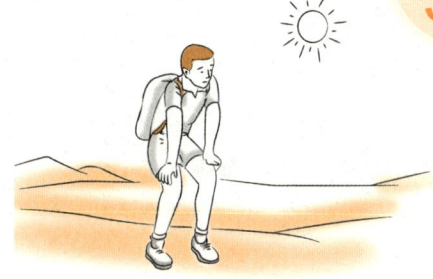

暑热之邪，扰动心神，则心烦闷乱而不宁。

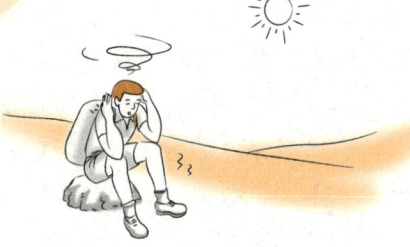

在大量出汗后，往往气随津泄，而致气虚。可见气短乏力，甚至突然昏倒，不省人事。

自辨热证

1. 面色通红，发热。 → 2. 舌红，苔黄。 → 3. 分泌物、排泄物黏稠。

4. 口渴喜饮。 → 5. 躁动不安，畏热喜凉。

病邪与六气　「暑」乃盛热阳邪

外来的病邪 ❹
"湿"乃秽浊阴邪

湿为夏月之主气，故长夏多湿病。外湿与季节、气候、环境有关，如阴雨连绵，或久居雾露潮湿之地，或涉水淋雨、水上作业等均易感受湿邪。而内湿则是由于脾失健运，水液运化障碍，湿自内生。一般外湿引起肌表经络之病，内湿易引起脏腑之病。

● **湿的性质和特点**

（1）湿为阴邪，遏伤阳气，阻碍气机，引起脾胃气机不畅。
（2）湿性重浊，头重如裹，身体沉重困乏，四肢重而不举等湿症。
（3）湿性黏滞，湿邪起病缓慢，病后缠绵不易除去，病程较长。

● **常见的湿证**

（1）外湿，①伤湿：湿邪伤表，恶寒发热、头重身重、困倦乏力、胸闷、苔白滑、脉浮缓。②湿痹：也称着痹。湿犯经络，关节酸痛沉重，难以转侧，或肿胀。

（2）内湿，多由脾失健运引起，湿阻气机。在上焦则胸闷、恶心、口淡、口黏乏味、不思饮食、渴而不欲饮。在中焦则脘腹痞闷、饮食不化、肢体困重、尿少、苔厚腻，治宜苦温燥湿；在下焦则足肿、淋浊、带下、尿少、便溏。

● **湿的治法**

治 则	适应症	例 方
宣化表湿	风湿袭表，寒热无汗，身重体痛。	羌活胜湿汤
辛开淡渗	头痛身重，胸闷不肌，午后身热，不渴苔白。	三仁汤
芳香化湿	湿困中焦，胸闷泛恶，苔腻纳呆。	藿香正气散
燥湿化痰	咳嗽痰多，色白而稀，湿痰症。	二陈汤
辛开清解	中焦热重于湿，身热口燥，下利，肛门热痛。	连朴饮
利湿泄热	湿遏热伏，身体发热，便秘烦渴。	茵陈五苓散
通阳利水	膀胱气化不利，发热恶寒而渴，小便不利。	五苓散
苦温燥湿	内湿重，大便濡泄，四肢困倦，胸闷腹满。	平胃散
清热除湿	湿温热偏重，身热口渴，身重体怠，自汗，脉洪大。	白虎汤加苍

湿邪困脾

内湿与外湿的关系

内湿是由于脾失健运、水湿停聚所形成的病理状态。外湿和内湿虽有不同，但在发病过程中又常相互影响。伤于外湿，湿邪困脾，健运失职则易形成湿浊内生；而脾阳虚损，水湿不化，亦易招致外湿的侵袭。

病邪与六气 ——「湿」乃秽浊阴邪

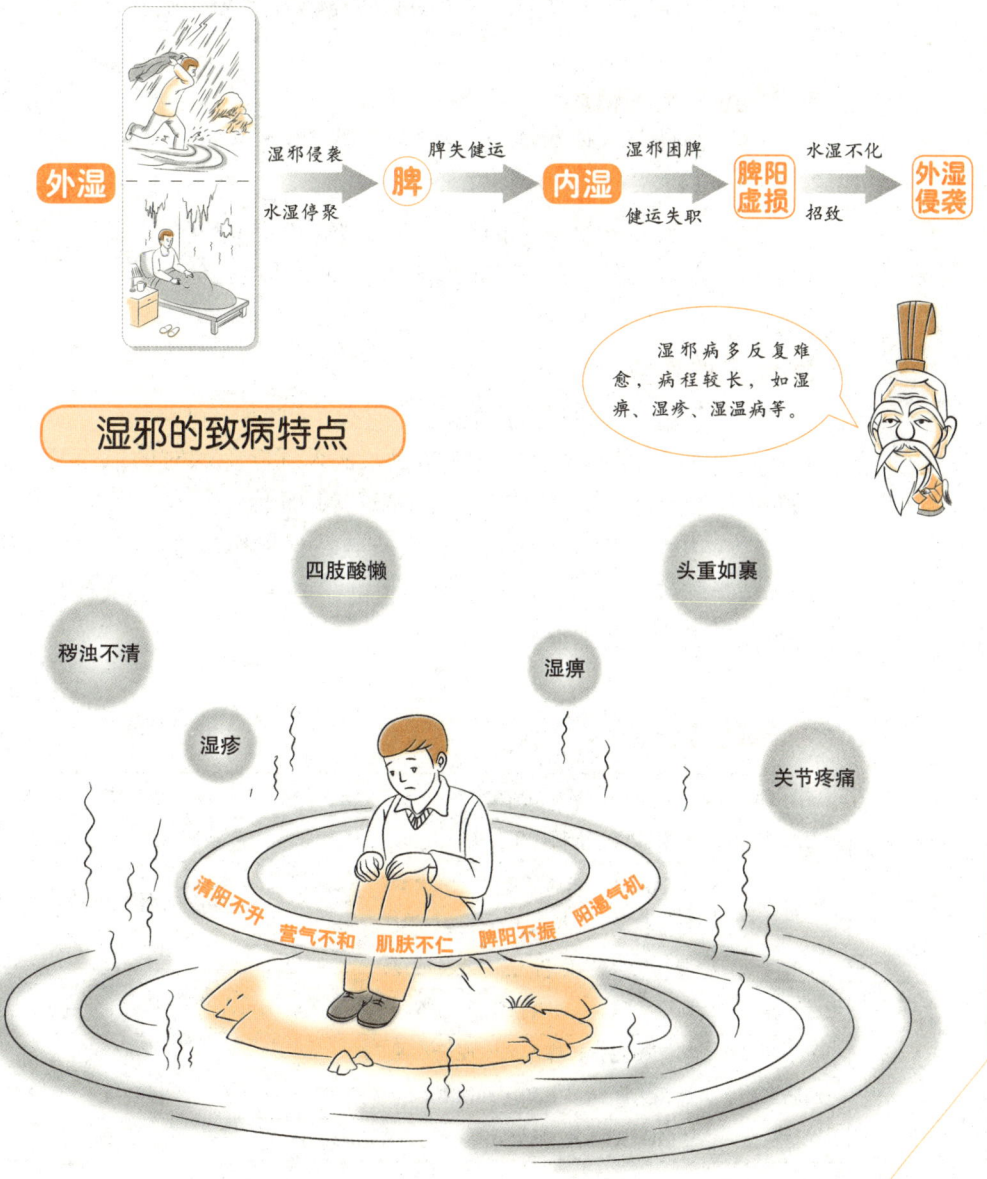

外湿 —湿邪侵袭/水湿停聚→ 脾 —脾失健运→ 内湿 —湿邪困脾/健运失职→ 脾阳虚损 —水湿不化/招致→ 外湿侵袭

> 湿邪病多反复难愈，病程较长，如湿痹、湿疹、湿温病等。

湿邪的致病特点

- 四肢酸懒
- 头重如裹
- 秽浊不清
- 湿痹
- 湿疹
- 关节疼痛

清阳不升　营气不和　肌肤不仁　脾阳不振　阳遏气机

245

外来的病邪 ❺
"燥"乃干涩之病邪

秋季天气不断敛肃，空气缺乏水分濡润，因而出现秋凉而劲急干燥的气候。

燥是秋天的主气，燥病多见于秋天。外燥与气候环境有关，内燥则是由于体内精血减少，或过多服用温燥药物或食物所致。

● **燥的性质和特点**

（1）燥性干，伤津耗液，故燥病常有口干鼻燥、皮肤干裂、毛发不荣、干咳、便干、尿少等表现。

（2）燥邪易伤肺胃，因肺主津液的输布，主呼吸，燥邪必先犯肺，胃为水谷之海，喜润而恶燥。

● **常见的燥病**

（1）外燥：①温燥：燥有偏热，风热感冒兼有肺燥伤津。发热、恶寒、咽痛。②凉燥：燥一般偏寒，秋天气候干燥时的风寒感冒、恶寒发热、无汗、头痛鼻塞、口干咽燥等均属凉燥。

（2）内燥：热病久而伤津或久病致精血耗伤均可形成内燥。表现为口渴咽燥、干咳、皮肤干燥、粗糙、毛发干枯不荣、大便秘结、舌苔薄而无津、脉细涩。

● **燥的治法**

治　则	适应症	例　方
滋燥清肠	肺燥肠热，下利灼肛，秋燥伏暑，已从火化。	黄连阿胶汤去鸡子黄，加生地
清燥润肺	温燥伤肺，头痛身热，干咳无痰，气逆而喘，咽干鼻燥，心烦口渴，苔白，舌红少津。	燥救肺汤沙参麦冬汤
润燥清火	燥气化火，耳鸣目赤，龈肿咽痛。	翘荷汤
滋燥养营	血虚生燥，皮肤皱揭，筋急爪枯。	胡麻丸
增液润燥	津液枯竭，口燥作渴，便秘不通。	增液承气汤
润肠通幽	燥在大肠，口中和，大便艰。	五仁丸
生津益胃	热病后胃津未复，舌燥唇干，不思饮食，舌红无苔。	益胃汤

燥易犯肺

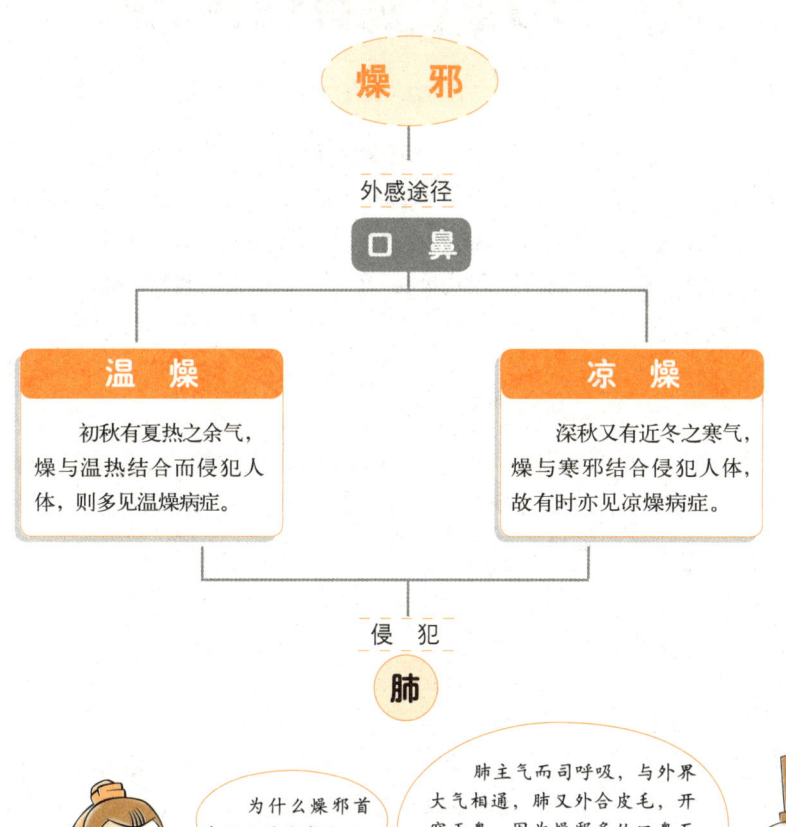

病邪与六气

「燥」乃干涩之病邪

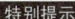特别提示

秋季防燥

① 及时增减衣服。立秋之后，昼夜之间的温差较大，不宜赤膊露体，也不宜穿得太多、太暖。
② 多喝开水、淡茶、果汁饮料、豆浆、牛奶等，以养阴润燥，弥补损失的阴润，但喝流质的饮食，尤其是饮料和水等液体饮料时，饮用方法颇多讲究，以少量频饮为最佳。
③ 多食新鲜蔬菜和水果。秋燥最容易伤人的津液。多数蔬菜、水果有生津润燥、消热通便之功效。蔬菜、水果等含有大量的水分，能补充人体的津液。另外，还可多吃些蜂蜜、百合、莲子等清补之品，以顺应肺脏的清肃之性。
④ 少吃辛辣煎炸热性食物。韭菜、大蒜、葱、姜、八角、茴香等辛辣的食物和调味品，炸鸡腿、炸鹌鹑等煎炸的食物，多食皆会助燥伤阴，加重秋燥。
⑤ 重视精神调养。阴虚的人，肝火易旺，动辄发脾气，这就是人们常说的"搂不住火"。肝火偏旺，久则内耗阴津。到了秋季，其燥象更为明显。因此，预防秋燥的另一环就是要重视精神的调养，以平和的心态对待一切事物，以顺应秋季收敛之性，平静地度过这一多事之秋。

247

外来的病邪 ❻
"火"乃热极阳邪

火与热互称，一般是火证热象，且较热更为明显，并多有炎上的表现。多旺于夏季，但不像暑邪那样有明显的季节性。火可因直接感受温热三邪热极化火引起，也可由风、寒、暑、温、燥五邪在一定条件下入里化火。而内火则由脏腑功能失调、气机壅塞不通、郁而化火所致。

● 火的性质和特点

（1）火为热之极，属阳邪，其性暴烈，有炎上的特点。高热，烦躁不安。有面红目赤、咽喉肿痛、尿短赤、便秘、舌红苔黄等症状。

（2）火邪易伤津液，出现口渴喜冷饮、舌干少津、尿少便干等症状，津液耗损不堪，脉失濡养而有拘急或动风现象。

（3）火热之邪使血流加速，甚则迫血妄行，加之火热灼伤脉络，出现各种出血症状，如吐血、衄血、尿血、便血及紫斑等。

● 常见的火证

（1）实火：一般是火邪、热邪引起，或因外感其他病邪后转化。常有面红目赤、肿痛、高热恶热、烦渴、口干舌燥、尿黄少、便干结等症。

（2）虚火：多因脏腑阴阳失衡，阴虚则内热，如脏腑津液耗损，再加外邪引动，则生虚火。其起病较缓慢，病程长。

● 火的治法

治　则	适应症	例　方
苦寒泻火	温邪化火，燔灼三焦，身大热，烦渴发狂。	黄连解毒汤
凉膈泻火	风火上炎，中焦燥实，目赤口渴，腹满便秘。	凉膈散
清心降火	心火亢盛，烦躁，口疮，小便赤涩。	导赤散
清肺泻火	火郁于肺，喘嗽，皮肤蒸热。	泻白散
清脾泻火	火伏于脾，口干唇燥，烦渴易饥。	泻黄散
清肝泻火	火郁于肝，目赤口苦，脉弦数。	泻青丸
甘温除热	脾胃虚，心火盛，渴喜热饮，懒言恶食。	补中益气汤

火性上炎

火与热的区别

热多由外淫所引发，如风热、暑热、湿热之类的病邪。

热（温热邪气侵袭）

火（阴阳失调，阳气亢盛）

极

特别提示

火邪多因直接感受温热邪气所致，或感受风、寒、暑、湿、燥等邪气，在一定条件下化火而致。火与热均为阳盛之气，只是程度上的差异。

火多由内生，如心火上炎、肝火亢盛、胆火横逆等病变。

病邪与六气　「火」乃热极阳邪

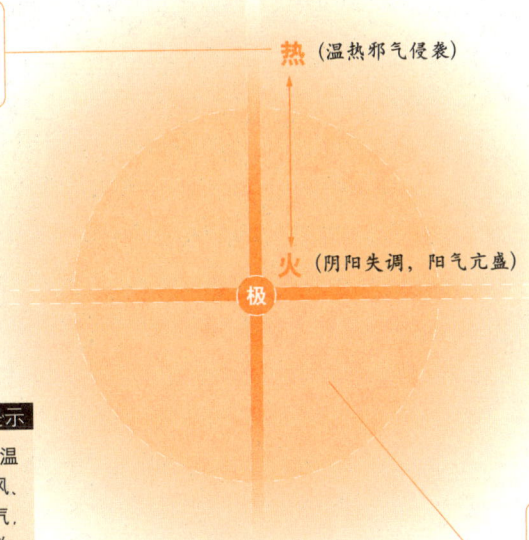

火性上炎

狂躁妄动

神昏谵语

高热

心烦失眠

阳燥向上　升腾上炎

烦渴

火热病，大多表现在人体的上部，如头面部位。

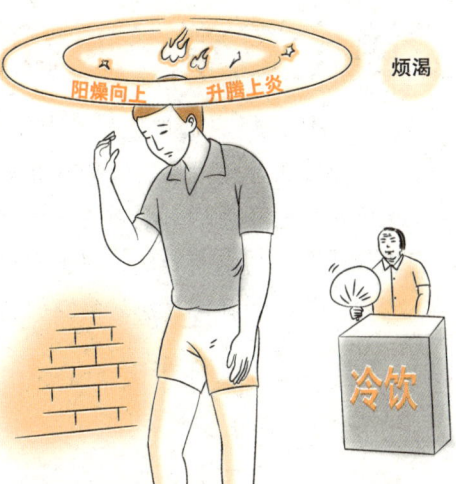

冷饮

第十二章　神奇的针灸

　　针灸疗法是中医学特有的非药物治疗方法，是世界医学中的璀璨瑰宝，广泛应用于各种疾病。作为一种外治方法，针灸是通过刺激人体体表的腧穴、经络来激发人体经络系统的调整作用，以调节脏腑功能活动、调节气血盛衰，从而达到治疗疾病的目的。

本章图解

神奇的学问：针灸

针灸学的两种重要理论

经脉与腧穴

主要穴位及其功能

老祖宗的智慧
何为针灸

> 针灸是一种传统的治疗方式，属于物理疗法的一种，也是实时可达到效果且非常简便的一种医术。研究用针或施灸之手术与方法，称为针法与灸法，对于一般疾病，在临床上，通常将针与灸两者并用，因此，称为针灸。

● 认识针灸

传统医学是一种经验传承的哲学。因此，针灸并不是某一个人在特定的时间内所发明出来的，而是古代先民在日常生活中靠着经验一点一滴累积的成果。那什么是针灸呢？我们就先说针的产生。早在石器时代，有手部酸痛的人，可能因为生产劳动的关系接近石头，当酸痛的部位碰触到石头时，就会比较舒服。因此，随后人们又渐渐改良，把石头磨得尖锐，然后再用磨好的锥状石头去按摩，以促进气血循环，经络通畅，进而达到治疗疾病与恢复健康的目的。随后经过数千年的发展，其使用的器具便发展成今日的金针、银针和铜针。再说"灸"，从字面上来看，灸是与火有关系的一种治疗方式。这就要追溯到钻木取火时代，可能是当时的妇女在煮饭时发现疼痛的部位在火边烤，疼痛状况就改善许多，于是经过经验积累，古人逐渐认识到了利用药草来熏，药草特殊的气味，加上温热的刺激，可以调整人体生理机能。

● 针灸学的形成

针灸学是一门古老而神奇的学问，并且有悠久的历史，针灸古书上曾多次提到针刺的原始工具是石针，用砭石做的。这种砭石大约出现于新石器时代，相当于氏族公社制度的后期，当时的医学还处在半医半巫的状态。到了春秋时期（前770—前476），医学摆脱了巫的束缚后，有了专业医生。据《春秋左氏传》记载，名医医缓为晋景公诊病时，指出要"攻之不可，达之不及，药不治焉，不可为之"。这里所说的"达"与"攻"指的就是针刺和火灸。东汉、三国时期，出现了许多擅长针灸的医学家，其中皇甫谧所著《针灸甲乙经》成为一部具有完整体系的针灸专著。于是灸法便应运而生了。到了隋唐时期（581—907），当时的医学教育机构太医署里设有针灸专业，于是针灸便发展成为一个专门学科。

神奇的学问：针灸

针灸穴位治病的原理

中医认为针灸是利用调节虚实和平阴阳的作用，使经络运行血气顺畅，刺激脑部，使其产生脑内吗啡，达到抑制缓解疼痛的目的，不但可以抵御病毒，还可以传导感应正常的生理功能等。

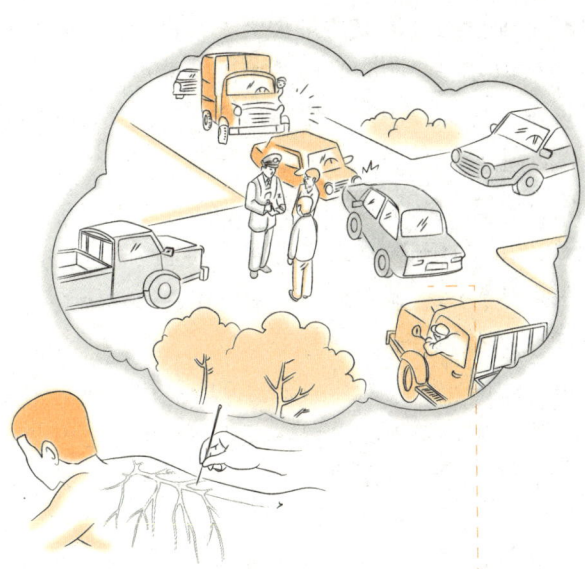

人体（包括经络）就如同自成一套的复杂"高速公路"系统，如果"高速公路"的某站（某个部位）出了意外，自有专门人员（针灸针刺相应的穴位）去应急修复，某穴位"修复"了，该穴位对应的病症也就得到了治疗。

知道以下原理，人人都能自我"针灸"

1. 知道治疗某种病要找哪些穴位
2. 知道穴位的位置
3. 对穴位施加物理影响（针刺、灸、按摩、拔罐）

针灸可治疗的疾病

1. 上呼吸道疾病
2. 急性副鼻窦炎
3. 急性鼻炎
4. 普通伤风感冒
5. 急性扁桃体炎
6. 呼吸道疾病
7. 急性气管炎
8. 急性支气管炎
9. 眼睛疾患
10. 急性结膜炎
11. 中心视网膜炎
12. 近视（小孩）
13. 白内障（无并发症者）
14. 口腔疾病
15. 牙痛、拔牙后痛
16. 牙龈炎
17. 急慢性咽炎
18. 胃肠疾患
19. 食道幽门痉挛
20. 打嗝
21. 胃下垂
22. 急慢性胃炎
23. 胃酸过多
24. 慢性十二指肠溃疡
25. 急性十二指肠溃疡
26. 急性下痢
27. 便秘
28. 肠麻痹阻塞
29. 神经肌肉骨骼疾病
30. 正偏头痛
31. 三叉神经痛
32. 口眼㖞斜（早期3~6个月内）
33. 偏瘫
34. 末梢神经异常
35. 小儿麻痹（早期6个月内）
36. 美尼尔氏病
37. 神经性膀胱无力
38. 坐骨神经痛
39. 下背痛
40. 骨关节炎
41. 五十肩、网球肘
42. 夜尿、遗尿
43. 肋间神经痛
44. 颈臂症候群

神奇的针灸　何为针灸

一脉相承且相对独立
腧穴与阴阳五行

> 中医学深受中国古代哲学思想的的影响，是中医学的特色。阴阳五行学说是中医基础理论的重要部分。

● **腧穴与阴阳五行的关系**

阴阳学说作为一种认识方法、思维方式，贯穿于针灸学理论的各个方面，是影响针灸基本理论内容形成的最大因素，也是针灸理论中反映最为明显、充分的认识方法，阴阳学说是中医学的理论根基，整套中医理论和中医学说史，离不开阴阳二字。经脉分阴阳，其所统腧穴，同样也随其经而分阴阳两类。

穴各以其浅深划分了阴阳（浅层为阳，深层为阴）。《灵枢·根结》说："用针之要，在于知调阴与阳。"调和阴阳就是通过经穴的分经、深浅并运用适当的刺法来达到的。腧穴分阴、阳，在五输穴中表现得最为清楚。《内经》中有一种仅用于针灸疗法的诊脉法，即人迎寸口脉法，就是基于阴阳总结的认识方法。人迎的脉动反应被认为代表阳经之气，寸口的脉动反应被认为代表阴经之气。因此，只要诊察人迎脉和寸口脉的搏动情况，比较二脉的搏动差异，就可以察知一身阴阳之气的状况。

同样，中医针灸学也是以五行学说理论为基础的。比如《内经》所载：阴经和阳经的井、荥、输、经、合五输穴都有不同的五行属性。按五行的生克关系又区分为"母穴"和"子穴"两种。五行配合五输，使五输之间就有了生克关系，可是经脉有阴阳之异，经脉的整体呈阴阳对立统一关系，而表达整体结构关系，强调整体中各部之间影响与联系的五行学说，要满足各经脉腧穴在整体上的关系，就必须使阴经与阳经之间的五输穴具有生克关系，因此阴经井穴配木，阳经井穴配金。以此类推，而形成经脉腧穴与阴阳五行的完美配合。

针灸学的两种重要理论

阴阳五行思维方式直接影响着医者对治疗用穴的选择和确定。

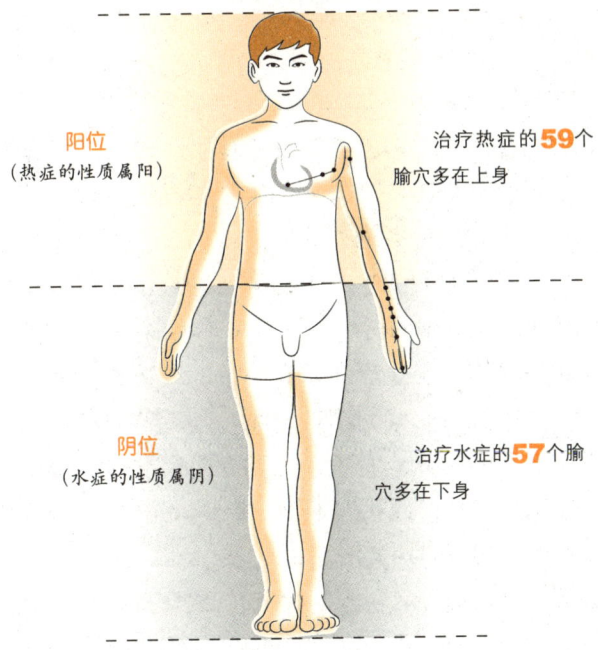

阳位（热症的性质属阳）

治疗热症的**59**个腧穴多在上身

阴位（水症的性质属阴）

治疗水症的**57**个腧穴多在下身

神奇的针灸　　腧穴与阴阳五行

顺势

《内经》中诸多针灸治则治法乃至具体的针灸操作都含有一个共同的内在特性，即"顺势"。所谓顺势，即顺应自然之势，它源于古代的哲学思想，成为贯穿于《内经》的一种思维方式。

体质与针刺的关系

形体粗壮：皮肤粗黑且唇厚者，其血质浓浊，气行涩迟，整体呈现一种重浊之势，所以针刺取深刺久留针的强势之法。

形体瘦削：皮肤白细，唇薄言轻者，其血质清稀，气行滑利，整体呈轻清之势，则针刺方以浅刺不留针之弱势之法。

时间与针灸的关系

一年之中：
春夏之季，阳气生发，气血外浮，故刺之即浅。
秋冬之时，阳气收藏，气血内沉，则予以深刺。

一月之中：
月亮由缺转盈及由盈转缺时，机体气血处于较弱的状态，不宜用泻法。
月亮满盈时，机体气血也处于较盛的状态而不宜用补法。

名词解释

补法
徐徐进针，捻转少且是逆时针的，最后疾速出针。

泻法
疾速进针，捻转多且是顺时针的，最后徐徐出针。

《内经》非常强调针道必须合于天道，天道即自然之道，符合自然之道的行事方法是因势利导。用针也是如此，针刺方法要与人的气血状态相合，才能取效。

3 有形抑或无形的管道
经络与穴道

> 我们可试看经络二字，都是"糸"字旁，依中国人的造字习惯，这表示与纺纱织布做衣服有关。

中国人在数千年前就会养蚕织丝了，1972年湖南长沙出土的马王堆古汉墓中，有许多漂亮鲜丽的锦绣织品就可以证明。织布基本上是利用垂直与平行两种方向的线条交织而成，至今依然如此，不论经络或经纬，都有相似的意思，于是经纬线被用来指画在地球表面上定位用的假想线，天空中的行星或恒星，千年前也被称为经星或纬星。

因此当身体上与生理活动有关系的线条被称为经脉或络脉，合称为"经络"系统时，我们不难推测，"经络"可能未必与"气"有关，而是与纵横排列的方式有关，并具有向远方传送讯息的功能。身体要传送什么讯息呢？由此我们不得不提到穴道，《内经》中提到约160个穴名，后来到明清时期又增加361个。

腧与"输"通，有转输的含义，"穴"即孔隙的意思。腧穴在《内经》中有"节""会""气穴""气府""骨空""溪"等名称。《甲乙经》中称为"孔穴"，《圣惠方》中称为"穴位"。可见只有经络与穴道搭配，加上"气"在其中流通，人体传送讯息的功能才能实现，因此经络和穴道缺一不可。《千金翼方》说："凡孔穴者，是经络所行往来处，引气远入抽病也。"说明腧穴从属于经络，通过经络系统与人体各部发生联系，使用针灸等方法刺激腧穴，可以"引气远入"，治疗有关经络与脏腑的病症。

《针灸问对》说："经络不可不知，孔穴不可不识。不知经络，无以知气血往来；不知孔穴，无以知邪之所在。知而用，用而的，病乃可安。"充分说明针灸与经络的关系。

经脉与腧穴

科学家得到一个结论：经络是存在的。这让科学家很头痛："怪事，用这么先进的仪器检测为什么就看不到经络呢？"

科学观点	传统观点（中医）
近代科学家利用12V直流电刺激皮肤，用以测量皮肤表面的电阻值，发现电阻值较低的区域恰好就是经络与穴道的位置，因而测出了人体的十二经及奇经八脉，从而证实经络与穴道的确存在，并得出了"穴道"是人体电阻低的地方，而经络则就像电流流通的管道这一结论。	《内经·灵枢·本藏篇》云："经脉者，所以行血气而营阴阳，濡筋骨，利关节也。" 难经二十三难曰："经脉者，行血气，通阴阳，而营于身者也。" 简单地说，经络和穴道是中医生理学中气与血所运行的通道和气血输注、出入的特殊部位。

神奇的针灸　经络与穴道

拍手功

拍手功，又名"声纳气功"，其作用原理类似脚底按摩，作用在于刺激双掌的穴道与反向区，如果拍手时觉得手掌某部位疼痛、浮肿，甚至瘀血，对应身体器官组织，便代表某个部位出了毛病，但只要继续坚持拍下去，拍至双手发红有很大声音，则体内杂质、浊气一散，人的病况就会减轻。也就是说，拍手功若做得好，深度够，所激发的声线可以贯穿人的奇经八脉。深达丹田、精门，久而久之，健康就会如影随行的。

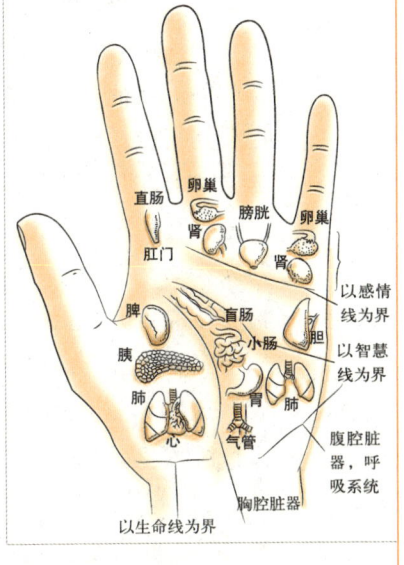

步骤：手肘往上弯曲成90度，两手手掌相对，距离约20厘米，手指与眉同

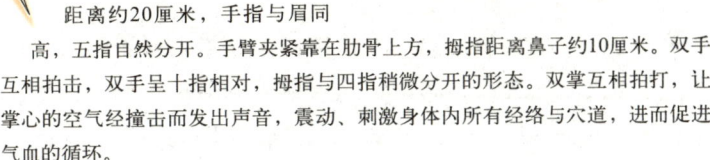

高，五指自然分开。手臂夹紧靠在肋骨上方，拇指距鼻子约10厘米。双手互相拍击，双手呈十指相对，拇指与四指稍微分开的形态。双掌互相拍打，让掌心的空气经撞击而发出声音，震动、刺激身体内所有经络与穴道，进而促进气血的循环。

要诀：双手拍击时记得要将拇指分开，以免拍手过度造成瘀血，拍手速度由慢而快互相拍击，意念专注于两掌之间，心情保持轻松愉快。

人体脏腑、经络、气血输注出入的特殊部位
腧穴说

> 远在新石器时代，我们的祖先就已经使用砭石来刺破放血或热熨、按摩，或在体表某一部位用火烤、烧灼等方法来减轻和消除伤痛。久之，他们逐渐意识到人体的某些特殊部位具有治疗疾病的作用，这就是发现腧穴的最初过程。

● 腧穴概念的形成

腧穴知识来源于医疗实践。我们的祖先在长期与疾病做斗争的过程中，陆续发现人体上有不少反映病痛和治疗病痛的特殊部位，在这个基础上，经过反复实践、认识，于是形成"腧穴"的概念。"腧穴"概念的形成，一般推论与以下几个方面有着密切的关系。

（1）哪里有病痛就在哪里治疗，即以痛处作为"砭灸处"，《内经》称此为"以痛为腧"；

（2）通过一些无意的、偶然的发现，距病痛较远的某个部位被误伤而治好病痛。如误伤大指末端内侧出血，却使原来的喉痛大减，经过反复实践，于是人们认识到在这个部位刺血可以治疗咽喉疼痛；

（3）在进行检查时，发现按压某个部位，患者感到特别疼痛，经过对这种压痛点长期的临床观察，人们认识到体表的某些部位与某些疾病有着特殊的内在联系，于是当患这些疾病时，就在这些部位检查压痛点并进行治疗；

（4）在检查某些部位时，患者不是感到疼痛，而是感到特别舒快，砭刺这些部位，病症也获得缓解。《灵枢·五邪》所说的"以手疾按之，快然乃刺之"和"应在中而痛解"指的就是这个意思。

● 腧穴学的发展历程

腧穴学经历了不断提高、完善的漫长过程。战国到西汉时期，是我国封建社会制度建立与巩固的时期。生产力的提高和社会制度的变革，促进了医药学从实践经验向理论高度的深化。战国初期的医学家扁鹊，曾刺"三阳五会(输)"救治虢太子尸厥，这是有关腧穴早期临床应用的文献记载。

主要穴位与其功能

穴位	主要功能
百会	头痛、高血压、发热、失眠、目眩、鼻疾、痔疮、耳鸣、健忘、中风。
印堂	流鼻血、目眩、头痛、幼儿抽筋。
四白	眼睛疲劳、脸部麻痹、三叉神经痛。
下关	牙痛、耳痛、脸部麻痹或疼痛。
颊车	脸部疼痛、下齿痛、牙床痛。
翳风	重听、晕车晕船。
大迎	三叉神经痛、脸部抽筋、齿痛。
人迎	高血压、咳嗽、慢性支气管炎、扁桃体发炎、突眼性甲状腺肿、呃逆。
扶突	呕吐、打嗝、喉咙痛、心闷、声哑、甲状腺病变、吞咽困难。
天柱	后头痛、颈项转侧不利、颈肌强痛、鼻塞咽肿、眼疾、记忆衰退。
风池	各种头痛、头晕、失眠、高血压、结膜炎、近视、感冒、颈部疾病。
完骨	眼睛充血、目眩、偏头痛、扁桃体发炎。
人中	昏迷、休克、窒息、中暑、癫狂、牙关紧闭、脸部麻痹。
天突	喉咙痛、打嗝、呕吐、咳嗽。
气舍	胃痛、落枕、呕吐、胸闷、胸痛、咳嗽。
肩井	颈椎病、颈项部肌肉痉挛、落枕、肩背部疼痛、手臂麻木、中风后遗症。
肩髃	五十肩、腕痛、手部麻痹。
中府	心律不齐、气喘、咳嗽、感冒。
膻中	支气管炎、支气管哮喘、胸膜炎、冠心病、心绞痛、妇女乳汁过少。
巨阙	胃酸过多、气喘、神经衰弱、心理异常。
中脘	慢性胃炎、胃溃疡、十二指肠溃疡、胃下垂、脾胃虚弱、消化不良。
神阙	慢性肠炎、脱肛、腹胀、虚寒性胃痛、怕冷症。
天枢	生殖器疾病、妇女病、容易疲劳、便秘、胃下垂。
大巨	不孕症、肾炎、便秘、痢疾、坐骨神经痛、风湿病。
关元	急性尿路感染、遗尿、盆腔炎、闭经、不孕、产后恶露不止、遗精、阳痿、虚劳羸瘦。
气海	阳痿、遗精、早泄、子宫脱垂、妇女月事疾患、大便秘结、神经衰弱。
腰眼	肾虚、遗尿、遗精、阳痿、早泄、慢性肾炎、月经不调、尿路感染、腰痛、神经衰弱、支气管哮喘。
命门	遗精、阳痿、痛经、月经不调、慢性腹泻、腰痛、足部怕冷。
大肠俞	痢疾、肠炎、腰扭伤、便秘、坐骨神经痛、脚麻痹。
小肠俞	痢疾、肠炎、痔疮、风湿性关节炎、泌尿器官疾病。
肾俞	肾炎、膀胱炎、食欲不振、坐骨神经痛、歇斯底里。
胃俞	各种胃病、消化不良、呕吐。

神奇的针灸　腧穴说

神奇的针灸

东汉到三国及两晋、南北朝时期，我国医药学又有了较大的发展，针灸学术体系随之形成。魏晋年间著名针灸学家皇甫谧在魏甘露年间撰成的《针灸甲乙经》，成为我国最早的体系比较完整的针灸学专著。同时，这个时期针灸经穴图也已经出现，称为《偃侧图》和《明堂图》等。

到了五代、辽、宋、金、元的时期，由于印刷术的普遍应用，加快了针灸学的传播和发展进程。明代著名针灸学家杨继洲撰的《针灸大成》对腧穴的主治病症分门别类加以论述，颇为详尽。此书一直沿用至今。

腧穴的主要生理功能是输注脏腑经络气血，促进体表与体内脏腑的联系。同时，按摩腧穴也有诊断疾病和治疗疾病的作用。由于腧穴有沟通表里的作用，内在脏腑气血的病理变化可以反映于体表腧穴。相应地，腧穴会出现压痛、酸楚、麻木、结节、肿胀、变色、丘疹、凹陷等反应。因此，利用腧穴的这些病理反应可以帮助诊断疾病。腧穴更重要的作用是治疗疾病，通过针灸、推拿等刺激相应腧穴，可以疏通经络，调节脏腑气血，达到治病的目的。腧穴不仅能治疗该穴所在部位及邻近组织、器官的局部病证，还能治疗本经循行所及的远隔部位的组织、器官、脏腑的病证。此外，某些腧穴还有特殊的治疗作用，可专治某种病，如至阴穴可矫正胎位等。

主要穴位及其功能

穴位	主要功能
脾俞	营养不良、肝脾肿大、胃部疾病、全身乏力、失眠。
肝俞	失眠、肝病、视力减退、目眩、中风。
三焦俞	肠鸣、腹泻、尿路感染、白带过多、腰痛、尿滞留。
膈俞	神经衰弱、失眠、心悸不定、气喘。
肺俞	呼吸系统功能失调、颈肩痛、皮肤病、幼儿疳积、肺虚自汗。
膏肓	心跳、肋间神经痛、支气管炎、气喘、乏力、眩晕。
天宗	五十肩、胸痛、肋间神经痛、肩胛部疼痛。
忘室	腰痛、坐骨神经痛、腿肚抽筋、痛捏可增强精力。
长强	治痔疮有特效，可增强精力。
曲池	感冒、高血压、皮肤病、发热、中暑、上肢痛、眼疾、牙痛。
尺泽	支气管炎、支气管哮喘、肺炎、咳嗽、皮肤瘙痒或干燥、肘关节内侧疼痛。
手三里	胃脘痛、肠鸣、肠炎、腰背痛、牙痛。
神门	心神不宁、心绞痛、神经衰弱、健忘多梦、精神疾病、便秘、心脏病。
劳宫	神经衰弱、高血压、心率过速或过慢、恶心呕吐。
阳池	糖尿病、神经痛、手部痛、手部关节炎。
合谷	高血压、耳鸣、眼睛疲劳、发热头痛、盗汗、自汗、感冒。
梁丘	胃痉挛、痢疾、膝痛、坐骨神经痛。
血海	妇科病、变形性膝关节炎、贫血。
阴陵泉	水肿、妇科病。
足三里	胃酸过多、胃下垂、半身不遂、高血压、贫血、失眠等。
解溪	便秘、头痛、膝痛、面部浮肿、下肢麻木、足踝关节酸痛。
冲阳	过敏性体质、神经衰弱、食欲不振、脚痛。
然谷	脚底痛、扁桃体炎、怕冷、生理不顺。
委中	坐骨神经痛、腰痛、背痛、关节风湿痛、流鼻血、高血压。
承山	小腿肌肉痉挛、坐骨神经痛、腰痛、痔疮、脱肛、便秘。
三阴交	更年期综合征、泌尿系统疾病、生殖系统疾病、下肢内侧疾病。
太溪	肾脏病、扁桃体炎、中耳炎、便秘、足部风湿疼痛。
涌泉	生殖器官疾病、肾脏病、高血压、头痛头晕、咽痛失音、失眠、气喘，增强精力。
太白	消化不良、脚部冰冷、消化系统疾病。
足心	头晕目眩、五心烦热。

神奇的针灸　腧穴说

261

由外而内的特殊疗法
刺与灸

随着生产力不断提高，古人在不断改进生产工具的基础上，使用了最早的医疗器械，如砭石等。"热而熨之"渐发展为灸法，"砭而刺之"渐发展为针法，同时也在长期积累经验的过程中逐渐发展了针灸疗法。

● 针法
针法是以特制的金属针刺入人体特定之腧穴部位，施行一定的手法，以促使气血调和，经络畅通，从而达到治疗疾病与恢复健康之目的。

● 灸法
灸法是以特制的艾绒在人体特定之腧穴部位上点火燃烧，发出艾特有的气味，在特定范围释放能量，以调整各部位生理机能，保持身体健康，进而达到治疗疾病与预防疾病之目的。

● 针灸的治疗原理
（1）调和阴阳
在正常情况下，人体保持着阴阳相对平衡的状态。如果因七情六淫以及跌扑损伤等因素使阴阳的平衡遭到破坏，就会导致"阴胜则阳病，阳胜则阴病"等病理变化，而产生"阳盛则热，阴盛则寒"等临床症候。针灸治病的关键就在于根据症候的属性来调节阴阳的偏盛偏衰，使机体转归于"阴平阳秘"，恢复其正常的生理功能，从而达到治愈疾病的目的。

（2）扶正祛邪
扶正，就是增强抗病能力；祛邪，就是去除致病因素。疾病的发生、发展及转归的过程，即正气与邪气相互斗争的过程。

扶正祛邪就是保证疾病趋向良性转归的基本法则。针灸治病，就在于能够发挥其扶正祛邪的作用。

（3）疏通经络
人体的经络"内属于脏腑，外络于肢节"。十二经脉的分布，阳经在四肢之表，属于六腑；阴经在四肢之里，属于五脏，并通过十五络的联系，沟通表里，组成了气血循环的通路，它们"内溉脏腑，外濡腠理"，维持着正常的生理功能。

主要穴位及其功能

急痛

急痛症	治法	处方	配穴
心痛	取任脉、膀胱经、首厥阴经穴为主，针用泻法。	膻中、心俞、内关	厥阴俞、郄门、足三里
胆痛	宜取足少阳、厥阴经穴为主，针用泻法。	阳陵泉、日月、中脘	胆俞、太冲、足三里
蛔厥	取手阳明、足少阳经穴为主，针用泻法。	迎香、阳陵泉	人中、胆囊穴
胃疼	取足阳明、手厥阴、足少阳经穴为主，针用泻法，酌用灸法。	中脘、足三里	内关、阳陵泉
腹痛	取任脉、手足阳明经穴为主，针用泻法。	天枢、中脘、足三里	气海、合谷
肾痛	取任脉、足少阴、太阳经穴为主，针用泻法，酌用灸法。	肾俞、照海、太溪	中极、委阳、三阴交、京门

出血

出血症	症型	治法	处方	配穴
咳血	肝火犯肺	取手足厥阴，(心包经、肝经)，手太阴肺经穴为主，针用泻法。	行间、鱼际	劳宫、肺俞
	阴虚火旺	手太阴肺经、足少阴肾经穴为主，针用补泻兼施。	尺泽、孔最、鱼际	百劳、然谷、太溪
衄血	肺热	取督脉、手太阴经脉为主，针用泻法。	上星、合谷、少商	风府、天府
	胃热	取督脉、手足阳明经脉为主，针用泻法。	上星、二间、厉兑	中脘、隐白
	肝火	取督脉、足厥阴、少阴经穴为主，针用泻法。	兑端、行间	曲泉、涌泉、委中
吐血	胃中积热	取督脉、足阳明经穴为主，针用泻法。	上脘、内庭	
	肝火犯胃	取足阳明、厥阴经穴为主，针用泻法。	梁丘、太冲	劳宫
	脾气虚弱	取足太阴、阳明、任脉经穴为主，针用补法，并灸。	中脘、足三里	脾俞、隐白
便血	脾气虚弱	取任脉、足太阴、足阳明经穴为主，针用补法并灸。	关元、太白	足三里、会阳
	大肠湿热	取足太阳、足阳明、足太阴经穴为主，针用泻法。	大肠俞、长强	小肠俞、下巨虚
尿血	阴虚火旺	取督脉、任脉、足厥阴、足少阴经穴为主，针用补泻兼施。	命门、肾俞、关元	阴谷、太溪、大敦
	心火亢盛	取任脉、手厥阴、足少阴经穴为主，针用泻法。	关元、劳宫	然谷

神奇的针灸　刺与灸

263

第十三章
常见病这样治

我们总是说，药不能多吃。因为药虽然能治病，但也存在一定的副作用，于是很多人在面对生活中一些常见病时，采取能不吃药就不吃药的态度，选择更安全的治病方法。按摩穴位就是这样一种治病方法，它没有任何副作用，而且对于岔气、便秘等症状，它比药物有更好的治疗作用。

本章图解

治牙痛的主力兵——合谷穴
治疗牙痛的穴位按摩法
治疗失眠的穴位按摩法
治疗失眠的特殊穴位
中暑急救要穴——人中穴
治疗中暑的穴位按摩法
治疗晕车的要穴——内关穴
三个穴位搞定晕车
三个穴位让你告别便秘
治疗便秘的按摩法
保护头脑的要穴——百会穴
治疗头痛的穴位按摩法
治岔气的简单按摩法
治岔气的有效穴位
治感冒的穴位按摩法
治腹胀的穴位
止喘的有效穴位
止喘的穴位按摩法
治消化不良的有效穴位
治消化不良的简单按摩法
治疗肠胃炎的穴位按摩法
治疗急性鼻炎的穴位按摩法
慢性鼻炎的穴位按摩法
过敏性鼻炎的穴位按摩法
调理月经的重要穴位
调理月经的穴位按摩法
治痛经的有效穴位
治疗痛经的穴位按摩法

常见病这样治

1

牙痛不再是病

16个穴位轻松搞定你的牙

> 牙痛是一种说大不大说小不小，极为难缠的病症，对人的身体和精神有很大的影响。人体经络上有一些对治牙痛很有效的穴位，痛的时候就找它们来帮忙吧。

俗话说，"牙痛不是病，疼起来真要命"，在中医里面，牙痛分风火牙痛、虚火牙痛和实火牙痛三种类型。风火牙痛是风邪入侵引起的，表现为牙痛强烈、牙龈肿胀，还会身体发热。实火牙痛是肠胃积热所致，表现为牙痛剧烈、牙龈红肿、口臭便秘。虚火牙痛则是由肾精气不足导致的，表现为牙齿隐隐作痛，牙有浮动感，但口不臭。而且虚火牙痛常在夜晚疼得更厉害，牙龈松动，吃东西时总有咀嚼无力之感。

知道了引起牙痛的原因就好找穴位了。治疗风火牙痛要选取祛风泻火的经穴。治疗虚火牙痛要选取能够补肾精气的穴位，如太溪穴、手三里穴、合谷穴。对于实火牙痛，可以选取如合谷穴、手三里穴、曲池穴来消肠胃火。另外，根据经脉的循行规律，上牙与大肠经相连，下牙与胃经相连。因此上牙痛要取大肠经上的穴位，下牙痛要取胃经上的穴位。

● **治病穴位**

主穴：合谷穴、颊车穴、人中穴、迎香穴、承浆穴、地仓穴、下关穴、内庭穴、太冲穴。

配穴：风火牙痛加曲池穴、风池穴；实火牙痛加足三里穴、解溪穴、三间穴；虚火牙痛加太溪穴、肾俞穴。

● **按摩疗法**

方法一：用双手四指指腹从太阳穴向耳后推一会儿。然后点按合谷穴、颊车穴等，每个穴位按1~3分钟。如果是上牙痛，再按关穴、足三里穴，每个穴位按1~3分钟；下牙痛就按下关穴、温溜穴，每个穴位按1~3分钟。再用大鱼际在牙痛部位轻轻地揉动，约3分钟。坚持每日一次。

方法二：当你弄不清是哪种类型的牙痛时，还有一个小方法可以帮你。那就是上牙痛时，用食指指腹按摩下关穴。下牙痛时，用食指指腹按摩大迎穴。

治牙痛的主力兵——合谷穴

合谷穴是大肠经上的重要穴位,对于大肠经所过之处组织器官的病症有一定的疗效,特别是对于减少口腔疾病的发生和保护牙齿健康有明显的作用。

第一步:取穴

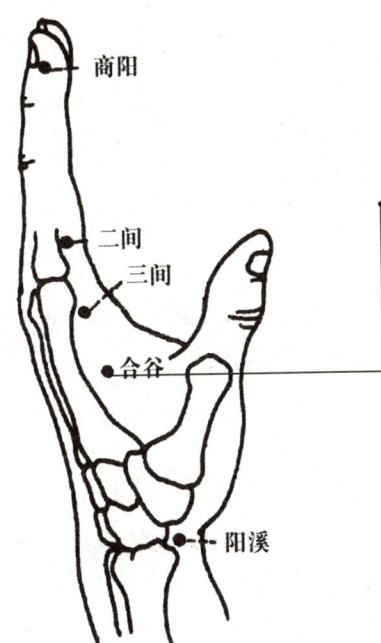

所属经脉:手阳明大肠经。
位置:手背拇指与食指的根部交接处的肌肉最高点。

对于发生在头部、面部、上肢等部位的疾病,如牙痛、头痛、发热、口干、流鼻血、关节炎、颈椎病、肩周炎等,都有较好的治疗效果。

第二步:用穴

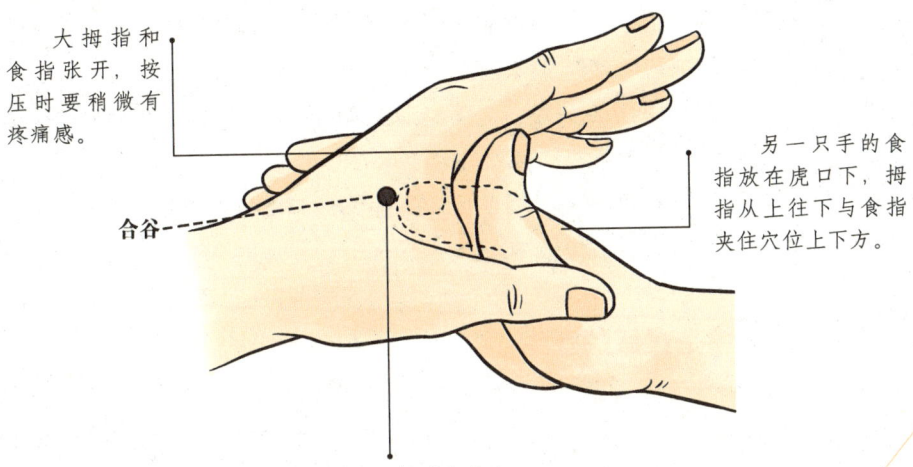

大拇指和食指张开,按压时要稍微有疼痛感。

另一只手的食指放在虎口下,拇指从上往下与食指夹住穴位上下方。

左侧牙痛按压右手合谷穴,右侧牙痛按压左手合谷穴。

● **刮痧疗法**

用刮痧的方法也要先分清是哪种牙痛，再选择用什么样的手法。风火牙痛、实火牙痛用泻法，虚火牙痛用补法。

风火牙痛：取刮板以45°倾角刮拭头后部风池穴和上肢内侧外关穴。刮风池穴和外关穴都可疏风解表，治风火牙痛。

实火牙痛：取刮板以45°倾角刮拭手背二间穴和足背部内庭穴。二间穴、内庭穴均为荥穴，可清热泻火，治实火牙痛。

虚火牙痛：取刮板以45°倾角刮拭太溪穴和行间穴。太溪穴是足少阴经原穴，可滋阴补肾。行间穴为足厥阴经荥穴，可以清热降火，两者结合可治虚火牙痛。

● **拔罐疗法**

留罐法：患者取坐位，将火罐吸拔在颊车穴、下关穴上。风火牙痛加取液门穴，实火牙痛加取内庭穴，虚火牙痛加取太溪穴。留罐10分钟左右，每日1次，5次为1个疗程。

● **小方法，大功效**

每天早晨可以进行保护牙齿的全套锻炼，包括叩齿、搅舌、鼓漱、咽津四步骤，全套锻炼重复做3次就可以了。

第一步：早晨醒来后，先不说话，闭目叩齿次数不限，一般以30次为佳。叩齿就是牙齿有节律地轻松咬合，这是最关键的一步。叩齿时要屏心静气去除杂念，闭气不呼吸，用自己的意念引导气的运行。然后张大嘴巴，上下牙齿轻轻地相互叩击，但不要左右摩擦，共做36次。此为一遍，连续做4遍。

第二步：用舌头贴着上下牙床，牙面来回搅动几次。当感觉有津液产生时，不要咽下，继续搅动。

第三步：唾液渐渐增多后，用唾液漱口30次左右，牙痛一侧多漱几回。最后将唾液慢慢分三次咽下。

● **习惯是最好的医生**

与其等到牙痛的时候再去治，不如平时就养成良好的生活习惯保护牙齿。多注意口腔卫生，早晚刷牙，除去牙面和牙缝中的污垢和食物碎屑，保持牙齿洁净。饭后漱口也是必不可少的，睡前更不能吃零食，否则容易产生龋齿。

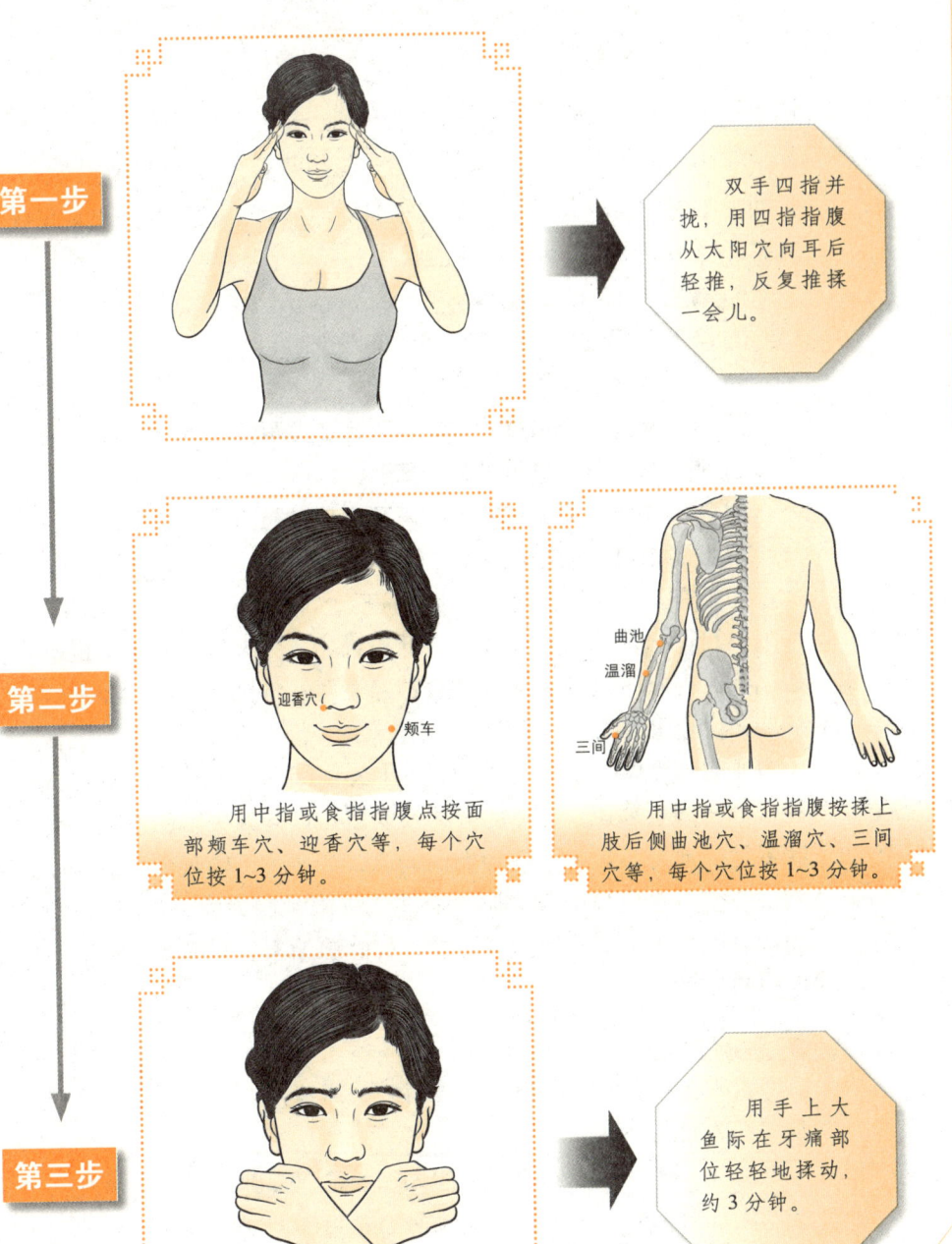

常见病这样治 2

睡到自然醒

失眠调养的妙招

> 睡眠是生命中重要的一环，睡眠不足就会引起第二天头昏脑涨、全身无力。良好的睡眠与健康的生活、正常的工作和学习的关系甚为密切。

一个人的一生中，至少有三分之一的时间是在睡眠中度过的。正常的睡眠时间应该保持在每天 8 小时左右，可是有很多人出现了睡眠障碍，看一下，你是否有以下症状：

☐ 躺在床上却怎么也睡不着。
☐ 醒的时间过早，致使睡眠时间减少。
☐ 一旦醒了很难再入睡。
☐ 容易从噩梦中惊醒，或者整夜都在做噩梦。
☐ 醒后感觉精力似乎没有恢复。
☐ 不能熟睡，容易被细小的声音或者微弱的灯光惊醒。
☐ 睡觉前常常胡思乱想。

如果有上述症状中两个以上的症状，那就要注意一下睡眠情况了，睡眠很可能出现了问题，或者是低质量的。失眠看起来似乎也不是什么疾病，但长时间的失眠会导致神经衰弱和抑郁症，而神经衰弱这种病症又会加重失眠，因此失眠不可不治。

要想治疗失眠就要先弄清楚为什么会失眠。引起失眠的原因很多，先从自身因素来说，身体的一些疾病就可以导致失眠的发生，诸如一些慢性病或身体虚弱。精神上的刺激，如压力、紧张、忧郁、疲劳过度、悲伤等也可以引发失眠。有些人失眠是因为睡眠环境突然改变，周围有噪声等。不良的生活习惯，如睡前饮茶、喝咖啡、吸烟等都足以引起失眠。

● **治病穴位**

主穴：百会穴、涌泉穴、攒竹穴、风池穴、内关穴、神门穴、中脘穴、关元穴。

配穴：多梦、心悸、易倦的人加心俞穴、脾俞穴；头晕耳鸣、腰酸的人加肾俞穴、太溪穴；心烦易怒、目赤便秘的人加肝俞穴、太冲穴、合谷穴。

● **按摩疗法**

头部按摩：先用双手拇指指端从百会穴，经前顶穴、上星穴、神

治疗失眠的穴位按摩法

头部有很多穴位，对调节大脑和神经的正常功能很有帮助，用指端叩击头部或者划动头皮，能触及更多的穴位，对治疗失眠有很大的助益。

第一步：搓头顶

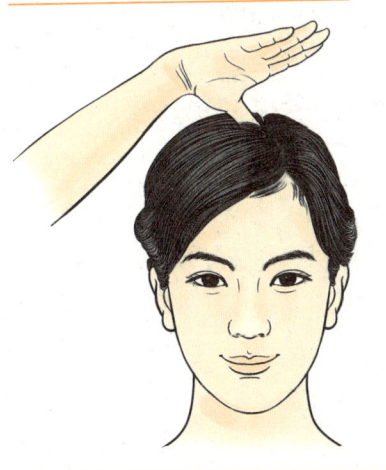

用双手拇指指端从百会穴沿头顶正中线搓至前额印堂，反复10次。

第二步：按穴

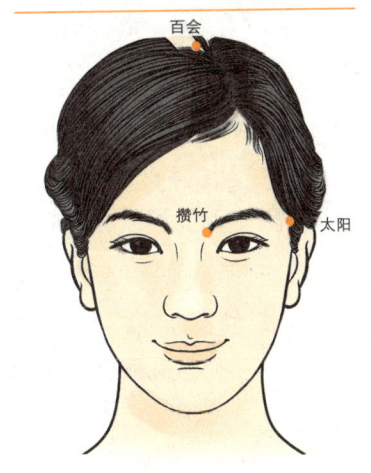

点按百会穴、攒竹穴、风池穴、太阳穴等2~3分钟。

第四步：叩击头顶

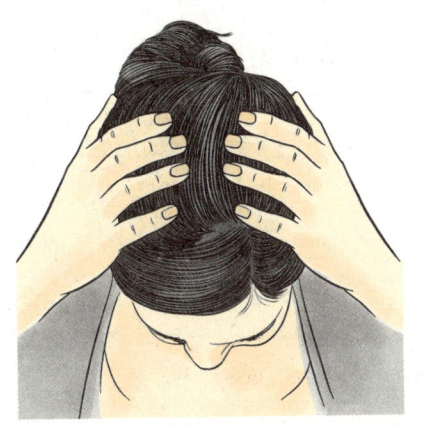

用双手十指指端反复划动头皮，轻轻叩击头部，以刺激头上的穴位。

第三步：抹揉

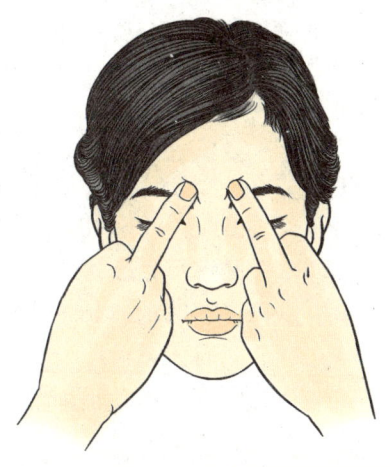

用手指指腹从额头中间沿眉弓向额头两侧抹揉10次。

常见病这样治　失眠调养的妙招

庭穴搓至前额印堂，反复 10 次。再点按百会穴、攒竹穴、风池穴、太阳穴等 2~3 分钟。然后用四指指腹从额头中间，沿眉弓向额头两侧每个穴位揉 10 次。最后用双手十指指端反复划动头皮，轻轻叩击头部，以刺激头上的穴位。

四肢按摩：按揉内关穴、神门穴，使局部产生酸胀感，每个穴位按揉 1~2 分钟。

腹部按摩：顺时针推摩腹部 3 分钟后，取中脘穴、气海穴、关元按揉 2 分钟。

脚部按摩：搓热脚心，然后取涌泉穴按揉 1~2 分钟。

● **刮痧疗法**

取刮板以 45° 倾角平面朝下，自上向下刮拭背部心俞穴至脾俞穴。再刮拭风池穴、百会穴、神门穴，每个穴位刮 2 分钟。

● **拔罐疗法**

治疗失眠可以采用留罐法和走罐法两种。

留罐法：用闪火法在心俞穴、脾俞穴、三阴交穴、足三里穴拔罐，留罐 10 分钟。

走罐法：取背部督脉及足太阳膀胱经第一侧线，用闪火法将罐吸拔在皮肤上，然后自上而下往反方向走罐。

● **小方法，大功效**

全身的阳经均上达于头部，每天早晨可用牛角梳子梳头 60 次，通经活络，畅达全身的阳气。梳头的时候，侧头部、头顶部、后头部都要顾及。然后轻轻拍打按压头顶的百会穴。

脚被称为人体的"第二心脏"，泡脚和足部按摩对治疗失眠效果也很好。每晚睡觉前，可用热水泡脚 30 分钟，再搓脚心 10 分钟直至发热。然后按揉涌泉穴 2 分钟，头脚结合是防治失眠最全面的方法。

● **习惯是最好的医生**

睡前可适度进食牛奶、面包之类有助于睡眠的食物。但过饱对睡眠则是不利的，咖啡、可乐、茶等带有刺激性的饮料，更是会影响睡眠。同时还要戒除对安眠药的依赖，服用安眠药后睡眠不同于正常的生理睡眠，而是一种被动睡眠。因此，服药后即便能睡着，但醒来后依然会感觉疲乏。

一定要注意的是，入睡前要保持情绪稳定，不要考虑过多的事情，将心思与衣服一起脱下。就是睡不着也不要着急，静下心来，保持顺其自然的心境，这样才有助于进入梦乡。

治疗失眠的特殊穴位

治疗失眠有两个特殊的穴位，一个是安眠穴，另一个是失眠穴，它们都能为失眠者带来好睡眠。

安眠穴

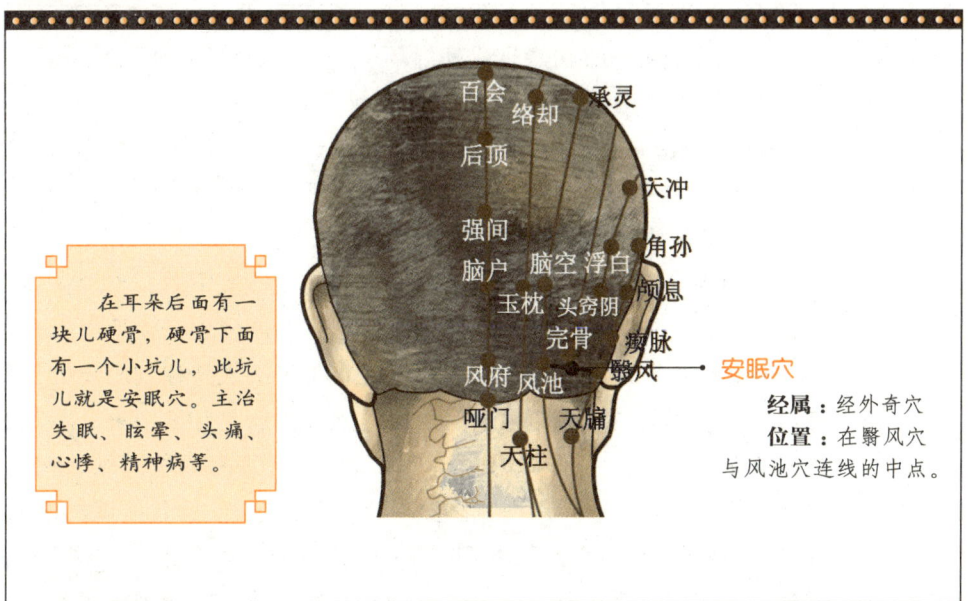

在耳朵后面有一块儿硬骨，硬骨下面有一个小坑儿，此坑儿就是安眠穴。主治失眠、眩晕、头痛、心悸、精神病等。

安眠穴
经属：经外奇穴
位置：在翳风穴与风池穴连线的中点。

失眠穴

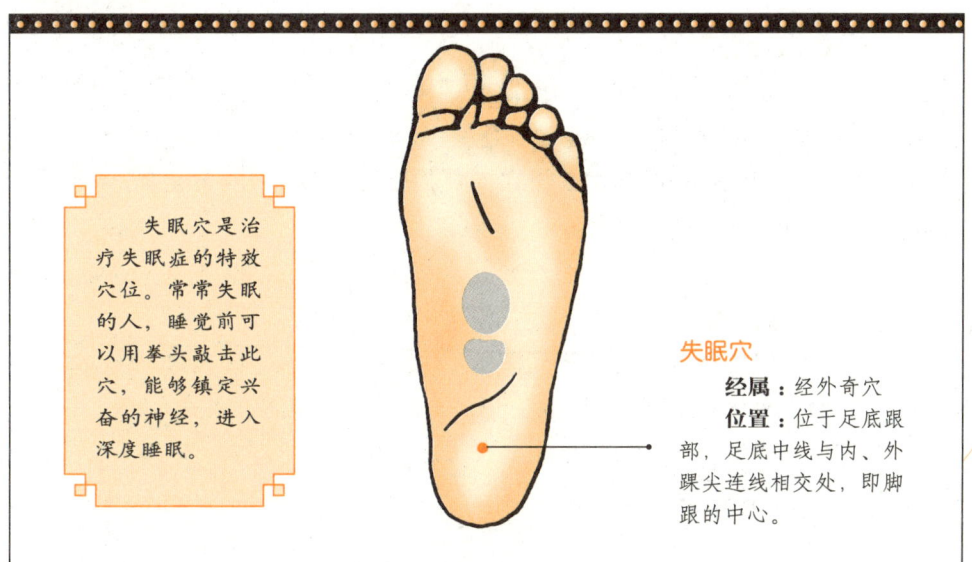

失眠穴是治疗失眠症的特效穴位。常常失眠的人，睡觉前可以用拳头敲击此穴，能够镇定兴奋的神经，进入深度睡眠。

失眠穴
经属：经外奇穴
位置：位于足底跟部，足底中线与内、外踝尖连线相交处，即脚跟的中心。

常见病这样治 3

天再热也不怕
这些穴位可以防治中暑

> 中暑是一种威胁生命的急性病，如果不能及时得到治疗，可引起抽搐甚至死亡。人的身上正好有那么几个穴位，在你一有中暑状况的时候赶紧按揉它，能避免危险的继续发生。

中暑就是夏季时在烈日或高温环境下长时间劳动或活动，而遭暑热侵袭，致邪热内郁，体温调节功能失常，最终发生的急性病变。

中暑不像冠心病、心绞痛等一些急性病来势汹汹，而是逐级发展的。因此，如果能在中暑的最初阶段采取适合的治疗方法，就能避免中暑的继续发生。

中暑的开始阶段为先兆中暑，是处在高温环境中时，出现大量出汗、口渴、头昏耳鸣、胸闷、心悸、恶心、四肢疲乏、注意力不集中等症状，但体温还不超过37.5℃。这时将中暑的人转移到阴凉处，喝点盐水，短时间内就可以恢复了。再往上发展就是轻度中暑，不仅有先兆中暑的症状，而且体温在38.5℃以上，并伴有面色潮红、胸闷、皮肤灼热等现象，或者出现肢体发冷汗、面色苍白、血压下降的症状。如果这时还没有得到有效治疗，到了最后就是重度中暑了。除以上症状外，还会出现神志昏迷，有昏厥或痉挛的危险，或身体不出汗，但体温已经达到40℃。

● **治病穴位**

主穴：人中穴、十宣穴、百会穴、印堂穴、素髎穴、委中穴、少冲穴、足三里穴、曲池穴、合谷穴、内关穴。

配穴：体温高加曲泽穴；四肢疲乏加气海穴和关元穴；胸闷、恶心加神阙穴和中脘穴。

● **按摩疗法**

轻度中暑：拇指掐或按压委中穴、大椎穴、曲池穴、内关穴，由轻至重反复进行3~5分钟，以产生酸麻感、痛感、胀感为度。

重度中暑：拇指指端掐或按压人中穴、十宣穴、素髎穴、少冲穴等，掐或按压3~5分钟。

中暑急救要穴——人中穴

人中穴的最大特点是具有双向调节大脑的作用，既能开窍醒神，又可镇静宁神，是治疗中暑、昏迷、虚脱等急症时常用的穴位。

第一步：找穴

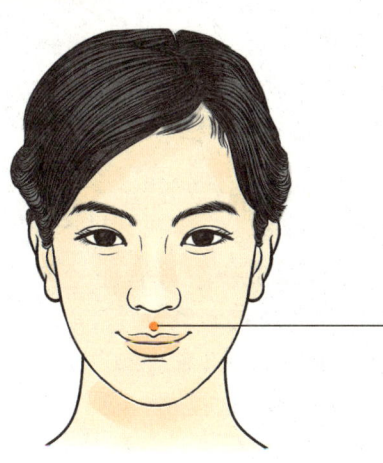

人中穴
所属经脉：督脉
位置：鼻下人中沟的上 1/3 与中下 2/3 的交界处。
功效：人中穴常常被用于一些突然性疾病的救治，如中暑、休克、昏迷、昏厥、狂躁等，对于急性扭伤也有很好的治疗作用。

第二步：用穴

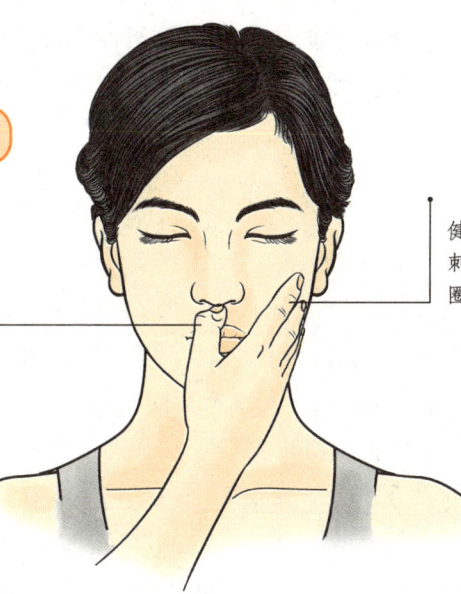

拇指指端掐或按压人中穴，指端不离开穴位，停留一会儿。

在平常的养生保健时，可以较轻的压力刺激，用食指指腹以画圈的方式轻轻按揉。

提示
当病情严重时，可以用发夹、牙签或针具点击人中穴，以增强刺激效果。

● 刮痧疗法

中暑有"虚脱型"和"高热型"两类。虚脱型中暑一般发生在闷热环境中，症状为大量出汗，从而导致脱水、血压下降、脑缺血、晕厥等现象，患者多为老年人和体弱者，所以治疗虚脱型中暑禁用泻法。高热型中暑一般发生在炎热环境中，通常是体温调节出现障碍而出现高热、昏迷等现象，患者多为体力劳动者，对体弱者采用平补平泻手法，对体壮者采用泻法。

刮拭背部：先刮拭大椎穴，再从后头部风府穴、哑门穴开始，沿脊柱两侧膀胱经自上而下慢慢刮拭，直至刮出紫黑色痧斑。

刮拭手臂：刮拭前臂合谷穴、内关穴和曲泽穴。

● 拔罐疗法

轻度中暑：在背部膀胱经上排罐，留罐10分钟左右。

重度中暑：在大椎穴和命门穴上消毒后，留罐5分钟。再在曲泽穴和委中穴上消毒，用三棱针点刺出血适量，然后在穴位上留罐5分钟。每日1次。

● 小方法，大功效

一旦有人中暑，应将其迅速转移至阴凉、通风的地方，灌入一些冷水或淡盐水。然后让其服用解暑的药品，比如藿香正气水、仁丹、千金消暑丸等。如果有昏厥、虚脱的现象，应先用拇指指端掐按人中穴或素髎穴。人中穴是一个急救穴，当人昏迷、虚脱、休克、晕车时常常掐其人中穴来救治。

● 预防胜于治疗

中暑是能够预防的，就是要尽量避免长时间待在高热的环境中。夏季上午10点至下午4点的阳光最强烈，发生中暑的可能性也比其他时间多出10倍。因此，这个时间段内尽量避免外出，如果必须外出，一定要做好防护工作。

及时补充水分。夏季温度高，人体水分最易散失，同时还会带走身体中的一些微量元素，因此要及时补充水分，适当的时候还要喝一些淡盐水。茶也是很好的防暑饮品，它能缓解高温对人体产生的影响，起到以热制热的作用。豆浆是凉性食物，并且含丰富的营养，夏季人们胃口通常不好，此时喝上一杯豆浆，既补充了营养，又补充了水分，还不会引起上火。

治疗中暑的穴位按摩法

以下穴位按摩法是在掐人中救醒患者之后，使其恢复健康的保健方法。

轻度中暑

拇指掐压委中穴、大椎穴、曲池穴、内关穴，由轻至重反复进行3~5分钟，以产生酸麻感、痛感、胀感为度。

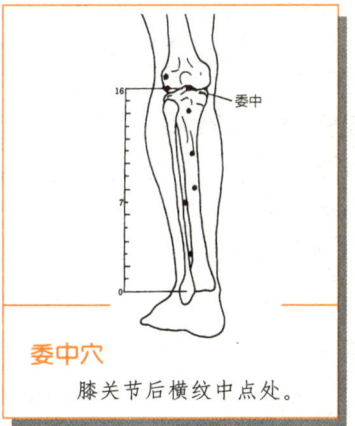

委中穴
膝关节后横纹中点处。

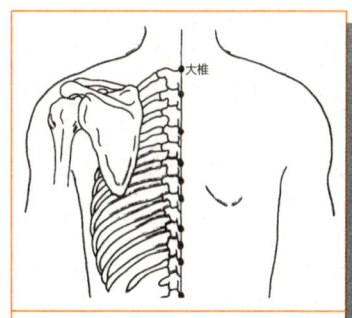

大椎穴
低头，颈后最高点的下方凹陷处。

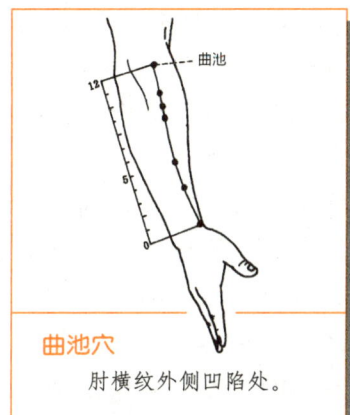

曲池穴
肘横纹外侧凹陷处。

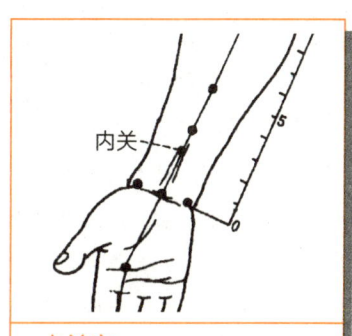

内关穴
腕横纹上二横指处，两筋之间。

重度中暑

拇指指端掐或按压人中穴、十宣穴、素髎穴、少冲穴等，每个穴位掐或按压3~5分钟。

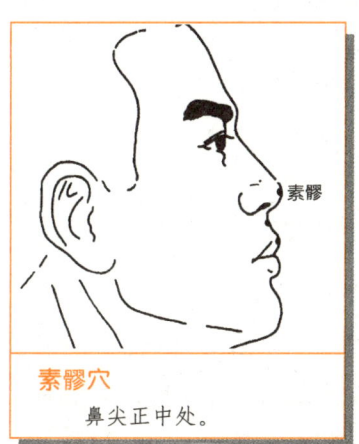

素髎穴
鼻尖正中处。

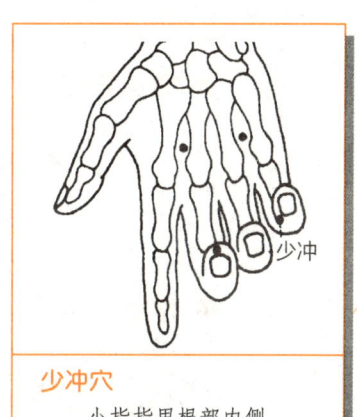

少冲穴
小指指甲根部内侧。

爱上坐车
不晕车的秘密

> 很多人在出行过程中最苦恼的就是晕车了。本来想好好出去玩一下的，结果因为晕车弄得身体很难受，影响心情。有什么办法能防止晕车呢？这一节就是告诉你怎么巧按穴位告别晕车。

很多人坐上汽车后没多久就会觉得头晕，胃不舒服，恶心，冒冷汗，甚至呕吐。尤其当急刹车或突然起动时，这些症状更厉害，但下车休息片刻后就可逐渐恢复正常。这是一种晕动病，由于乘车时速度较快，身体运动受震荡使内耳前庭神经功能暂时失常所致。当看到运动的物体、车内空气不流通或嗅到汽油味时，更容易诱发此病。晕动病不只包括晕车，还包括晕船、晕机。

但是为什么有的人晕车，而有的人不晕车呢？这跟每个人的体质差异有关。当急刹车、剧烈旋转时，人们通常都会感到头晕，但是片刻即可消失。有些人对这种震动的耐受力差，受到轻微的平衡刺激就能产生强烈的反应，所以极易晕车。有时在睡眠差、过度疲劳、过饥过饱的情况下也容易晕车。有些人闻不惯汽油味，当车厢密闭空气不流通时，强烈的气味刺激足以诱发晕动病。还有些人的诱发条件是看到车窗外飞驰而过的景物，这能让他们感到头晕眼花。

有晕动病的人轻者感觉头晕乏力、面色苍白、出冷汗，重者恶心呕吐、头痛及不同程度的眩晕，甚至血压下降，心率快慢不一，呼吸不畅。一般在停止运动后，症状得到缓解，而当再次遇到这种情况时又会发作。因此晕动病不能一次性治好，只能在出现病症的前后想办法缓解病情。

● 治病穴位

主穴：内关穴、合谷穴、太阳穴、风池穴、天柱穴、百会穴、足三里穴、太冲穴、翳风穴。

配穴：恶心欲吐加鸠尾穴、中脘穴，出冷汗加三阴交穴。

● 按摩疗法

轻度症状：右手拇指指腹由轻至重地按压左侧内关穴1~2分钟，稍放松后再接着按压。以同样的方法，用左手拇指指腹按压右侧内关

治疗晕车的要穴——内关穴

内关穴是人体常用穴位之一，易晕车的人可要找准这个穴位，因为它的显著作用之一就是防止晕车。

第一步：找穴

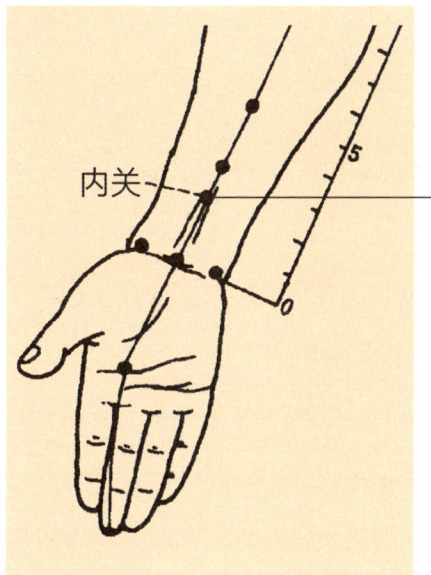

所属经脉：手厥阴心包经。

位置：手腕根部横纹上三横指，两筋之间凹陷处。

内关穴不仅能维持体内阴阳、气血的平衡，缓解胃痛、呕吐、头晕等症状，还能治疗各种心血管疾病。

第二步：用穴

小提示

如果找到内关穴的准确位置，按压时会有疼痛感。

用另一只手的食指和拇指夹住手腕。

指端按压内关穴。

用生姜敷贴内关穴

晕车的人在内关穴上贴一片新鲜的生姜，然后用膏药固定，这样就可以缓解平衡功能失调及其引起的症状，避免发生晕车。

穴。一般晕车症状轻的，按压内关穴后就可消除不适，并能防止呕吐的发生。

重度症状：用双手中指、食指、无名指的指端同时点按鸠尾穴，一边吐气一边按压1~2分钟，能调整胃的功能，不再有欲吐的感觉。头晕、四肢无力时用拇指指端掐人中穴。

按摩腹部：双手虎口交叉，顺时针揉按腹部。晕车的时候，身体内有大量的浊气，按揉腹部有利于排出体内浊气，防止呕吐。

● 刮痧疗法

取刮板以45°倾角平面朝下，刮拭头项部天柱穴，然后顺序刮拭百会、液门及厉兑，每穴2分钟。

● 小方法，大功效

晕车是一种很常见的病症，有很多小方法都可以防止晕车。比如用风油精，乘车前将风油精抹在百会、风池上后按揉片刻。或者咀嚼东西，含一片糖姜或者咀嚼芦荟叶也能有效预防晕车。还有贴肚脐法，将一片新鲜生姜，或一片鲜土豆，贴于神阙穴，即肚脐中央，用伤湿膏盖贴。

如果你一下子忘记了穴位的位置，有恶心、呕吐等征兆时，可赶紧进行深呼吸。一边吸气一边扩胸，一边呼气一边恢复原状，重复20~30次。这样可以放松肌肉，使心情舒畅，缓解晕车的症状。

● 预防胜于治疗

乘车前进食不要过饱或过饥，也不要过度疲劳，保持充足的睡眠。上车后，可坐在汽车的前部，减轻震动对身体的刺激，打开车窗让空气流通顺畅。头仰靠在固定位置上，闭目养神，最好不要看车窗外的景物，以减轻头部震动和眼睛视物引起的头晕。平时就应该加强锻炼，增强体质。最好在抗头晕上多做点工作，比如多做转头、原地旋转、翻滚等运动，或者玩荡秋千、海盗船这类的游戏，使身体适应轻微的震荡，晕车就能得到缓解。

按摩三个穴位搞定晕车

除了内关穴以外，还有三个穴位对缓解晕车症状功不可没，它们是风池穴、头窍阴穴、翳风穴。

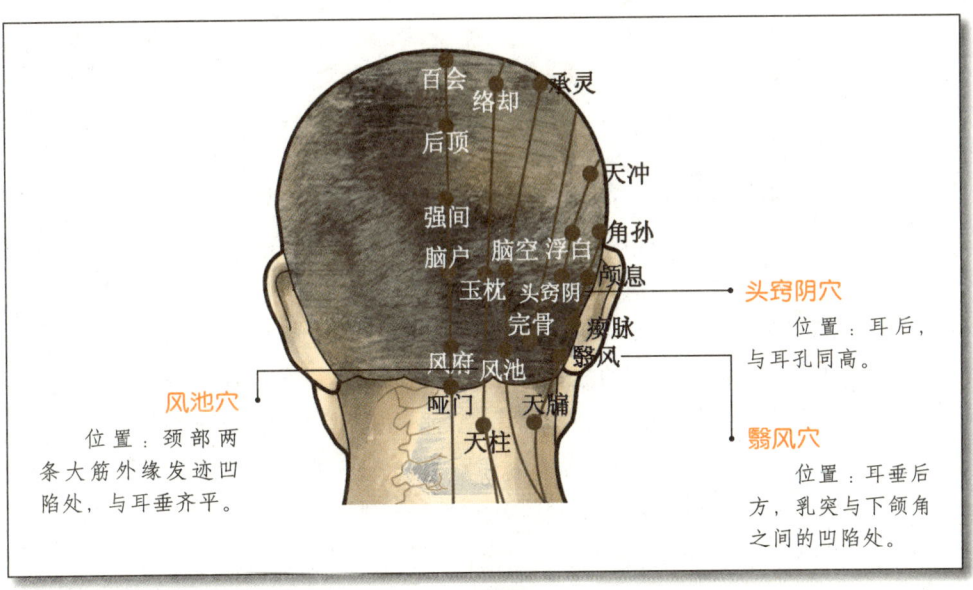

风池穴 位置：颈部两条大筋外缘发际凹陷处，与耳垂齐平。

头窍阴穴 位置：耳后，与耳孔同高。

翳风穴 位置：耳垂后方，乳突与下颌角之间的凹陷处。

常见病这样治　不晕车的秘密

风池穴

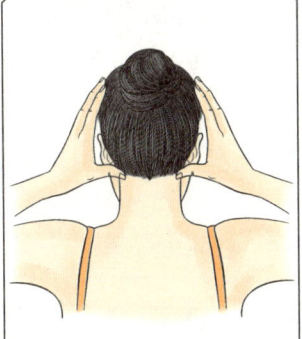

两手拇指抵住风池穴，其余四指支撑在头部上，左右同时按压。

头窍阴穴

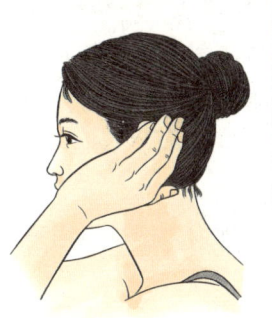

两手四指并拢，四指指端以穴位为中心，沿耳后从上向下推揉。

翳风穴

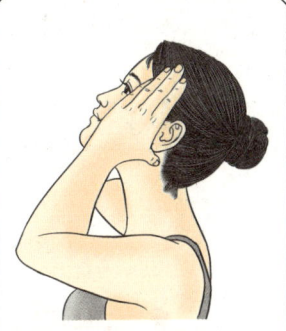

头稍向后仰，四指并拢撑住头，双手拇指按住穴位。

轻松排毒
解决便秘的隐忧

> 排毒是现在保持身体健康的各种方法中最流行的，确实许多疾病都是因为毒素在体内堆积造成的。体内有毒素产生，我们的身体也有排毒机制，这一节讲的就是具有排毒通便作用的经穴。

便秘是现代人的一种常见病，尤其是常坐少动而又工作紧张的办公室一族更容易得此病。便秘给人们的正常生活带来了很大的负面影响，粪便在体内堆积排泄不出，极易使其中的毒素被人体吸收，引起头晕恶心、腹胀腹痛、食欲不振等症状。如果长时间便秘，有患痔疮、肛裂，甚至结肠癌的危险，还能诱发心绞痛、脑出血等病。

一般食物通过胃肠道消化、吸收、排泄出剩余残渣共需要24~48小时，若排便间隔超过48小时，即可视为便秘。但每个人体质不同，排便间隔时间也会有所不同。有的人每天排便1~2次，有的人每2~3天才排便一次，只要排便时感到轻松那就属于正常。如果每周排便少于3次，排便1/4以上的时间是在用劲却仍排出困难，那就是便秘了。

引起便秘的原因很多，比如水分、膳食纤维摄入不足，运动少，精神紧张等，还可由其他疾病、脾胃虚弱、肠蠕动无力或内热等导致。中医则认为津液亏虚、气血不足、阴虚阳盛是导致便秘的原因。便秘可分为肠胃有积热的肠胃燥热型、情志不畅久坐少动引起的气机郁滞型、脾气虚和血虚导致的气血不足型、体弱阳气不足导致的脾肾阳虚型。

肠胃燥热型：表现为尿黄、腹胀腹痛、口干口臭等。

气机郁滞型：表现为胸胁痛满、嗳气等。

气血不足型：表现为大便不出，便后疲乏，汗出气短，面色无华，头晕目眩等。

脾肾阳虚型：表现为大便排出困难，小便清长，腹中冷痛等。

● **治病穴位**

主穴：支沟穴、大肠俞穴、天枢穴、中脘穴、肾俞穴、气海穴、关元穴、长强穴。

配穴：肠胃燥热型加合谷穴、曲池穴；气机郁滞型加阳陵泉穴、太冲穴；脾肾阳虚型加丰隆穴、左水道穴、左归来穴；气血不足型加脾俞穴、胃俞穴、足三里穴、关元穴。

按摩三个穴位让你告别便秘

大肠俞穴连通大肠，有很好的缓解便秘的功效；天枢穴能帮助胃肠的排泄正常进行；按支沟穴可治顽固的便秘、少尿和机体排毒不畅。

大肠俞穴	天枢穴	支沟穴
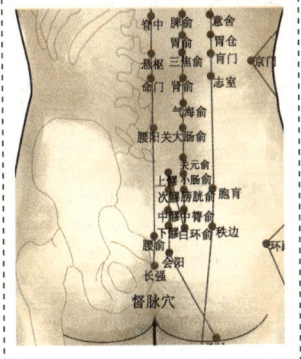	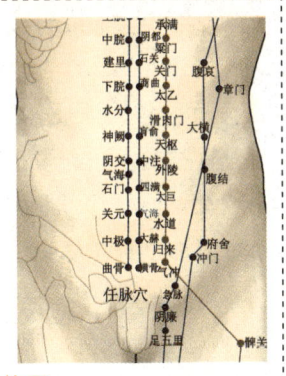	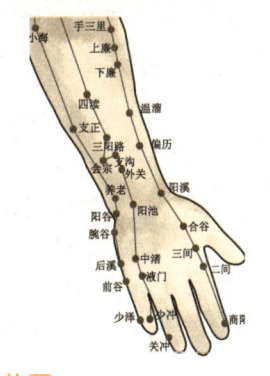
位置 腰间系腰带处，脊椎外侧两横指处。	**位置** 肚脐外侧三横指处。	**位置** 手腕正中央，往肩膀处延伸四横指处。

按法	**按法**	**按法**
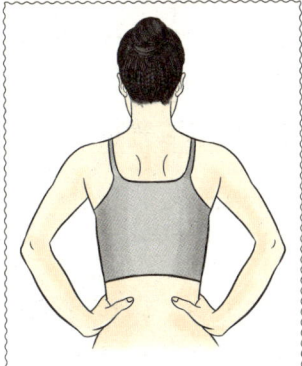	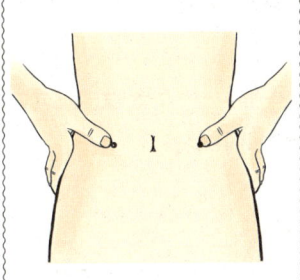	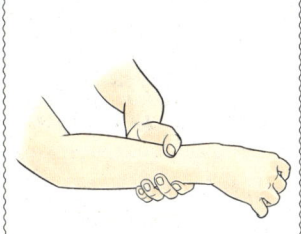
双手叉腰，拇指朝背后按压在大肠俞上。每次3秒钟，重复5次。	双手叉腰，拇指朝前按压在穴位上。每次3秒钟，重复5次。	大拇指的指端垂直用力，按压在穴位上。每次3秒钟，重复5次。

常见病这样治　解决便秘的隐忧

● **按摩疗法**

按摩腹部：双手叠加于腹部，按顺时针方向以肚脐为中心，绕圈而有节律地推摩约 5 分钟，使热气逐渐渗透至腹内。

按揉腹部穴位：用食指或中指指腹按揉中脘穴、天枢穴、关元穴，每个穴位按 1 分钟左右。

点按腰背部穴位：用拇指点按肾俞穴、脾俞穴、胃俞穴、大肠俞穴等 3~5 分钟。

按揉四肢穴位：按揉合谷穴、支沟穴、足三里穴、三阴交至出现酸胀，每个穴位按 1 分钟左右。

推肋部：两手掌放在体侧，用掌根从上到下推两侧肋部 2~3 分钟。气机郁滞型便秘的人可以加这种按摩方法。

● **刮痧疗法**

刮拭大肠经：刮拭上肢大肠经，可以促进肠道蠕动起到治疗便秘的作用。从大肠经肩上部位开始，分段向下刮至食指指甲根部的少商穴，重点刮拭疼痛点和指甲根部的少商穴、商阳穴。

刮拭腹部：从左至右或从右至左刮拭肚脐周围，刮至腹部发热效果最好。

刮拭背部：主要是刮拭背部大肠俞穴和小肠俞穴，每个穴位各 2 分钟。

● **拔罐疗法**

留罐法：将火罐吸拔在天枢、上巨虚、大肠俞、中脘等穴位上，留罐 10 分钟左右。

走罐法：暴露背部，将火罐吸拔在背部，在背部来回推拉 2~3 次，这种方法手法轻，时间可稍长。

● **小方法，大功效**

（1）提肛运动。全身放松，臀部、大腿用力夹紧，吸气，提肛，同时稍闭气，呼气，全身放松。提肛运动早晚各一次，每次 30 下。

（2）扭腰运动。站立，扭动腹部，但肩膀和膝盖要处于静止状态。

治疗便秘的按摩法

以肚脐为交点,水平向外四个方向上都有一些促进排毒、治疗便秘的穴位,用推摩腹部的方法可以将这些穴位一次性全部按揉一遍。

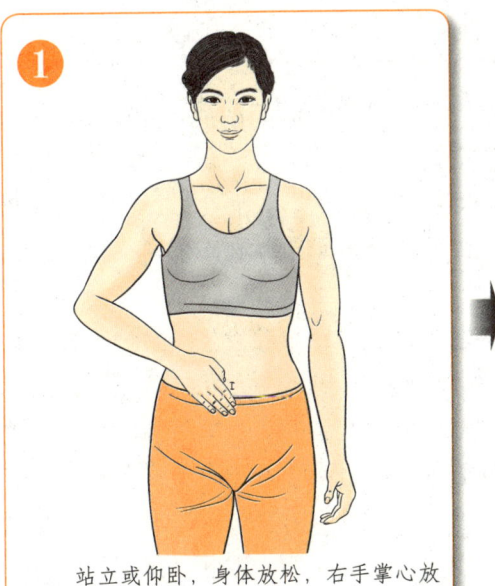

站立或仰卧,身体放松,右手掌心放在右下腹部。

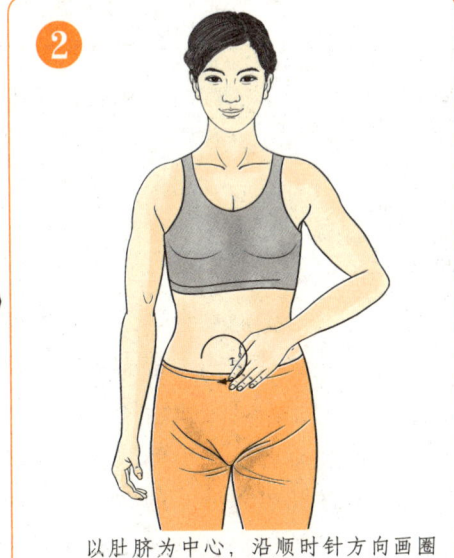

以肚脐为中心,沿顺时针方向画圈推摩3分钟。切勿逆时针方向推摩。

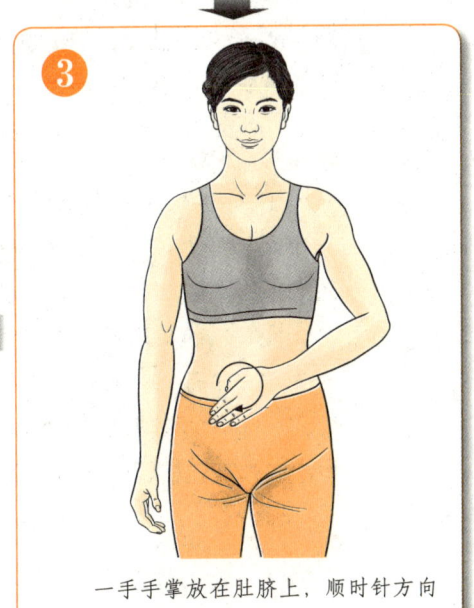

双手相叠放在腹部上,上下震动腹部1分钟,使腹部的肉晃动起来。

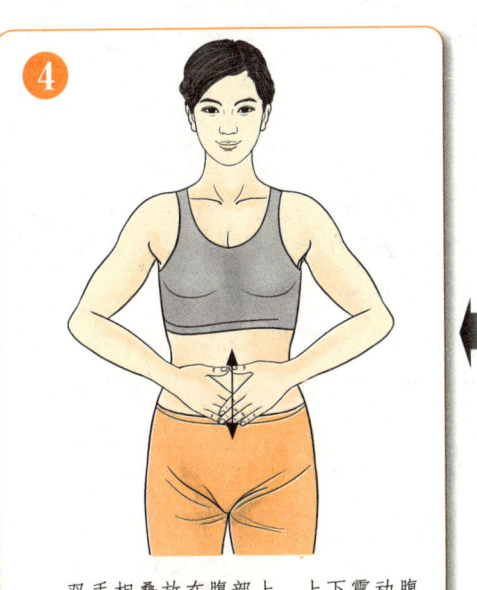

一手手掌放在肚脐上,顺时针方向抚摩肚脐周边3分钟。

常见病这样治　解决便秘的隐忧

你也可以有最好的头脑
帮你解决头痛头晕的穴位

一旦出现头痛头晕的状况，工作、生活都会受到影响，这一节就是告诉你按摩哪些穴位可以在你头痛时帮你止痛。

头痛是一种疾病，是眼睛、口、鼻等头面部器官的病变，或者一些全身性疾病引起的。引发头痛的原因有很多，心理压力过大、精神过分紧张、酗酒、某些疾病等等。中医认为，头痛与循行于头部的经脉气血失调、气滞血瘀有关。因此治疗的重点就在于疏通气血，调节阴阳。

头痛有时可以引起头晕，但头晕也可以单独发生。这种头晕又称眩晕，主要表现为头晕、眼花。高血压、脑动脉硬化、贫血、神经衰弱、内耳眩晕症及脑部肿瘤等都可以引起头晕。中医认为，眩晕是体质虚弱、忧思郁虑及过食辛辣肥甘之物，引起肝阳上亢、痰瘀内阻或脑窍失养的一种病症。症状轻者，感到眩晕时稍微闭目休息一会儿症状就可得到缓解；症状较重的则不能站立，恶心呕吐，出汗，面色苍白，严重者会突然摔倒。

头为阳之首，脑为髓之海，因此无论是头痛还是头晕，都对大脑器官不利。因此，要在疼痛发作的一开始就采取方法缓解病症，这样就能避免疼痛继续发展带来的危险后果。

● 治病穴位

主穴：头痛时按摩百会穴、印堂穴、太阳穴、阳白穴、风池穴、大椎穴、肩井穴、合谷穴，头晕时按摩百会穴、强间穴、风池穴、天柱穴、内关穴、足三里穴、太冲穴、中冲穴。

配穴：前头痛者加足三里穴、内庭穴、肩井穴；偏头痛者加头维穴、下关穴、角孙穴；头顶痛者加通天穴、内关穴；后头痛者加风府穴、天柱穴。头晕者若失眠多梦加心俞穴、三阴交穴；若恶心呕吐加脾俞穴、胃俞穴；若腰酸腿软加命门穴、太溪穴；若头痛加太阳穴、头维穴。

● 按摩疗法

治头痛按摩法：先用双手拇指分推前额至头侧，重复30次。

前头痛者，点揉太阳穴、风池穴各2分钟，然后按压肩井穴、合谷穴2分钟。

保护头脑的要穴——百会穴

百会穴居于头顶部，在脑之上，且百会穴所在的督脉归属于脑。因此，百会穴与大脑功能正常有着密切的联系。

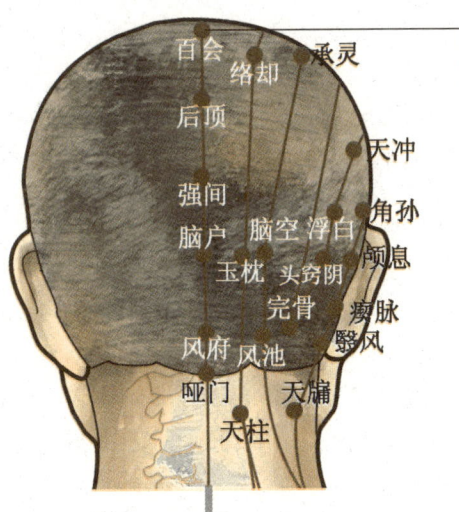

百会穴
所属经脉：督脉
位置：头部正中线上，两耳尖连线的中点处。

简易取穴法
双手拇指插入耳洞，其余四指垂直向上，双手中指在头顶会合，两指尖所指的位置即是。

常见病这样治　帮你解决头痛头晕的穴位

按摩方法

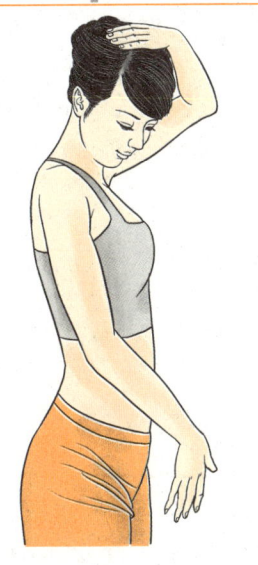

方法一
手掌紧贴百会穴，先顺时针旋转20圈，然后再换以逆时针旋转20圈。

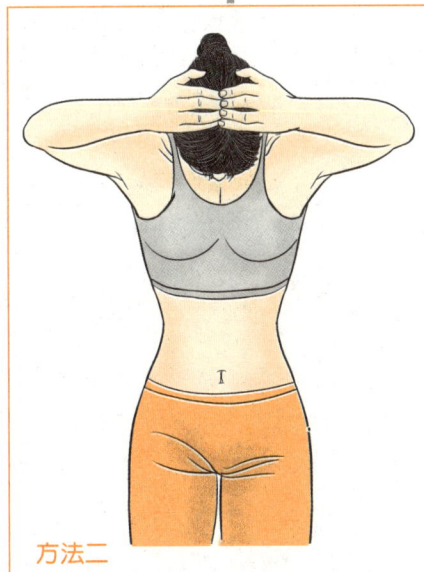

方法二
端坐或平躺，四指指端向下按压百会穴。若需要给予较强烈的刺激，可以用食指指端或中指指端叩击百会穴。

后头痛者，从头后风府穴开始揉至大椎穴 1 分钟，再按揉天柱穴、合谷穴各 2 分钟，然后从下往上揉背骶部 5 遍。

偏头痛者，点按太阳穴、头维穴、下关穴、角孙穴各 2 分钟，然后拿捏颈后大筋。

头顶痛者，先从印堂穴揉至百会穴，重复 2 分钟，再点按通天穴、合谷穴、涌泉穴各 2 分钟。

治头晕按摩法：四指并拢，用指腹从前发际推向后枕部，重复 5 分钟。再用中指点按百会、风池、内关、足三里等穴直至产生酸胀感，每个穴位按 1 分钟。然后用拇指指端揉按颈项 5~10 分钟。最后用拇指和食指在耳朵根部提拿数次，按压耳朵周围。

● **刮痧疗法**

治头痛刮痧法：先刮拭背部的风池穴、大椎穴等，然后再刮拭头部的太阳穴、印堂穴等，每个穴位按 2 分钟。

治头晕刮痧法：刮拭百会穴及其四周四神聪穴。用平面按揉法按揉双侧太阳穴，用单角刮法刮拭头维穴。刮拭后头部风池穴。

● **拔罐疗法**

留罐法：在肝俞穴、心俞穴、膈俞穴、胃俞穴、肺俞穴各拔一罐，留罐 10 分钟。这种方法适用于头痛怕冷、怕风吹的患者。

刺络拔罐法：在大椎穴、肺俞穴处消毒后，用三棱针在穴位上点刺 3~5 点，然后用火罐在穴位上拔罐，留罐 10 分钟。这种方法适用于头胀痛、发热、烦躁、口渴的人。

● **小方法，大功效**

（1）头晕时，可以将风油精滴在百会穴、风池穴、太阳穴上，然后按揉约 2 分钟，闭上眼睛好好休息一下。

（2）用指尖或木齿梳子梳头来进行头部按摩，也能达到缓解头痛的目的。四指张开插进头发里，指端触及头皮。先从额头开始，慢慢梳至后脑勺，或者直接用梳子梳头。按摩时力度要适中，动作保持缓慢、连续。如果是偏头痛，在进行头部按摩后，可以用食指按压太阳穴一会儿，或用手掌根部从太阳穴推至发际处，来回数次，如此可达到抑制血管扩张、缓解疼痛的目的。

治疗头痛的简单按摩法

头上有很多治疗头痛的穴位，一些小方法如叩击头部、摩擦头皮等，能一下子按揉到许多穴位，治疗头痛的效果也会增强不少。

常见病这样治　帮你解决头痛头晕的穴位

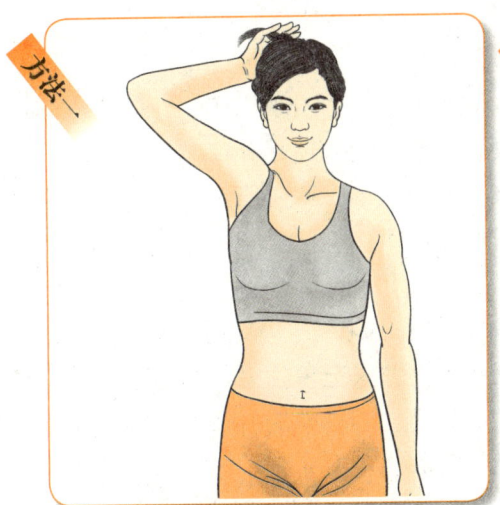

方法一

轻拉头发

将手指插进头发里，手贴在头皮上，手指与手指之间夹住发根，轻轻向外拉头发。

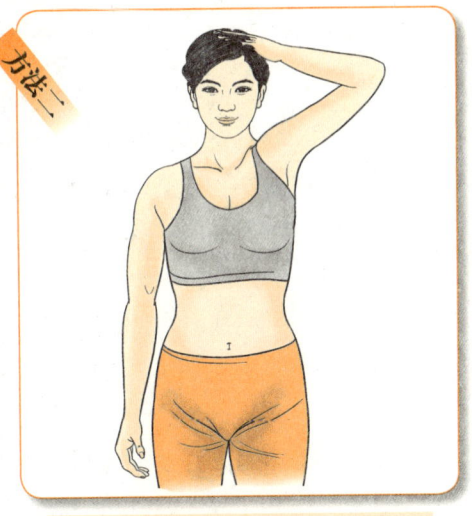

方法二

摩擦头皮

手指插进头发里，四指指腹紧贴在头皮上，来回摩擦头皮。

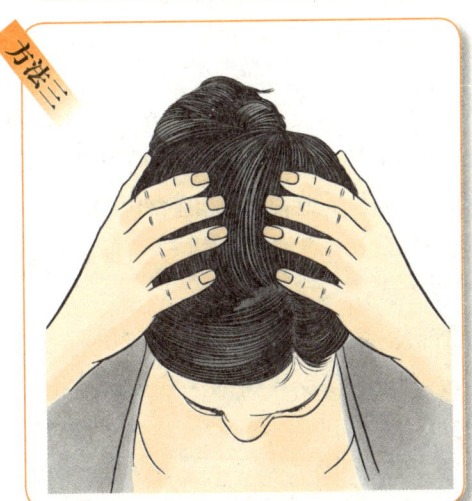

方法三

叩击头顶

全身放松，双手大拇指撑住头部，其余四指放在头顶上，用指端有节律地轻轻叩击头顶部。

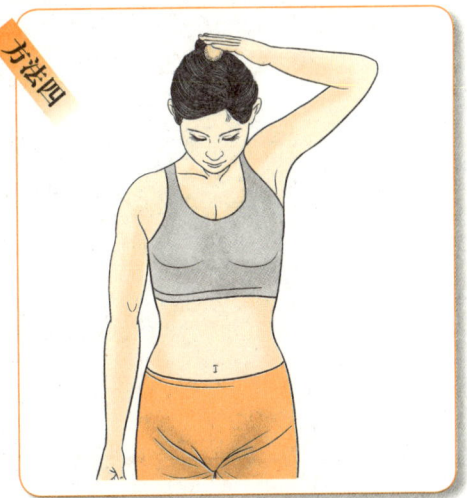

方法四

借助工具

可以将高尔夫球放在头顶上按压百会穴，或者将球在头顶顺时针画圈。

289

跟岔气说"不"
治疗岔气的简易方法

> 治疗岔气较好的方法就是按摩，通过一定的手法刺激，打通阻滞的经穴，气血顺畅，岔气也就消失了。

岔气又称急性胸肋痛、胸胁内伤，在中医上属于内伤的范畴。岔气是气血、脏腑、经络受伤所致，当人体受外部刺激时，出现一侧胸胁部疼痛或肩背部疼痛、气短气急、胸闷胀。当咳嗽或深呼吸时疼痛加剧，疼痛范围广泛而且痛时走窜不定，更有甚者不能平卧，不敢俯仰转侧。

造成岔气的原因是身体在静止的状态下，进行过于突然的运动，比如举重、推车、跳跃、攀高或搬运重物时，用力过度、不当或突然进气受伤，使气聚结于胸内，不得消散。在西医看来，这种突然的高强度活动使肌肉在短时间内进入紧张状态，但内脏器官惰性大，还不能马上动起来，以满足肌肉活动时所需要的养料和氧气，所以呼吸肌紧张而出现痉挛。或是身体活动需要的氧气增多时，呼吸不得法，只是提高呼吸频率而没有加深呼吸，氧气还是无法供肌肉活动需要，也能引起岔气。

● **治病穴位**

主穴：膻中穴、章门穴、期门穴、中府穴、云门穴、大椎穴、肺俞穴、膈俞穴、厥阴俞穴、心俞穴、内关穴。

配穴：肋椎关节或胸椎小关节半脱位的患者，加相应部位的背俞穴。

● **按摩疗法**

方法一：用热毛巾将疼痛部位擦热，再用湿热毛巾敷 3~5 分钟。然后用掌根或四指指腹轻轻按揉压痛点及其周围 3 分钟。再按压章门、期门、大包、膻中、日月、中府、肺俞、膈俞等穴各 1 分钟。

方法二：用拇指弹拨痉挛的条索状肌肉，由内至外横向进行，直至条索由硬变软变小。

方法三：做深呼吸，然后憋住气。用拳头由上到下用力捶打胸腔左右两侧，再缓缓做深长呼吸。这样重复做几次后，可使呼吸肌放松，疼痛就会缓解。

治岔气的简单按摩法

当你找不到身体上的穴位的时候，可以用以下简单按摩法来缓解岔气引起的疼痛。

第一步

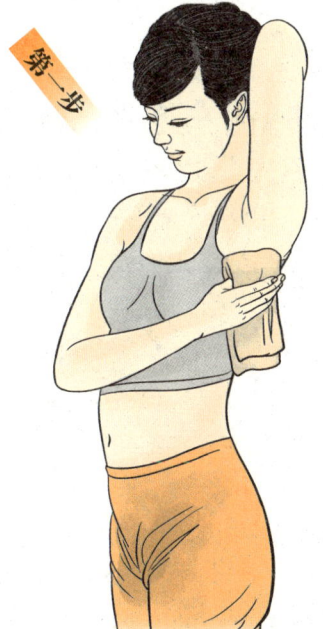

用热毛巾将疼痛部位擦热。

第二步

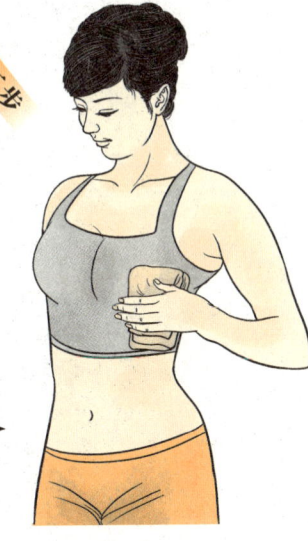

用湿热毛巾敷疼痛部位 3~5 分钟。

第三步

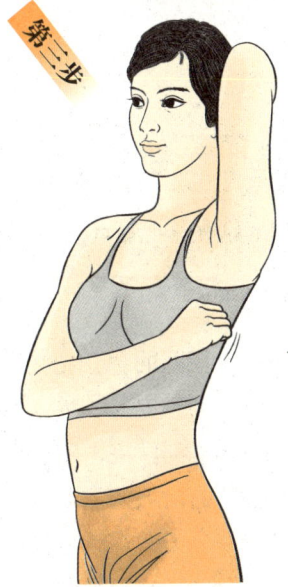

用掌根或四指指腹轻轻按揉压痛点及其周围 3 分钟。

第四步

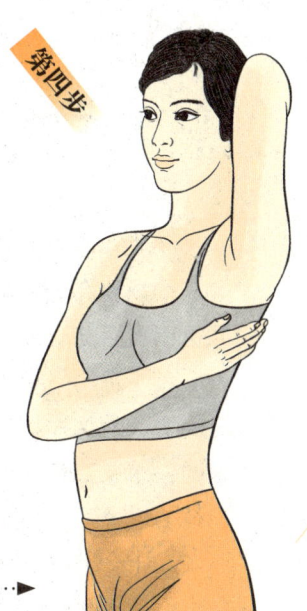

做深呼吸，然后憋住气。用拳头由上到下用力捶打胸腔左右两侧，再缓缓做深长呼吸。

方法四：在做深长而缓慢的深呼吸时，用手挤压疼痛处，疼痛可以减轻。

方法五：由另一人按摩时，一手按在痛处，另一手放在背侧，两手掌同时旋转揉按。

● **刮痧疗法**

取刮板以 45° 倾角刮拭膀胱经大杼穴、风门穴、肺俞穴、厥阴俞穴、心俞穴、膈俞穴、肝俞穴、脾俞穴至肾俞穴一段。再从上至下刮拭督脉，由大椎穴刮至至阳穴。然后刮拭任脉膻中穴至中脘穴一段。再刮章门穴、期门穴、日月穴、内关穴及足三里穴、太冲穴，每个穴位刮 2 分钟。

● **拔罐疗法**

留罐法：将火罐吸拔在疼痛部位上，即哪儿疼就在哪儿拔罐，留罐 10 分钟左右。

走罐法：取俯卧位，将火罐吸拔在背部，然后沿华佗夹脊穴推拉火罐，至皮肤出现红色瘀血为止，一般 10~15 分钟。华佗夹脊穴在第一胸椎至第五胸椎，各椎棘突下旁开 0.5 寸。最简单的方法就是分别沿脊柱两侧推拉火罐。

● **小方法，大功效**

患者站立，全身放松，憋住气，身体稍稍后仰。另一人与患者背对背、腰贴腰，双臂交挽。然后另一人屈膝下蹲背起患者，让患者双脚离地腾空。再让患者用力咳嗽的同时，颤动患者的腰背部，最后慢慢放下患者。

● **预防胜于治疗**

只要在身体活动中注意正确的呼吸，岔气是可以预防的。首先在进行剧烈活动之前，要做好准备活动，使呼吸肌适应较高频率的收缩。然后要注意的是呼吸的深浅，正确的是用深呼吸，呼气慢而深沉，用力向外呼气，这样就能用劲吸进大量空气，满足运动时肌肉对氧的需要。再调整呼吸节奏，把呼吸节奏与运动频率配合起来。在冬天锻炼时尽量用鼻子呼吸，因为通过鼻子吸进的气息是温热的。若用口呼吸则尽量半张口，让冷空气从牙缝中进入，防止冷空气刺激体内器官。岔气消除后，还可以继续进行体育活动，对身体没有什么损害及影响。

治岔气的有效穴位

治岔气的穴位包括章门穴、期门穴、膻中穴、日月穴和中府穴，每个穴位各按揉1分钟。

小提示

无论采用什么样的手法，都一定要轻柔，并且一边按摩，一边配合深长的呼吸，这样治疗的效果会更好。

中府穴

位置：胸部上方外侧，任脉旁开6寸，第一肋间隙处。

可用点法、压法、拿法。

膻中穴

位置：胸部前正中线上，两乳头之间的中点。

此穴可叩击可揉按，但手法必须轻柔，点到即可。

期门穴

位置：乳头直下，第六肋间隙。

对此穴可使用按法、摩法、擦法、推法等手法。

章门穴

位置：屈肘合臂时，肘尖所指的位置。

因章门穴下有肝、脾等多个重要脏器，故无论指压、按摩还是针刺，均不宜用力过大，刺入过深。

常见病这样治　治疗岔气的简易方法

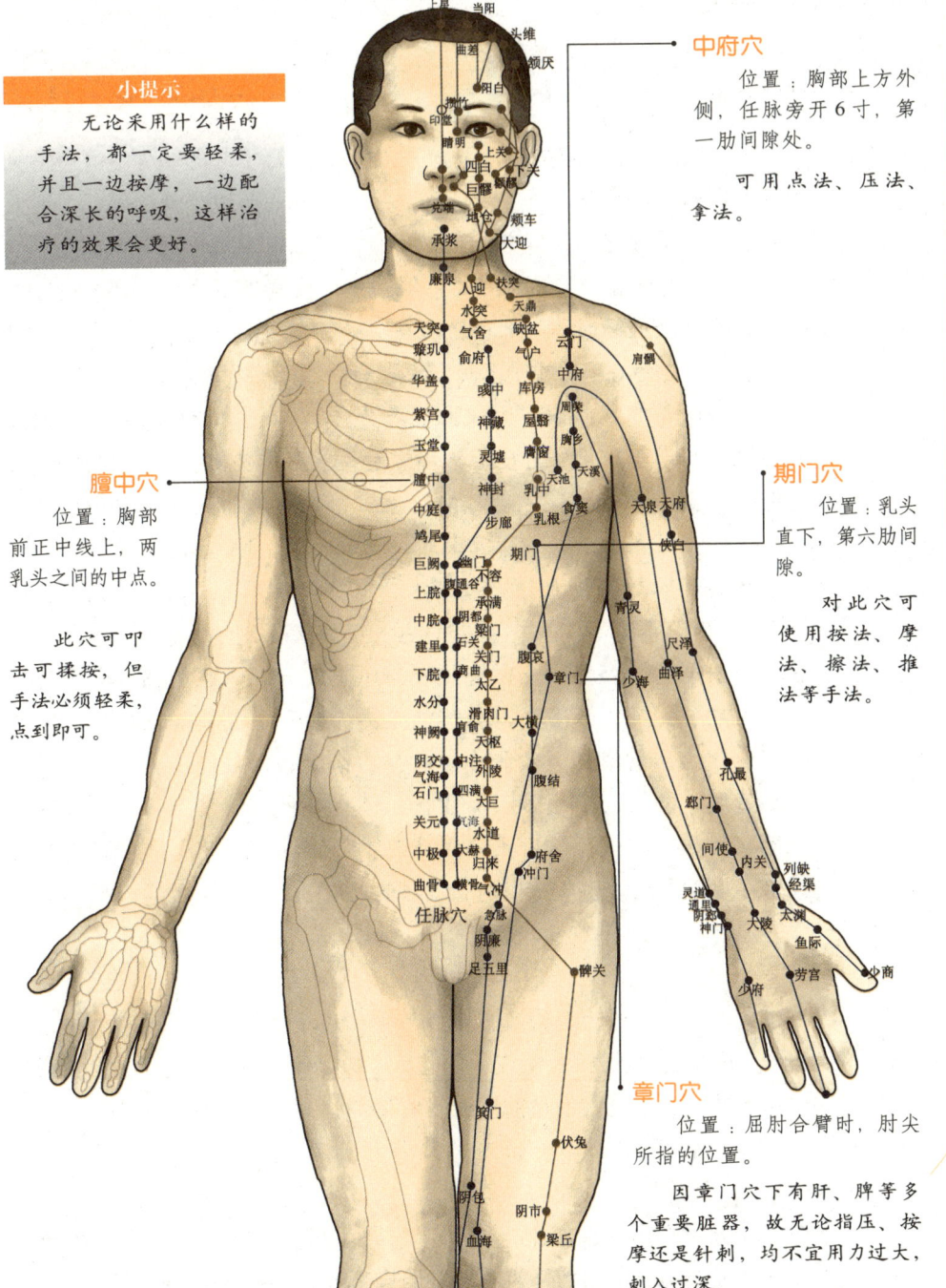

感冒不再难缠
教你用妙招治感冒

> 感冒是最常见不过的一种呼吸道疾病，一年四季都可发生，但在气候变化多端、冷热交替的季节发病最多。很多人抱怨吃感冒药不管用，那就试试下面介绍的穴位治病的方法吧。

感冒，中医称为伤风，大多是由多种病毒引起的一种呼吸道常见病，以鼻咽部症状最为突出，如鼻塞、流涕、咳嗽、咽痛等，一般无发热及其他症状，或仅有低热、头痛等症状。当机体抵抗力下降，如受凉、营养不良、过度疲劳、烟酒过度、全身性疾病及鼻部的慢性疾病影响呼吸道畅通等，都容易诱发感染。本病的发病率高，全年均可发生，但以冬春寒冷季节多见。感冒有普通感冒和流行感冒之分。

中医认为，此病多因风邪侵袭人体，肺气失于宣降所致。因肺主气，开窍于鼻，外合皮毛，当风邪侵袭必先犯肺。当气候剧变时，体外防卫能不能适应，邪气由皮毛、口鼻乘虚而入，引起一系列肺部疾病。偏寒者，则致寒邪束表，肺气不宣，阳气郁阻，毛窍闭塞；偏热者，则热邪灼肺，腠理疏泄，肺失清肃。感冒虽以风邪多见，但随季节不同，多夹时气或非时之气，如夹湿、夹暑等。

根据病情表现，感冒有风寒与风热之分。风寒型感冒会出现头痛发热、无汗、怕冷、四肢酸痛乏力、鼻塞、流清涕等症状。风热型感冒会出现发热、头胀痛、少汗、口干、咽喉痛、鼻流脓涕、咳吐黄痰、便秘、小便黄赤等症状。还有一种暑湿型感冒，多表现为畏寒发热、口淡无味、头痛头涨、腹痛腹泻等症状，这种感冒多发生在夏季，治疗也应该以清暑祛湿为主。

● **治病穴位**

主穴：合谷穴、大椎穴、风池穴、肺俞穴、大肠俞穴、曲池穴、涌泉穴。

配穴：头痛加太阳穴、印堂穴；鼻塞流涕加迎香穴；咳嗽痰多加列缺穴、丰隆穴；食欲不振、便秘或腹泻加足三里穴。

● **按摩疗法**

患者端坐在椅子上，按摩者将双手搭在患者的肩膀上，用拇指与其他四指对称用力，将项部的肌肉提起，揉捏5分钟。

然后按摩者用中指或拇指指端按揉印堂穴、太阳穴、迎香穴、风池穴，每个穴位按揉 1~2 分钟，局部产生酸、胀、麻的感觉为宜。

按摩者将四指按住患者头顶，双手拇指指面紧贴于印堂穴。从印堂穴沿眉弓至丝竹空穴，从阳白穴至太阳穴，从神庭穴经头维穴、角孙穴至风池穴，用抹法分别操作 3~5 遍。

按摩者用双手拇指按揉背部肺俞穴 2 分钟，再用大鱼际上下推擦背、腰部至皮肤发热。

按摩者握拳捶击患者左右两侧肩井穴，每侧 30 下。然后拇指与其他四指对称用力将肩井的肌肉提起揉捏 5 次。

● **刮痧疗法**

风寒感冒：刮拭后头部风池穴、颈部大椎穴及背部肺俞穴、肩胛部、胸部中府穴、手拇指少商穴、下肢足三里穴。刮拭时用力稍微大些，速度可以放慢。

风热感冒：刮拭后头部风池穴、颈部大椎穴，然后从上至下刮拭上肢内侧曲池穴、尺泽穴、外关穴、合谷穴。

暑湿感冒：刮拭胸部膻中穴、腹部中脘穴，然后刮拭上肢内侧孔最穴、上肢外侧支沟穴和合谷穴，最后刮拭下肢足三里穴。

● **拔罐疗法**

留罐法：将火罐吸拔在大椎、身柱、风门、肺俞各穴上，留罐 10 分钟。

走罐法：将火罐吸拔在患者背部，然后沿足太阳膀胱经两侧的循行线由上到下来回走罐多次。直到皮肤出现明显的瘀血为止，然后将火罐留在大椎穴 5 分钟。

● **小方法，大功效**

每天坚持做以下动作，可以保健养生，提高自身人体免疫力，有效预防感冒。方法是：双手张开，十指尖轻轻叩击头部 30 次。然后用手掌轻轻拍打双侧肩膀 30 次。手掌搓热摩擦鼻子两侧，再顺势向眼睛、太阳穴、耳朵按摩 30 次。

● **预防胜于治疗**

感冒是风邪侵袭人体所致，因此如果平时注意保护身体，那么感冒是可以被挡在身体之外的。平时要多吃含丰富维生素的新鲜水果和蔬菜，多种维生素有助于提高人体的免疫力。多喝水有利于体内废物尽快排出体外，从而帮助人体保持肌体的正气。每晚还可以用较热的水泡脚 15 分钟，热水泡脚可以促进全身的血液循环，从而起到促进新陈代谢、增强肌体免疫力的作用。在冷热交替的季节，尤其要注意保暖防寒，勤添减衣服，防止风邪的入侵。

治感冒的穴位按摩法

感冒虽然不是大病，但鼻塞、流涕、头昏脑涨等症状让人感到很难受。随时运用手指按摩几个穴位，可以帮你减少感冒的烦恼。

第一步

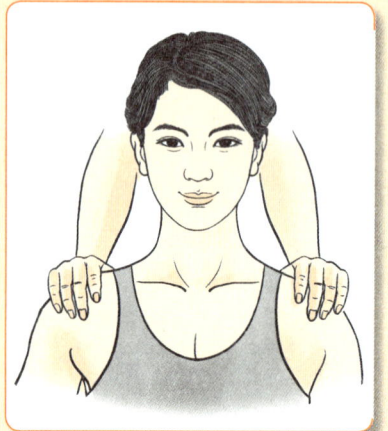

患者端坐，按摩者的拇指与其他四指对称用力，将项部的肌肉提起，揉捏 5 分钟。

第二步

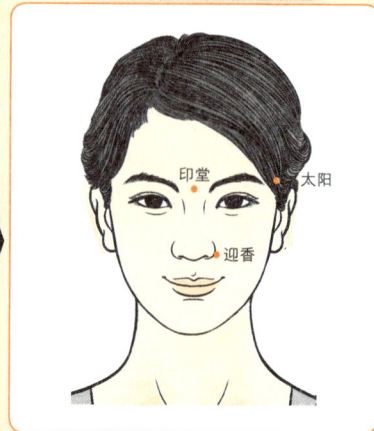

按摩者用中指指端或拇指指端按揉印堂穴、太阳穴、迎香穴、风池穴，每个穴位按揉 1~2 分钟，局部产生酸、胀、麻的感觉为宜。

第六步

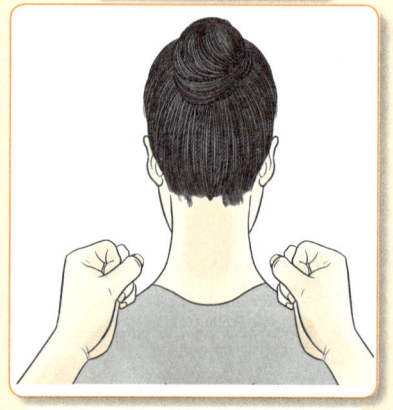

按摩者握拳捶击患者左右两侧肩井穴，每侧 30 下。

第三步

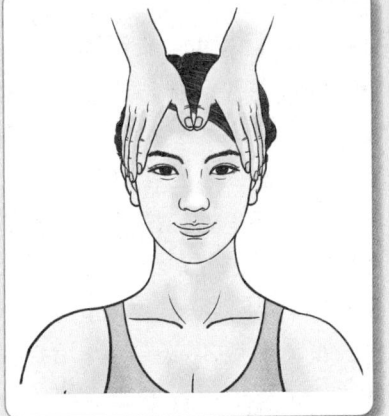

按摩者将四指按住头两侧，双手拇指指面紧贴印堂穴，从中间往两侧抹3~5遍。

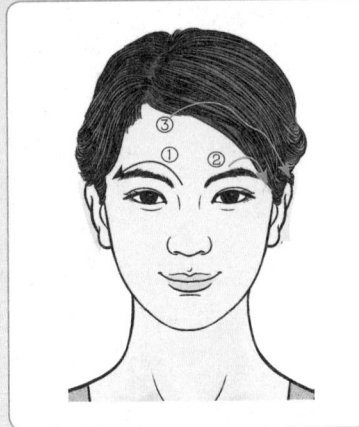

①：印堂穴沿眉弓至丝竹空穴。
②：阳白穴至太阳穴。
③：神庭穴经头维穴、角孙穴至风池穴。

第四步

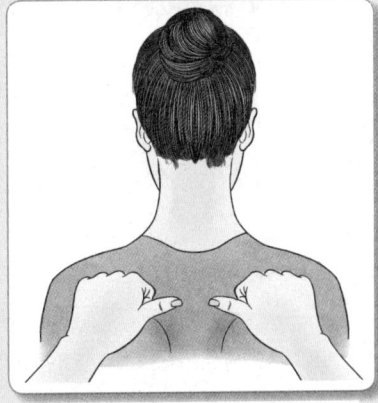

按摩者用双手拇指按揉背部肺俞穴2分钟。

第五步

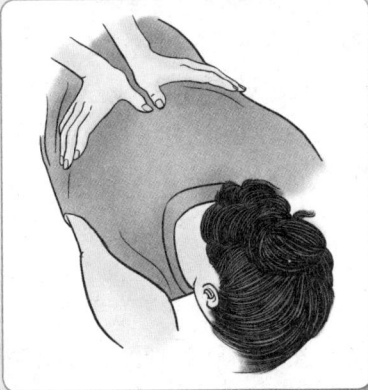

再用掌根上下推擦背、腰部至皮肤发热。

健康的腹部是按出来的
腹胀腹痛可以通过按摩穴位解决

如果我们的饮食不节，可能会引起腹胀腹痛的情况，这时候除了调整饮食，还可以辅之以穴位按摩的方法来调理身体。如果出现了持续强烈的腹痛，还是先到医院全面检查一下为好。

腹胀，古称宿滞、宿食不消等，是指饮食停滞于肠胃，日久不化的病症。此症是由于脏器虚弱，寒气存在于脾胃之间，食物不化所致。令人腹胀气满，嗳出的气非常酸臭，还会出现身体外部寒战而内部又有烦热的症状。通俗来说，其病因多是由脾胃虚寒、饮食不节、运化失健，或肝气郁结、肠胃积热、瘀血阻滞等所致。治疗此症，应根据不同原因的腹胀，进行辨证治疗。

部分腹胀病人会出现胃脘部以下、耻骨联合以上的腹部疼痛，肚脐周围疼痛比较常见。轻度腹胀腹痛一般不需要特殊治疗，辅之以穴位按摩就可以调理了。严重的持续不能缓解的腹胀腹痛可能是各类肠道疾病，慢性胃、肝、胆、胰腺疾患，以及心肾功能不全等疾病引起的。可能出现腹部胀大如鼓，有时是隐隐作痛，有时是剧烈疼痛。如果持续超过3天并且没有其他诱因的严重腹痛，可能是腹腔内外脏器病变，包括炎症、肿瘤、出血、梗阻、穿孔、创伤等，病因极为复杂，这时最好还是去医院检查一下。

● 治病穴位

主穴：中脘穴、天枢穴、气海穴、中极穴、关元穴、上巨虚穴、下巨虚穴、肝俞穴、胆俞穴、大肠俞穴、足三里穴、内关穴。

配穴：有寒邪者，加神阙穴、公孙穴；有湿热者加阴陵泉穴、内庭穴；气滞血瘀者加曲泉穴、血海穴；脾虚者加脾俞穴、胃俞穴。

● 按摩疗法

方法一：用手掌在腹部顺时针推摩30次。在患者背部，沿脊柱两旁寻找敏感的压痛点，在其上按压1~2分钟。然后用拇指指端按揉脾俞穴、胃俞穴、肝俞穴、胆俞穴和大肠俞穴，每个穴位按1~2分钟，并在脊柱两侧施揉法，由上向下往返。再用鱼际揉中脘穴、天枢穴、气海穴约3分钟。最后，用双手拇指指端按压双侧足三里穴1~2分钟。

方法二：取坐位或仰卧位，两手拇指与四指分开，拇指贴在胁肋的前侧，其余四指在胁肋的后侧。接着，用指面自上而下推动。

方法三：坐在椅子上，将两个手掌按在膝盖上抱拢，身体向左倾斜，肚腹向前，用意念使腰按压肚腹，上身向左转动21次，然后恢复成按膝抱的姿势。再将身体向右倾斜，与上述姿势相反做21次，最后恢复正坐。用双手上下搓按背后腰脊，直到两手够不到为止。此法可消除腹内宿气不化、脾痹、脏腑不和之病，还可使腹胀渐渐消除。

● **刮痧疗法**

取刮板以45°角平面朝下，刮拭背部膀胱经肝俞穴至胃俞穴这一段和大肠俞穴至小肠俞穴这一段。然后，再刮拭中脘穴、天枢穴、关元穴及下肢梁丘穴、足三里穴，各2分钟。再刮拭腹部任脉上脘穴至下脘穴段、气海穴、胃经天枢穴。

● **小方法，大功效**

（1）仰卧，弯曲膝盖，双手放在肚脐下方丹田部位。右掌在下，左掌叠在右掌上，开始向右旋转摩擦20次。再以左掌在下，右掌在上，做反方向的左转摩擦。这样可以清除肚子里积存的气体，促进全身的血液循环，使人精神充沛，全身充满活力。

（2）端坐在椅子上，伸腰，右手举过头，掌心向上，左手托住左胁，进行按压，用鼻吸气，吸满之后微微吐出，连做7次，然后交换双手再做7次，此法可消除胃寒和不消化等症。

● **习惯是最好的医生**

（1）保暖护养。注意胃部保暖，适时增添衣服，夜晚睡觉盖好被子，以防腹部着凉。

（2）饮食调养。饮食应以温、软、淡、素、鲜为宜，定时定量，少食多餐。

（3）忌嘴保养。不吃过冷、过烫、过硬、过辣、过黏的食物，更忌暴饮暴食。

（4）平心静养。要讲究心理卫生，保持精神愉快和情绪稳定，注意劳逸结合，防止过度疲劳。

（5）运动健身。适度锻炼，提高机体抗病能力。

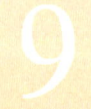

治腹胀腹痛的穴位按摩法

轻度的腹胀腹痛可以用以下按摩法来调理。若腹痛剧烈、面色苍白、冷汗淋漓，应立即去医院做综合检查。上消化道出血患者或急性腹膜炎患者、腹部肿瘤患者，在按摩时禁用推拿手法。

第一步

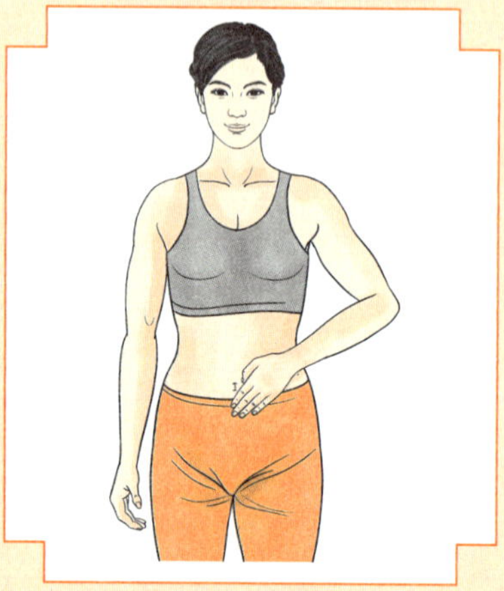

手掌在腹部顺时针推摩30次。

第二步

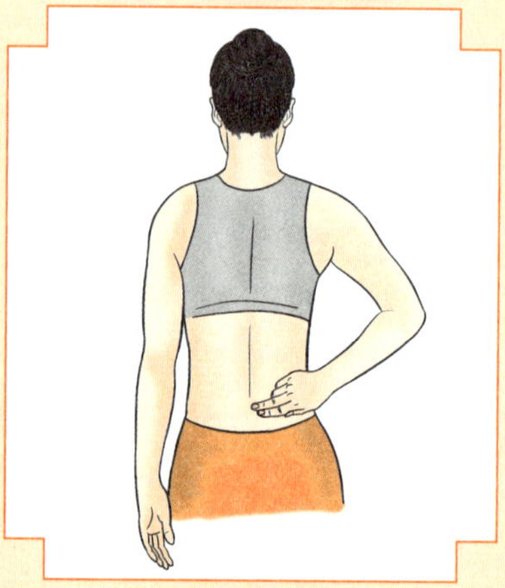

沿脊柱两旁寻找敏感的压痛点，按压1~2分钟。

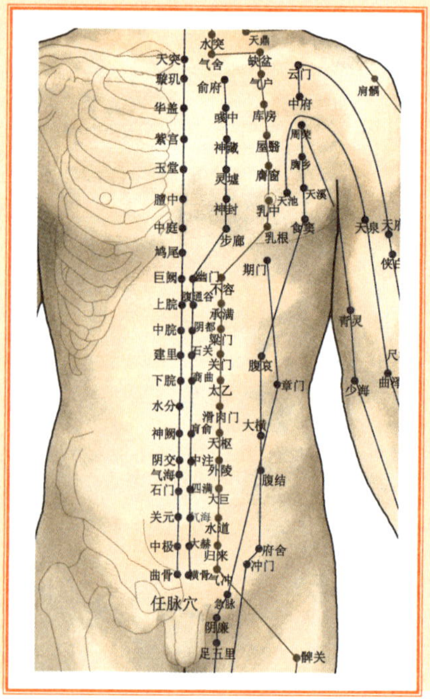

第六步

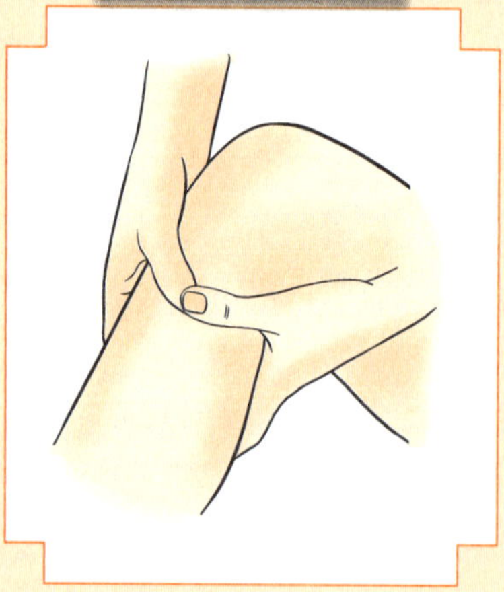

两个拇指指端按压双侧足三里穴1~2分钟。

第三步

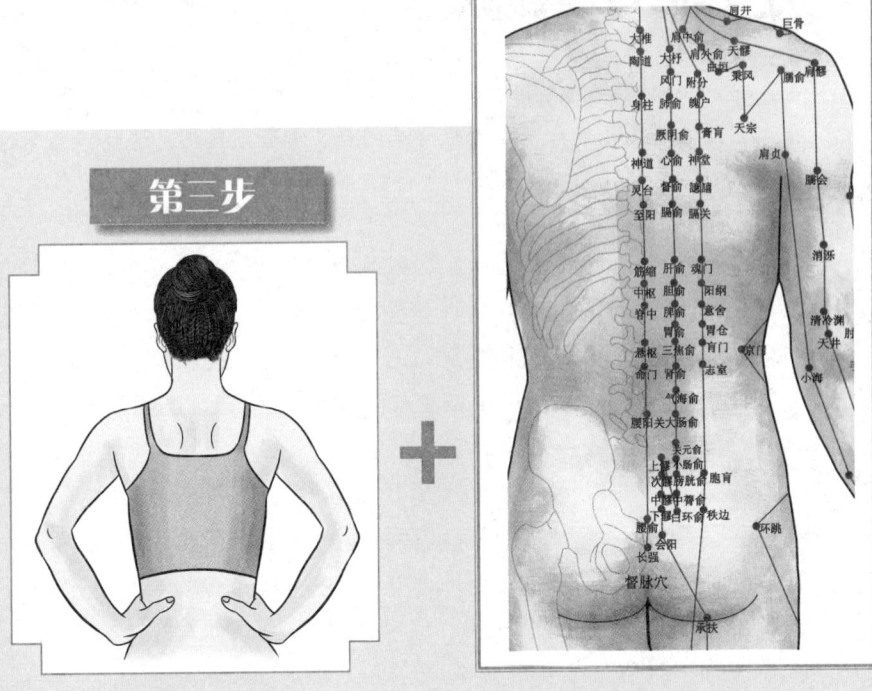

拇指指端按揉脾俞、胃俞穴、肝俞穴、胆俞穴和大肠俞穴,每个穴位按1~2分钟。

第五步 ← 第四步

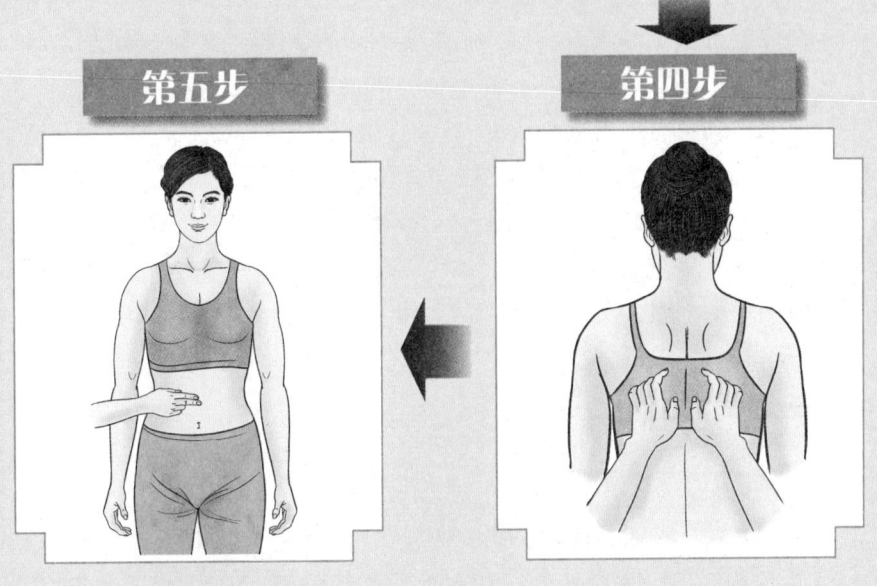

食指中指指腹揉中脘穴、天枢穴、气海穴,约3分钟。

鱼际在脊柱两侧,从上至下往返按揉。

常见病这样治 腹胀腹痛可以通过按摩穴位解决

常见病这样治

10 哮喘的克星
定喘等九穴

> 哮喘是一种常见的反复发作性疾患，以呼吸急促、喘鸣有声为主要症状。急性哮喘反复发作，但治疗哮喘的药又都有副作用，这时候就可以选择穴位来辅助治疗。

许多哮喘患者都认为，哮喘发作是非常可怕的。当哮喘发作时，患者的呼吸道周围肌肉收缩，能够通过的空气越来越少。随着炎症加剧，呼吸道变得更加狭窄肿胀，呼吸也越来越困难。严重的哮喘可以让人感觉到快要窒息了，更可能导致主要器官的供氧出现问题，这个时候就必须马上去医院抢救了。

哮喘是一种慢性呼吸道疾病，从名字的角度来解释就是大口喘气。身体免疫系统错误地认为某些物质，比如花粉、灰尘、食物等是危险的，从而对它们做出剧烈的反应，通过一系列的过程最终导致肺部的炎症和呼吸道收缩。哮喘一年四季都可发作，尤其是在寒冷季节和气候突然变化时发病较多。

哮喘属中医"哮证""喘证""痰饮"的范畴，是因为内有宿痰长期藏于肺、情志不畅导致气血受阻，又加之外有风寒侵袭、饮食不当，内外交加致痰气不畅，肺气升降不利，从而诱发哮喘。中医认为，哮喘与肾、肺、脾的关系非常密切，因此可分为实证和虚证。实证包括风寒侵肺，表现为喘急咳嗽、胸闷、痰薄色白、口不渴等；风热犯肺，表现为喘促气粗、鼻翼煽动、咳痰黄稠、口渴、胸闷等；痰浊阻肺，表现为气喘咳嗽、痰多而黏、有痰鸣声、恶心、口淡无味等。虚证包括肺虚，表现为喘促气短、咳声低弱等；肾虚，表现为长期喘促、动时喘息更剧烈、气续不上、心悸不安等。

● **治病穴位**

主穴：定喘穴、肺俞穴、天突穴、膻中穴、风门穴、风池穴、肾俞穴。

配穴：哮喘急促者，加大椎穴、曲池穴；痰多而黏者，加丰隆穴、足三里穴；喘促气短者，加膈俞穴、太渊穴；喘促日久、动则喘息更甚、气不得续者，加命门穴、太溪穴。

止喘的有效穴位

经外奇穴中有一个定喘穴，是专门治疗哮喘的奇效穴位，搭配肺俞穴和中府穴有很好的止喘功效。

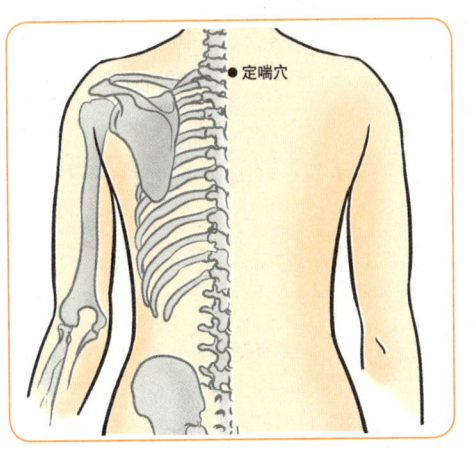

定喘穴
位置：后正中线上，第七颈椎棘突下定大椎穴，旁开0.5寸处。

后正中线上，第七颈椎棘突下，大椎穴旁开0.5寸处。

功效
定喘穴的主要功用就是止哮喘，治疗支气管炎、支气管哮喘、百日咳、气喘咳嗽等呼吸系统疾病，还能治疗落枕、肩背痛和颈项部扭伤。

用法
按摩此穴可以用点法、压法、拿法。

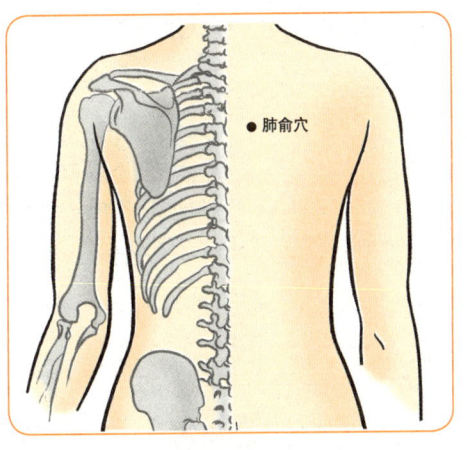

肺俞穴
位置：低头，项部最高隆起处，向下数第三个突起下旁两横指处，左右各有一穴。

功效
肺俞穴与肺相通，故与肺有关的病症都可通过按肺俞穴来治。

用法
此穴可调节肺气，因此可长时间按压此穴。

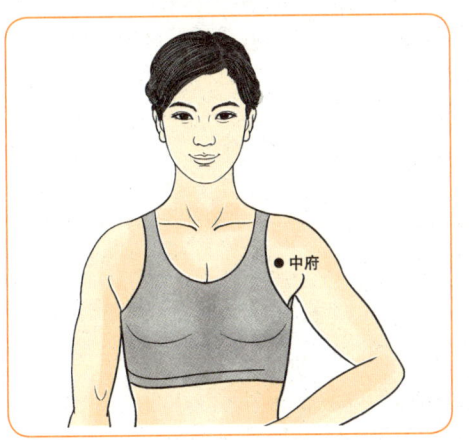

中府
位置：锁骨外端下凹陷向下1拇指处。

功效
中府穴有调理肺气、止咳平喘的功效。

用法
按摩此穴可以用点法、压法、拿法。

● **按摩疗法**

推擦躯干：横擦前胸部，沿锁骨下缘到下肋，往返 2~3 遍。然后横擦前胸部，沿锁骨下缘开始到下肋，往返 2~3 遍。再横擦肩背到腰部，往返 2~3 遍。然后从肩背部推擦到腰骶部，往返 2~3 遍。

擦上肢：从肩部到腕部，两手上下直擦上肢内外两侧。

按揉穴位：用拇指从天突穴缓慢推向膻中穴，往返推动 2~3 分钟。然后指按天突穴、膻中穴、中脘穴各 2 分钟。再按揉定喘穴、大椎穴、肺俞穴、肾俞穴，手法以轻柔开始，逐渐加大力度，以感到酸胀为度。

● **刮痧疗法**

方法一：先刮拭大椎穴、定喘穴、气喘穴、肺俞穴，然后刮拭前胸部天突穴、中府穴、膻中穴，再刮拭上肢内侧尺泽穴、外侧曲池穴、手臂列缺穴。

方法二：先刮拭背部定喘穴、风门穴、气喘穴、肺俞穴、脾俞穴、肾俞穴，然后刮拭前臂内侧尺泽穴至太渊穴，最后刮拭下肢足三里穴。

● **拔罐疗法**

留罐法：将火罐吸拔在天突穴、肺俞穴、膻中穴上，留罐 5~10 分钟。

刺络拔罐法：消毒定喘穴附近的皮肤，然后用三棱针点刺定喘穴至出血，再将火罐吸拔在穴位上，留罐 10 分钟左右，至皮肤出现紫红色瘀血。

● **小方法，大功效**

站立，全身放松。左右手交替拍打胸部膻中穴周围，左右手交替为 1 次，共 30 次。拍打的同时做半蹲运动，拍打一下半蹲一下，每天早晚各做一次。

● **预防胜于治疗**

远离能够引起哮喘的过敏源，比如室内尘土、棉絮、烟和花粉等。平时要多注意气候变化，季节转换时冷暖相互交替，易诱发哮喘发作。所以，此时要适时加减衣服，预防感冒。还要警惕一些药物和食物也能引起哮喘。比如药物中的阿司匹林、某些抗生素、细菌疫苗等，能引起哮喘的食物如鱼虾和某些饮料等。平静的心态也能有效防止哮喘发作，所以平时应多注意所用的药品和食物，以尽可能减少哮喘发作的次数。

止喘的穴位按摩疗法

治哮喘的药基本上都有副作用，而如果穴位按摩方法得当，是没有副作用的有效治疗方法。

第一步 推穴

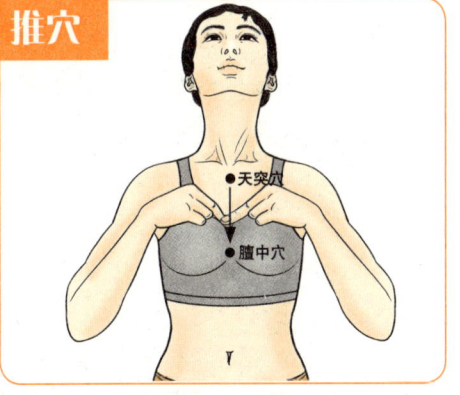

用手指从天突穴缓慢推向膻中穴，往返推动 2~3 分钟。

第二步 按前胸穴位

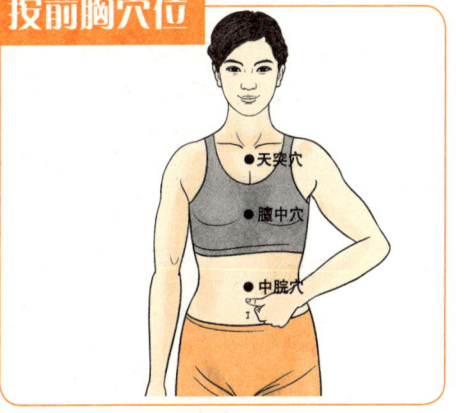

食指和中指并拢，用指腹按揉天突穴、膻中、中脘穴各 2 分钟。

第三步 按后背穴位

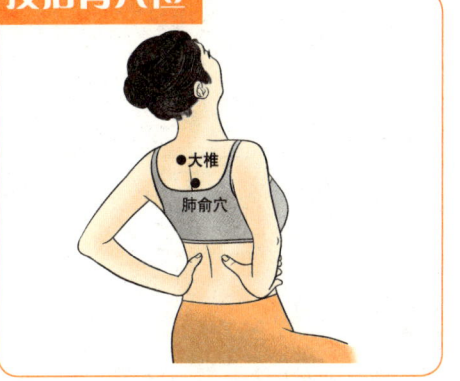

拇指指腹按揉定喘、大椎、肺俞、肾俞各 2 分钟。

 提示　手法以轻柔开始，逐渐加大力度，直至感到酸胀。

常见病这样治　定喘等九穴

常见病这样治 11

与肠胃和谐共存
治疗消化不良有妙招

> 如果肠胃出现了消化不良，特地去医院检查，一般查不出有其他病症，通常都是在家中自行治疗，这时就可以采取简单有效的穴位按摩法了。

消化不良是一种由消化系统本身的疾病或其他疾病所引起的消化功能紊乱的病症。症状表现为上腹部不适或疼痛、饱胀、反酸、恶心呕吐、腹泻、便秘、食欲不振、嗳气等。到医院检查，除能在胃镜下见到轻型胃炎外，一般查不出有其他病症。

引起消化不良的原因有很多，包括胃肠的正常蠕动功能失调，使吃进去的食物无法被消化吸收。还有精神不愉快、长期闷闷不乐或突然受到强烈的刺激等均可引起。尤其是老年人的消化功能减退，容易受到情绪影响，有时食物稍粗糙或生冷及食物过多过油都可诱发。小孩子的消化器官又太弱，也容易引起消化不良。

消化不良有两种，功能性消化不良和器质性消化不良。一般我们在家中自我治疗的轻型消化不良属于功能性消化不良，没有明显的消化器官疾病或系统性疾病。这大都是由于情绪不好、紧张、睡眠不足、烟酒刺激、天寒受凉或吃进去的食物不易消化所造成的，常出现上腹不适、饱胀、烧心等症状。

而器质性消化不良，可以明确认定是由器官病变引起的，如肝病、胆道疾病、胰腺疾病、糖尿病等。对于这种消化不良，治疗的时候要针对病因治疗。

中医则认为消化不良是由于肝郁气滞、饮食不节、偏食辛辣、久病体虚、营养不良、过食冷硬的食物，日久伤及脾胃，致使脾胃消化功能减弱所致。所以调理的重点在于恢复脾胃的正常功能。

● **治病穴位**

主穴：中脘穴、神阙穴、气海穴、关元穴、膻中穴、天枢穴。

配穴：肝俞穴、脾俞穴、胃俞穴、大肠俞穴、足三里穴、内关穴、支沟穴、三阴交穴等。

● **按摩疗法**

摩擦腹部：双手搓热后，以一手掌贴于胃部，另一手贴掌于手背

治消化不良的有效穴位

还有一个简单找穴位的好办法,就是以肚脐为中心画正十字,在这十字线上都是能够帮助胃肠道消化吸收、促进通便的穴位,比如中脘穴、气海穴、关元穴等。

中脘穴
归属:任脉
位置:前正中线上,脐上4寸。

要想发挥更好的促进消化的作用,就要坚持每天按摩中脘穴。以顺时针方向,交替采用揉、按、摩的手法,腹部皮肤感到微热为最好。

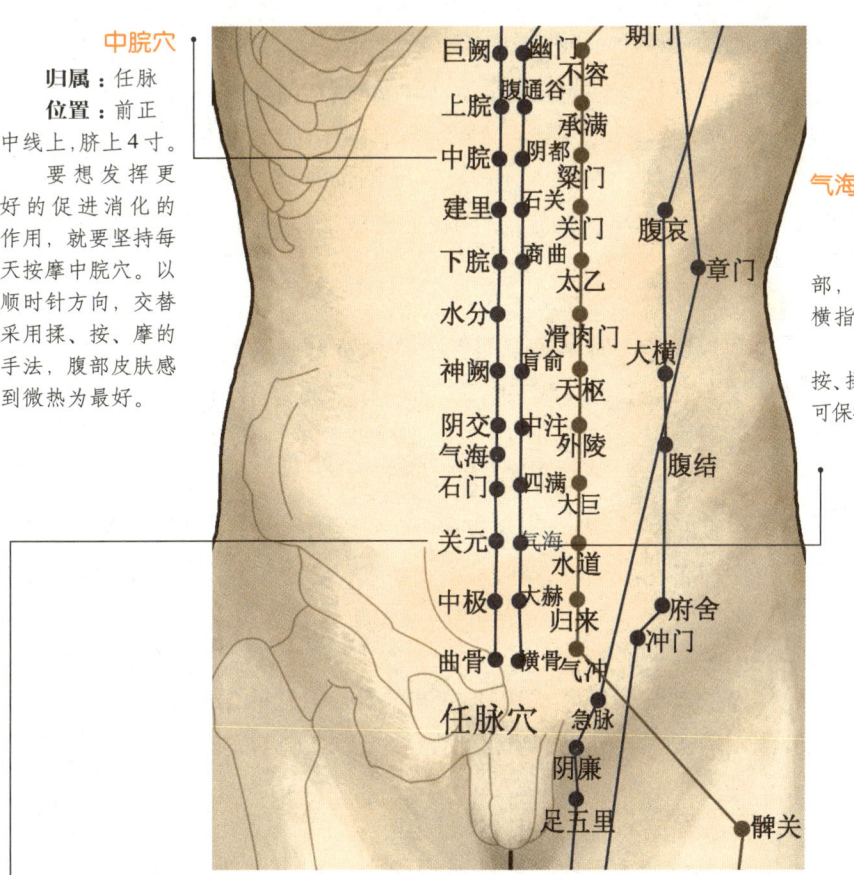

气海穴
归属:任脉
位置:下腹部,肚脐直下二横指处。

可以采用点、按、揉、摩等手法,可保持中等力度。

关元穴
归属:任脉
位置:下腹部,肚脐直下四横指处。

将手掌搓热,然后将手心敷在穴位上,按摩的效果会更好。按摩时也基本以点、按、揉、摩为主,力度不要过大。

小提示

如果你实在找不到这些穴位,可以并拢四指,用四指指端在以肚脐为中心的十字线上按压,这样有用的穴位基本上都触及了。

常见病这样治　治疗消化不良有妙招

上，顺时针揉摩 3 分钟，使手下的皮肤产生温热舒适感。依同样的方法将手掌紧贴于中脘穴，以顺时针方向揉摩 3 分钟。再用同样的方法揉摩气海穴和关元穴各 1 分钟。

按腹部穴位：双手中指、食指、无名指并拢，三指指端按压中脘穴，由轻至重加力下压，直至有明显的胀痛感。再用中指点按天枢穴 1~2 分钟。

按背部穴位：拇指指腹按揉背部肝俞穴、脾俞穴、胃俞穴、大肠俞穴等。每个穴位按揉 1~2 分钟，直至产生明显的酸胀感。

搓擦腰胁部：两手掌分别放在两侧腰骶部，从上到下擦搓 30 次，让手下的皮肤产生温热感。依同样的方法搓擦两胁肋部 30 次。

● **刮痧疗法**

取刮板以 45°倾角，平面朝下刮拭背部脾俞穴、胃俞穴等处。然后再刮拭下肢足三里穴和三阴交穴，每个穴位各 2 分钟。

● **拔罐疗法**

先在腹部拔罐：将火罐吸拔在中脘穴、天枢穴上，留罐 10 分钟左右。
再在背部拔罐：将火罐吸拔在脾俞穴、胃俞穴上，留罐 10 分钟左右。

● **小方法，大功效**

揉摩腹部：用手掌根按住肚脐周围，顺时针揉摩 2 分钟。有胃部或腹部不适、恶心呕吐、消化不良等症状时，可以随时按摩。

● **习惯是最好的医生**

脾胃不好的人平时就要注意规律饮食和多运动。消化不良者应多吃含膳食纤维较多的食物，比如新鲜水果、蔬菜和粗粮。其中木瓜、菠萝，这些食物就是消化酶的最好来源。避免吃烧烤这类既油腻又不好消化的食物，咖啡、碳酸饮料也对胃肠道有刺激性。吃饭时不要饮水，以免稀释胃液，妨碍消化。较轻微的消化不良，或仅仅是一时性过饱，可饭后散步，轻柔按摩腹部，1~2 小时后参加体育运动或体力劳动，增强身体热量的消耗，尽快消除消化不良现象。

出现消化不良症状后，就不要进食荤腥、海味等不易消化的食物。也不要吃较多的甜品或冰激凌一类食物。饮食必须以清淡易消化的为主，让胃肠道得以清除消化不良的食物残渣。

治消化不良的简单按摩法

这一套简单的腹部按摩法，可以在每天晚上睡觉前，躺在床上放松全身后进行。

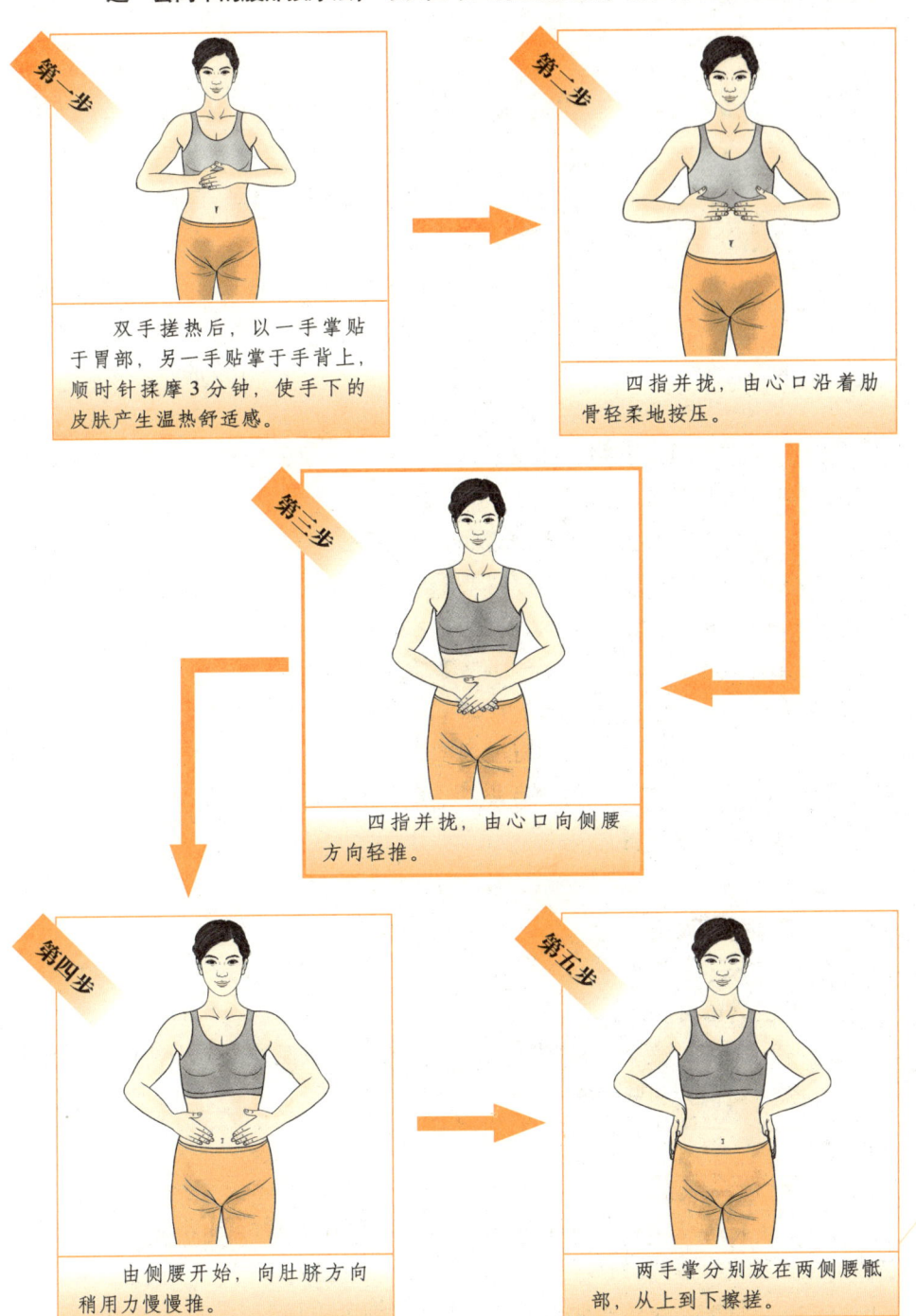

第一步 双手搓热后，以一手掌贴于胃部，另一手贴掌于手背上，顺时针揉摩3分钟，使手下的皮肤产生温热舒适感。

第二步 四指并拢，由心口沿着肋骨轻柔地按压。

第三步 四指并拢，由心口向侧腰方向轻推。

第四步 由侧腰开始，向肚脐方向稍用力慢慢推。

第五步 两手掌分别放在两侧腰骶部，从上到下擦搓。

常见病这样治　治疗消化不良有妙招

肠胃炎不用怕
学会用穴位防治肠胃炎

> 相信几乎每个人都遭遇过一次肠胃炎，俗话说，"病从口入"，看来要治好肠胃炎的关键是从源头杜绝病菌进入人体。但如果不幸得上了，除了用药物治疗外，还可以按摩穴位作为辅助治疗手段。

夏秋季通常是消化道疾病的多发季，多由于吃了含有细菌及病毒的食物，或饮食不当，如进食过量有刺激性的或不易消化的食物，引起的胃肠道不适。如果引起胃肠道黏膜发生急性炎症，就称为肠胃炎了。肠胃炎主要症状为恶心、呕吐、胃胀、腹痛、腹泻、食欲不振、微热、头晕、出汗、口干、四肢乏力，严重时可出现脱水现象。

中医里肠胃炎属"泄泻""腹泻"范畴，认为是夏秋季因进食刺激性食物或腐败食物、暴饮暴食、腹部受凉而引起的，主要分为肠胃湿热、寒湿阻滞、食滞肠胃、脾胃虚弱四种类型。

肠胃湿热型一般表现为病来得很快，恶心呕吐，腹痛，泄泻，口渴心烦，尿赤短少。治疗时要采取清热化湿、理气止泻的方法。寒湿阻滞型表现为呕吐清水，腹泻如水，腹痛肠鸣，畏寒发热，颈项或全身关节酸痛。治疗时要注意散寒除湿、和中止泻。食滞肠胃型则表现为恶心厌食，腹痛但泻后痛减，大便味臭。可以采取消食化滞、和胃降逆的方法来治疗。脾胃虚弱型表现为脾胃虚弱，饮食稍不注意就会上吐下泻，面色不华，易疲乏倦怠。治疗这种类型的肠胃炎，宜采取健脾理气、和胃止泻的方法。

● **治病穴位**

主穴：中脘穴、气海穴、神阙穴、天枢穴、足三里穴、上巨虚穴、内关穴、合谷穴。

配穴：疲乏倦怠加梁门穴、关元穴、三阴交穴，大便稀薄加脾俞穴、胃俞穴、肾俞穴。

● **按摩疗法**

推摩上腹：以中脘穴为中心，掌根在上腹部画圈推摩约3分钟，腹部要有温热之感。

推摩穴位：用拇指指端从中脘穴推至关元穴，来回推摩10次。

按压穴位：手指指端点按中脘穴、天枢穴，要渐渐加力下压，上腹部要有明显胀痛感，按压2~3分钟。然后按压背部脾俞穴、胃俞穴、大肠俞穴，每个穴位按压1~2分钟。

按揉穴位：手指指腹按揉内关穴、合谷穴、足三里穴，每个穴位按揉1分钟。

● 刮痧疗法

取刮板以45°倾角，平面朝下刮拭背部脾俞、胃俞、肾俞等穴，然后再按顺序刮拭中脘穴、气海穴、天枢穴、上肢内关穴及下肢足三里穴，每个穴位刮2分钟。

● 拔罐疗法

留罐法：用闪火法将火罐吸拔在背部脾俞穴、胃俞穴上，每个穴位各拔一罐，留罐10分钟。然后在腹部天枢穴、神阙穴各拔一罐，留罐10分钟。

刺络拔罐法：在穴位上用酒精棉消毒后，先用三棱针在大椎穴、胃俞穴上点刺2~3下，然后以闪火法在穴上拔罐，留罐10分钟。

● 小方法，大功效

洗澡的时候，用喷头里喷出的热水对着肚脐冲，这样可以温暖胃肠道，可以防治虚寒腹泻，或者也可以躺在床上，用热毛巾敷在肚脐上。

● 预防胜于治疗

平时生活中就要注意饮食规律。不能暴饮暴食，或者漏掉三餐中任意一餐，这样易造成肠胃蠕动功能的紊乱。还要知道自己到底吃了什么，也就是时刻要注意饮食卫生，不要吃接近保质期或者不新鲜的食物。吃饭时一定要细嚼慢咽，让食物在口腔内与唾液充分混合，这样可以使食物更易被胃吸收，减轻胃的负担。尽量少吃刺激性食品，最好不要饮酒和吸烟。一定要让心里感到愉快，胃是否健康与精神因素也有很大关系。过度的精神刺激，如紧张、恐惧、忧郁等都会影响到胃肠功能。

如果已经患了肠胃炎，就更要重新规划饮食。呕吐泄泻较严重的人应暂时禁食，但要多饮水以补充水分。若呕吐泄泻不多，吃东西时也要注意少油，不吃粗粮和较坚硬的食物，多吃流质食物，如粥、米汤等易消化吸收的食品。等腹痛泄泻减轻以后，再慢慢用半流质食物代替，身体康复后再开始恢复正常饮食。

治疗肠胃炎穴位按摩法

治疗肠胃炎的重点穴位是腹部的中脘穴、神阙穴和背部的脾俞穴、胃俞穴、大肠俞穴,在揉搓腹部和背部的时候重点揉搓这几个穴位。

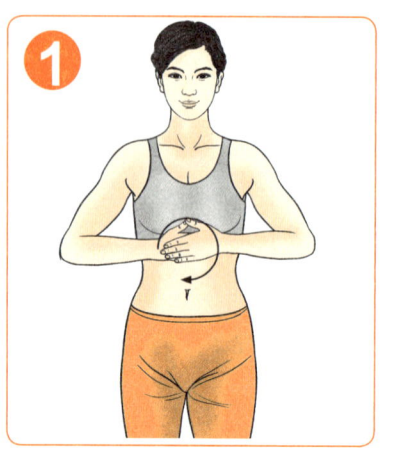
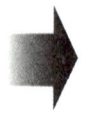
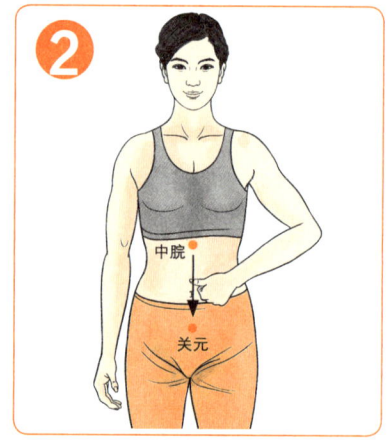

以中脘穴为中心,掌根在上腹部画圈推摩约3分钟。

拇指指端从中脘穴推至关元穴,来回10次。

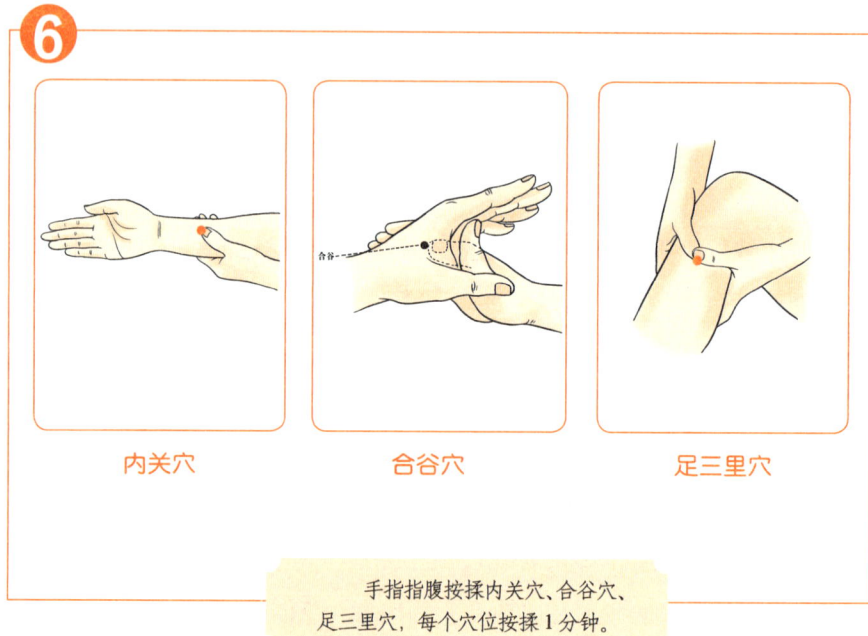

内关穴　　　合谷穴　　　足三里穴

手指指腹按揉内关穴、合谷穴、足三里穴,每个穴位按揉1分钟。

常见病这样治 　学会用穴位防治肠胃炎

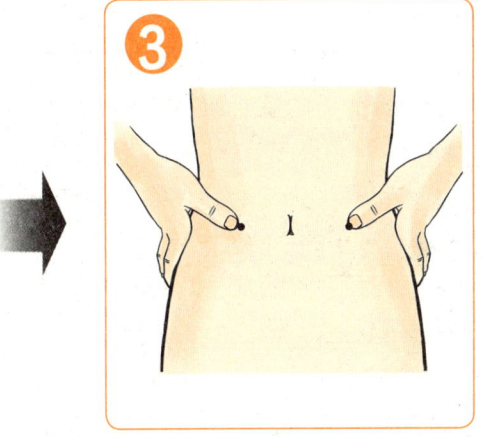
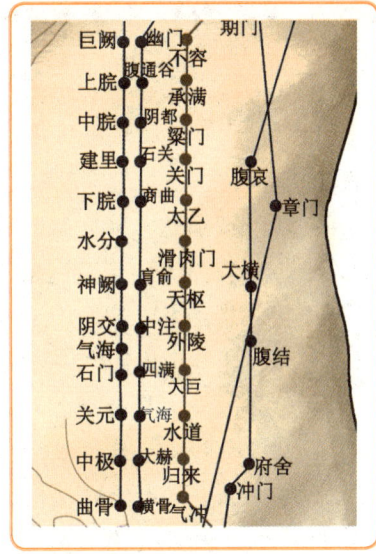

手指指端渐渐用力点按中脘穴、天枢穴，每穴点按 2~3 分钟。

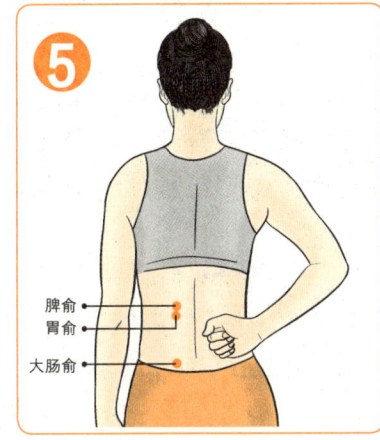
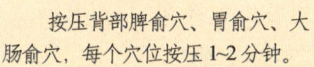

按压背部脾俞穴、胃俞穴、大肠俞穴，每个穴位按压 1~2 分钟。

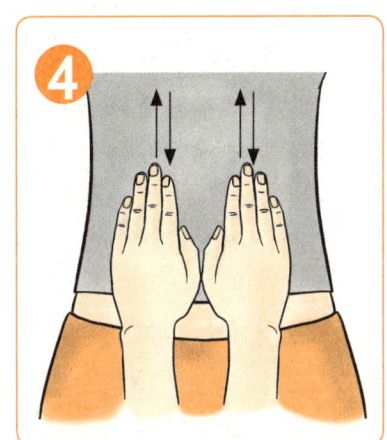

来回推背部膀胱经 1~2 分钟。

不论急性、慢性还是过敏性
鼻炎可以这样治

> 如果感冒治不彻底，很容易留下鼻炎这个后遗症。每天鼻塞，总令人感到很烦，这时候揉一揉鼻通穴，可以让鼻子也清爽一下。

鼻子是人体内脏腑器官与外界空气打交道的重要通道，同时又为防止病菌、灰尘及污染物与人体之间建起了第一道屏障，对人体健康起着非常重要的作用。但是鼻子也会"感冒"，无法起到正常的防御作用，让这个人体第一道屏障出现了漏洞，鼻子的"感冒"就叫鼻炎。

鼻炎，是鼻腔黏膜和黏膜下组织发炎的一种病症。鼻炎不但能够造成呼吸障碍和嗅觉障碍，还会诱发多种疾病。鼻炎主要有急性鼻炎、慢性鼻炎和过敏性鼻炎。

急性鼻炎多由外来病毒引起。另外，受凉、疲劳、酗酒、内分泌失调，或其他全身性慢性疾病，也是诱发因素。急性鼻炎具有传染性，就是人们常说的"伤风""感冒"。初期表现为鼻内干燥、灼热、发痒、打喷嚏。后期发展为鼻涕黏稠，鼻黏膜充血肿大，全身畏寒头痛，呕吐腹泻，甚至发热昏迷。急性鼻炎一般一周就可逐渐好转，但是如果持续数月就转为慢性鼻炎了。

慢性鼻炎多数与急性鼻炎治疗不彻底有关，外界尘埃、有害气体的长期作用，鼻子周围其他器官的疾病，如鼻窦炎、扁桃体炎等也会引发慢性鼻炎。一般表现为鼻子通气不畅导致常张口呼吸，间歇性或持续性鼻塞流涕、鼻涕黏稠，嗅觉减退，头痛，鼻黏膜充血等。慢性鼻炎的症状在白天或运动时有所减轻，夜间或寒冷时则会加重。慢性鼻炎属于中医"鼻窒"的范畴，由外感风寒或风热入侵人体，日久伤肺，肺气不宣，鼻窍不通而形成。

过敏性鼻炎又称变态反应性鼻炎，主要是身体对某些物质过敏而发生在鼻腔黏膜上的一种病症，有时因精神因素、内分泌失调也可引发过敏性鼻炎。能引起过敏的物质包括刺激性气味、烟尘、花粉、化学气味等。过敏性鼻炎一般表现为鼻塞、打喷嚏、流清涕、鼻黏膜水肿、嗅觉减退、头昏头痛、咽喉痛、耳鸣、精神不振等症状，常在早晨起床时发作。过敏性鼻炎属中医"鼻鼽"范畴，肺气虚弱或脾胃气虚，加之外感风邪，致使肺气不通、鼻窍壅滞。

急性鼻炎的穴位治疗法

急性鼻炎如果抓紧治疗，一般一周就可逐渐好转，但是如果治疗不彻底，持续数月，就很可能转为慢性鼻炎了，所以早治疗是关键。

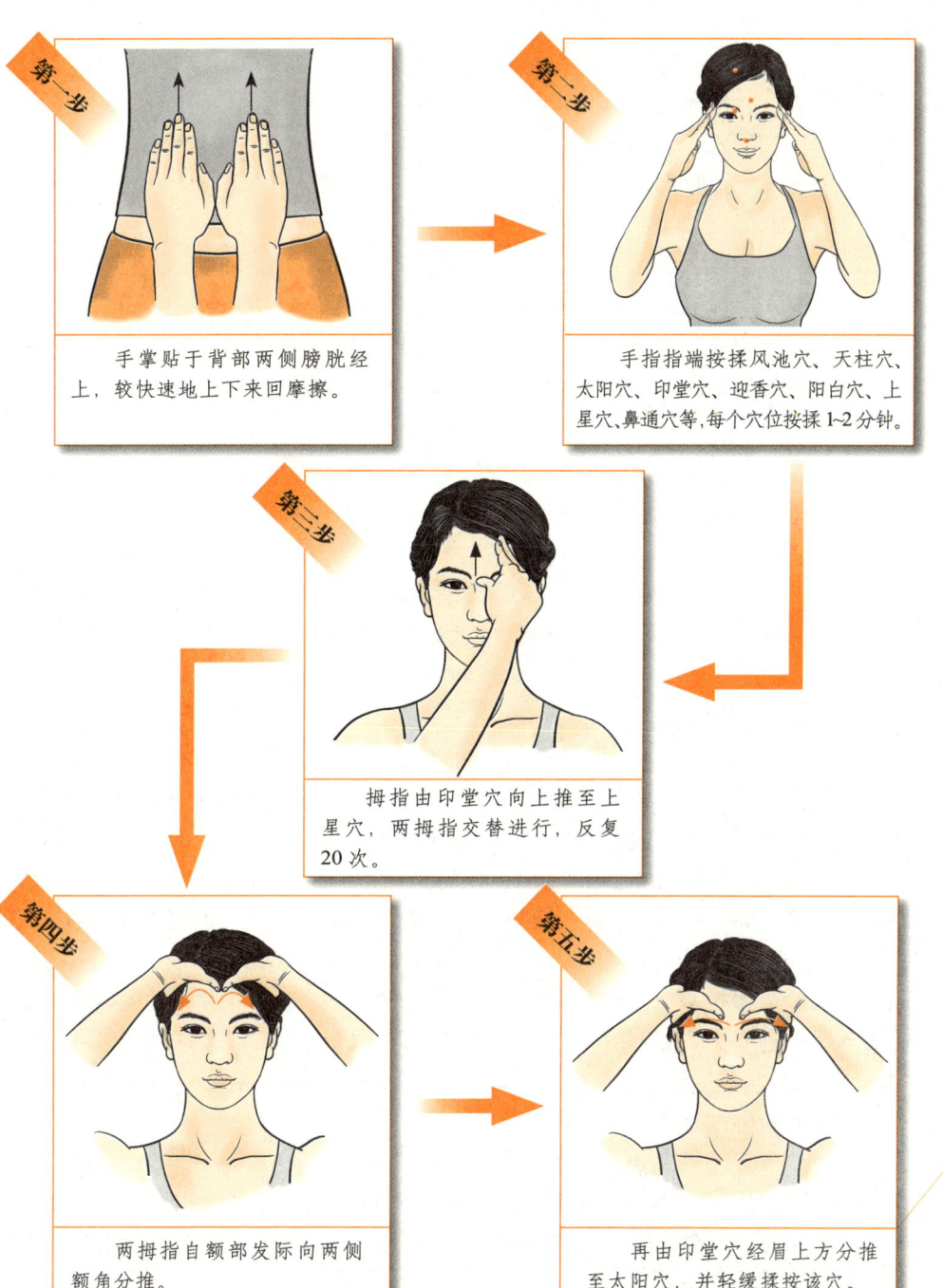

第一步 手掌贴于背部两侧膀胱经上，较快速地上下来回摩擦。

第二步 手指指端按揉风池穴、天柱穴、太阳穴、印堂穴、迎香穴、阳白穴、上星穴、鼻通穴等，每个穴位按揉1~2分钟。

第三步 拇指由印堂穴向上推至上星穴，两拇指交替进行，反复20次。

第四步 两拇指自额部发际向两侧额角分推。

第五步 再由印堂穴经眉上方分推至太阳穴，并轻缓揉按该穴。

● 治病穴位

急性鼻炎

主穴：迎香穴、上星穴、鼻通穴、风池穴、百会穴、天柱穴、印堂穴、尺泽穴。

配穴：食少乏力加脾俞穴、胃俞穴、气海穴；咳嗽加肺俞穴；头痛加阳白穴、太阳穴、百会穴。

慢性鼻炎

主穴：上星穴、鼻通穴、迎香穴、印堂穴、下关穴、人中穴、风池穴、风府穴、合谷穴、外关穴、曲池穴、手三里穴。

配穴：鼻塞流涕、咳嗽有痰加肺俞穴、太渊穴；神疲倦怠、面色萎黄加脾俞穴、足三里穴、气海穴；头痛加百会穴、太阳穴。

● 过敏性鼻炎

主穴：肺俞穴、迎香穴、太阳穴、印堂穴、合谷穴、内关穴、风池穴、风门穴。

配穴：面黄、神疲乏力、大便溏薄者加脾俞穴、胃俞穴、中脘穴、足三里穴；头晕耳鸣、腰肢酸软、形寒怕冷者加肾俞穴、腰眼穴、关元穴。

● 按摩疗法

急性鼻炎：手掌贴于背部两侧膀胱经上，较快速地上下来回摩擦，使身体局部皮肤发热。用手拇指指端或用双手中指、食指、无名指指端按揉风池穴、天柱穴、太阳穴、印堂穴、迎香穴、阳白穴、上星穴、鼻通穴等，每个穴位按揉1~2分钟，使局部产生较强的酸胀感。用一手拇指由印堂穴向上推至上星穴，两拇指交替进行，反复20次。两拇指自额部发际向两侧额角分推，再由印堂穴经眉上方分推至太阳穴，并轻缓揉按该穴。

慢性鼻炎：推抹前额，从发际开始到印堂，再沿鼻梁至鼻孔两侧的迎香穴，推抹3~5分钟。再按压迎香穴用食指指端点揉上星穴、攒竹穴、迎香穴、鼻通穴、印堂穴等，每个穴位点揉1~2分钟，直至产生较强的酸胀感。

过敏性鼻炎：用手指指端按揉风池穴、风门穴、肺俞穴、太阳穴、印堂穴、迎香穴、合谷穴等，每个穴位点揉1分钟，按压穴位时要有酸胀感。然后推抹前额督脉，从发际沿鼻梁至鼻孔，再到两侧迎香穴，反复3~4分钟。

慢性鼻炎的穴位治疗法

急性鼻炎发展成了慢性鼻炎，治起来就需要花费较多的时间，但是若每天坚持就可以快速痊愈。

第一步

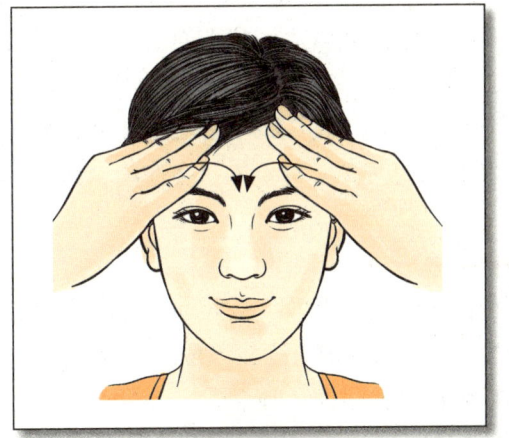

推抹前额，从左右两侧发际开始到印堂穴。

第二步

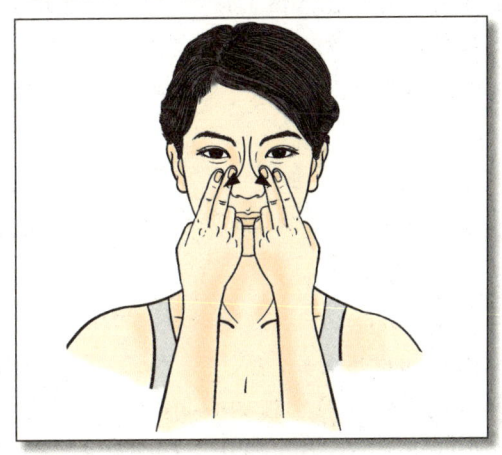

食指、中指并拢，两指指腹从印堂穴沿鼻梁，抹至鼻孔两侧的迎香穴，推抹3~5分钟。

第三步

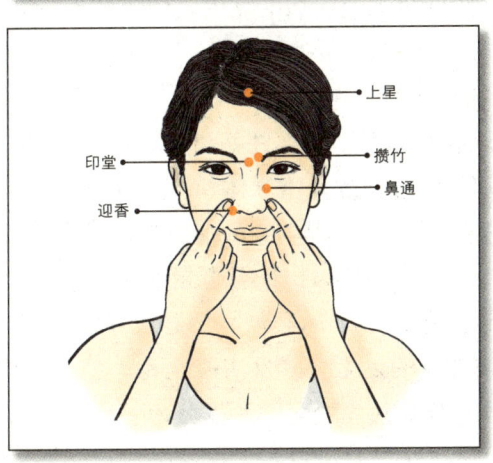

用食指指腹按揉上星、攒竹、迎香、鼻通、印堂等穴，每个穴位按揉1~2分钟。

● **刮痧疗法**

急性鼻炎：取刮板以45°角平面朝下刮拭风池穴、百会穴、通天穴，然后再刮拭上肢曲池穴、合谷穴，每个穴位刮2分钟。

慢性鼻炎：取刮板以45°角平面朝下刮拭风池穴、百会穴，然后再刮拭上肢曲池穴、足三里穴、合谷穴，每个穴位刮2分钟。

过敏性鼻炎：取刮板以45°角平面朝下刮拭背部大椎穴、肺俞穴等，然后再按顺序刮拭上星穴、印堂穴、合谷穴、足三里穴，各2分钟。

● **拔罐疗法**

急性鼻炎：将大椎穴、风池穴和尺泽穴先消毒，再用三棱针在穴位上点刺2~3下，然后用火罐在穴位上拔罐，留罐10分钟左右。

慢性鼻炎：将太阳穴、肺俞穴、大椎穴先消毒，再用三棱针在穴位上点刺2~3下，然后在穴位上拔罐，留罐10分钟左右。

过敏性鼻炎：先将火罐吸拔在肺俞穴、风门穴上，留罐5~10分钟。再将火罐吸拔在印堂穴、脾俞穴、足三里穴上，留罐5~10分钟。

● **小方法，大功效**

（1）用拇指外侧沿鼻子两侧上下按摩，每次约1分钟，一日3次，按摩后喝一杯开水。

（2）双掌搓热后，分别揉搓鼻两侧，每次搓鼻30下，早晚各1次。

（3）将拇指和食指分别伸入左右鼻腔内，夹住鼻中软骨，轻轻向下拉。这种方法能增强鼻黏膜的抗病能力，有效地减轻冷空气对肺部的刺激，减少咳嗽之类疾病的发生，增强鼻子的耐寒能力。

● **习惯是最好的医生**

在流行病发病季节，要注意外出时戴好口罩，避免吸入刺激物。平时就要加强体育锻炼，增强体质。多饮热水或喝姜糖水，以加速病毒的排泄及稀释血液中毒素的浓度。食用易消化且清淡的食物，忌食油煎、生冷、酸涩之物，以防热除邪盛，并应戒烟酒。尽量避免接触香水、化妆品等，它们都会刺激鼻腔黏膜。平时注意避免风寒外袭，感冒能促使鼻炎的发生。多食清淡之物，少食油腻的食物，避免烟酒刺激，防止造成痰热内生而诱发鼻炎。

过敏性鼻炎的穴位治疗法

过敏性鼻炎除了用按摩穴位治疗外,还一定要注意避开引起病症的过敏源。

第一步

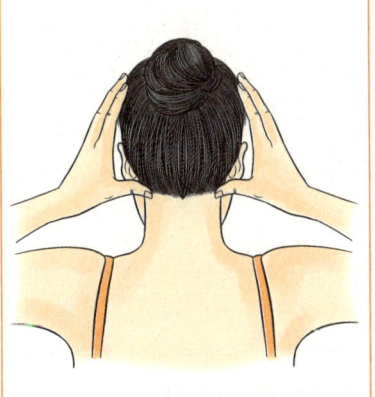

用双手食指指腹按揉风池穴。

第二步

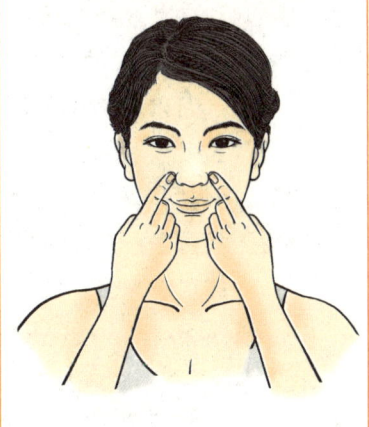

用食指指腹按揉太阳穴、印堂穴、迎香穴等,每个穴位按揉1分钟。

第三步

食指、中指、无名指并拢,三指指腹上下推抹前额督脉,也就是额头的正中间。

第四步

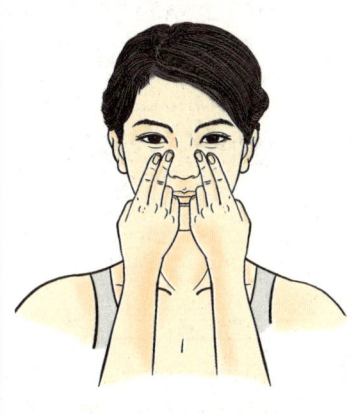

食指和中指并拢,用指腹推摩从发际沿鼻梁至鼻孔,再到两侧迎香穴,反复3~4分钟。

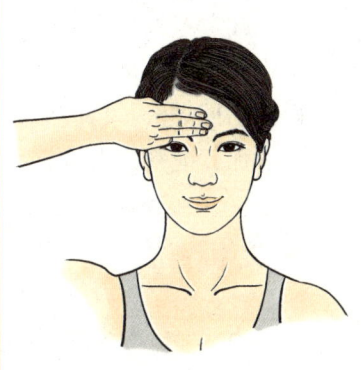

常见病这样治　鼻炎可以这样治

解决女性的隐忧
穴位疗法调理月经

> 月经不调是许多女性的困扰，这说起来不算什么病症，但月月都会带来麻烦。治疗月经不调，针灸、按摩的疗效较为显著，这一节就是讲怎样通过穴位疗法调理月经的。

引起月经不调的原因很多，长期的精神压抑或遭受重大精神刺激都可导致月经失调。经期受寒冷刺激会使盆腔内的血管过分收缩，可引起月经过少。过度节食致使机体能量摄入不足，烟酒中的某些成分都可干扰月经的正常来临。

中医认为月经不调与肾、肝、脾及冲任二脉经气有关。多因七情所伤，或外感六淫，或先天肾气不足，多产房劳，劳倦过度，使脏器受损，肾肝脾功能失常，气血失调，致冲任二脉损伤，出现月经不调的病变。

中医将月经不调分为血热、血瘀、血虚、气滞血瘀。月经提前7天以上、量多色鲜红为血热；月经延后7天以上、月经过少、血色暗红夹有血块为血瘀；若血量少而色淡为血虚；月经先后无定期，伴有情志郁结，为气滞血瘀。月经不调还会常常伴有小腹胀痛、腰酸、心烦易怒、心悸、精神疲乏等症状。

● **治病穴位**

主穴：气海穴、关元穴、中极穴、归来穴、胃俞穴、三阴交穴。

配穴：经期提前者加太冲穴、太溪穴；气虚者加脾俞穴、足三里穴；经期推后加足三里穴、公孙穴；虚寒者加脾俞穴、命门穴；气滞血瘀加血海穴、行间穴；先后无定期肾虚者加肾俞穴、交信穴；肝郁不舒加肝俞穴、太冲穴、内关穴。

● **按摩疗法**

（1）用摩法以顺时针方向按摩小腹，时间约3分钟。
（2）先以两手手掌在腰骶部上下往返反复按摩2分钟，以透热为度。
（3）以右手鱼际先按揉腹部的气海、关元、中极穴2~3分钟。
（4）用双手拇指指端按揉脾俞、肝俞、肾俞等穴，每穴3~5分钟。
（5）再以右手拇指指腹罗纹面依次按揉双侧下肢的三阴交、太冲、太溪等穴，每穴约1分钟，以酸胀为度。

调理月经的重要穴位

调理月经的重要穴位有三阴交穴、血海穴、肾俞穴，常常按摩这些穴位可以调理气血，缓解月经不调的症状。

三阴交穴

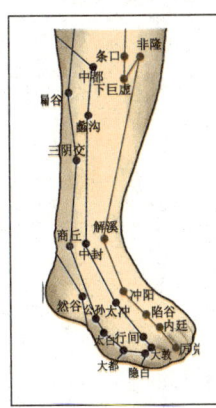

经属：足太阴脾经

位置：小腿内侧，足踝尖上3寸（四横指），胫骨内侧后缘。

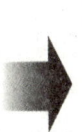

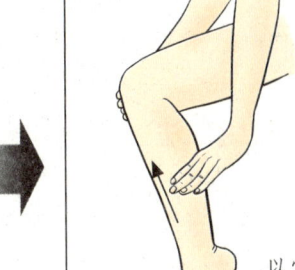

四指并拢，以穴位为中心，用指腹从下向上推擦。

血海穴

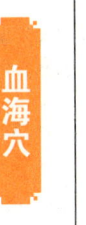
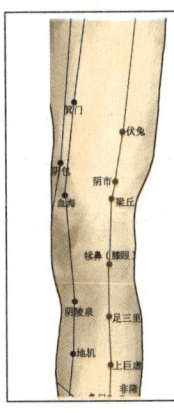

经属：足太阴脾经

位置：伸直大腿时，膝盖内侧会出现凹陷，该处往大腿方向三横指处，即为血海。

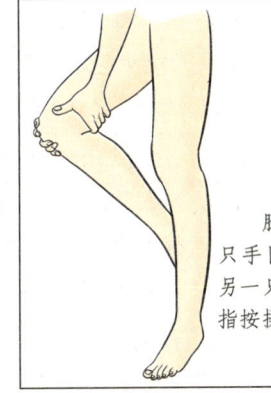

腿弯曲，一只手固定膝盖，另一只手的大拇指按揉穴位。

肾俞穴

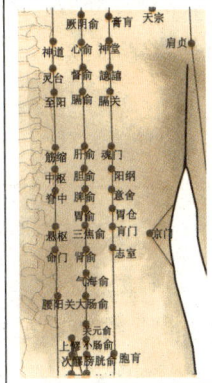

经属：足太阳膀胱经

位置：在第二腰椎和第三腰椎棘突之间，旁开1.5寸。

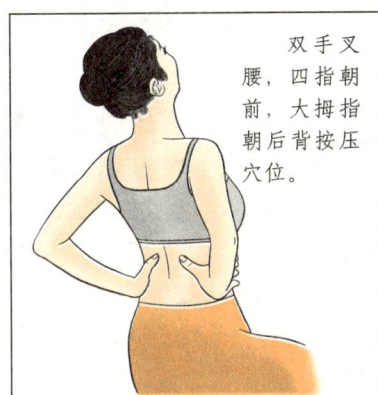

双手叉腰，四指朝前，大拇指朝后背按压穴位。

常见病这样治　穴位疗法调理月经

● 刮痧疗法

经期提前，重点刮拭太冲穴、太溪穴。经期推迟，重点刮拭血海穴、归来穴。经期不定，重点刮拭肾俞穴、交信穴。

取刮板，先刮拭背部双侧肝俞穴、脾俞穴至肾俞穴，然后刮拭腹部气海穴至关元穴，刮拭脐旁双侧归来穴。再刮拭血海穴至三阴交穴。

● 拔罐疗法

方法一：适用于月经周期提前、经色淡稀薄，伴有神疲乏力、气短心悸、自汗、小腹坠痛的患者。

将火罐吸拔在背部脾俞穴上，留罐10分钟。然后在腹部关元穴、气海穴、足三里穴各拔一罐，留罐10分钟。

方法二：适用于月经周期先后不定、量多少不定、色淡稀薄、面色萎黄、神疲乏力的患者。

将火罐吸拔在脾俞穴、胃俞穴、中极穴、关元穴、阴陵泉穴上，留罐10分钟左右。

方法三：将罐吸拔在腹部气海穴，然后从气海穴至中极穴来回推拉火罐，至皮肤出现红色瘀血为止。用同样的方法在督脉的命门穴至腰俞穴、足太阳膀胱经的肾俞穴至次髎穴间来回推拉火罐，每次10~20分钟，每日1次，10次为一个疗程。

● 小方法，大功效

揉小腹：端坐在椅子上，或端正站立，或全身放松平躺在床上，双手虎口交叉或一手掌叠放在另一手背上，手掌掌心对小腹紧贴肚皮，顺时针按摩腹部3分钟，直到腹部微微发热为佳。

● 习惯是最好的医生

（1）注意经期卫生，保持阴部清洁。

（2）在经期应注意下身保暖，避免受寒。

（3）保持心情舒畅，避免精神刺激。

（4）注意休息，保证睡眠，减轻体力劳动，避免剧烈运动。

（5）经期要注意饮食调理，经前和经期忌食生冷寒凉之物，以免寒凝血瘀而加重痛经之感。

调理月经的穴位按摩法

摩擦小腹是最简单的调理月经的方法，摩擦产生的热度透到血液中去，能够温经通络，促进血液循环。

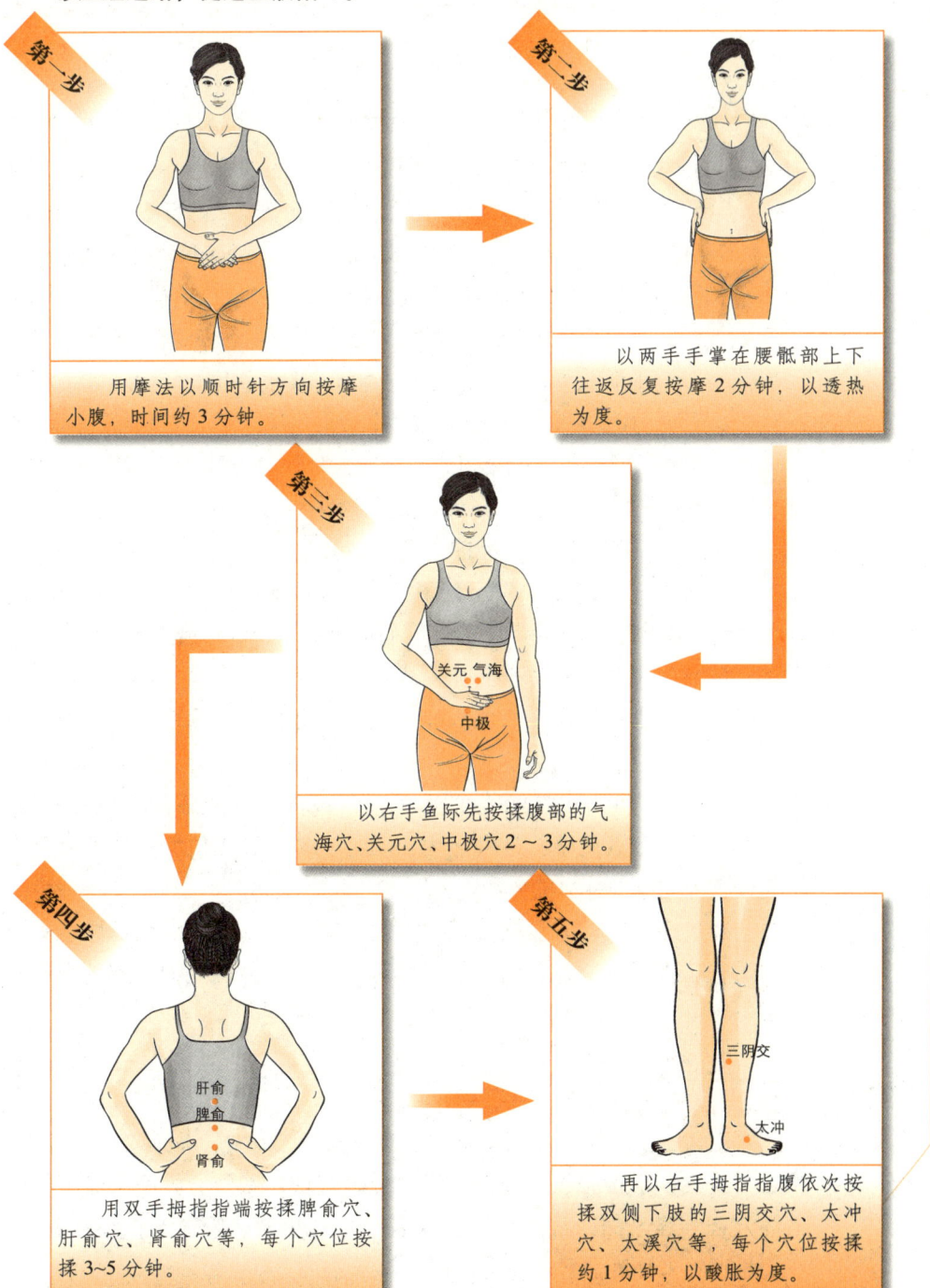

第一步：用摩法以顺时针方向按摩小腹，时间约3分钟。

第二步：以两手手掌在腰骶部上下往返反复按摩2分钟，以透热为度。

第三步：以右手鱼际先按揉腹部的气海穴、关元穴、中极穴2～3分钟。

第四步：用双手拇指指端按揉脾俞穴、肝俞穴、肾俞穴等，每个穴位按揉3～5分钟。

第五步：再以右手拇指指腹依次按揉双侧下肢的三阴交穴、太冲穴、太溪穴等，每个穴位按揉约1分钟，以酸胀为度。

经行腹痛不用愁
没有副作用的痛经止痛药

女人总有一些难以诉说的疾病，比如痛经，每个月准时来找女人的麻烦。痛经是妇科常见病，是说妇女在经期或经期前后出现小腹疼痛，甚至痛感强烈，头晕呕吐。

西医将痛经分为原发性痛经和继发性痛经两种，原发性痛经又称功能性痛经，是指生殖器官无明显器质性病变，由其他原因导致的痛经；继发性痛经是生殖器官器质性病变所引起的痛经，如盆腔炎、子宫肌瘤等均可引起痛经。

中医称痛经为"经行腹痛"，是说痛经由寒凝血瘀、气机不畅、经络阻滞或气血两虚、经脉失养所致。中医认为经水出于肾，意思是月经和肾功能有直接关系，同时还和脾、肝、气血、冲脉、任脉等相关。痛经主要是体内肾气亏虚、气血不足，加上外来的压力，令肝气郁结，以致气血运行不顺造成的。因此，调经应以补肾疏肝、调理气血为主。中医将痛经辨证分为四种证型：气滞血瘀型、寒湿凝滞型、气血虚弱型、湿热瘀阻型。

气滞血瘀型，通常在经前一两天或月经期小腹胀痛，有时伴胸胁痛或乳房胀痛，经量少或经行不畅，经色紫黯有血块但排出后痛减，月经完后疼痛消失。治疗此种类型的痛经应以理气化瘀为主。

寒湿凝滞型，通常经前几天或经期感到小腹冷痛，如果得热气温暖则痛感减少，经量少，色黑有血块，身体畏冷。治疗此种痛经，宜以温经散寒、化瘀为主。

气血虚弱型，通常在经期后一两天或经期期间感到小腹有坠痛，月经量少，色淡质薄，神疲乏力，面色不华，纳少便溏。调理此种痛经，宜采用益气补血的方法。

湿热瘀阻型，平常就会感到小腹疼痛，经期来时疼痛加剧，腹有灼热感，腰骶疼痛，色黯红，质稠有块，带下黄稠。治疗此种痛经宜采用清热化瘀的方法。

● **治病穴位**

主穴：三阴交穴、阴陵泉穴、血海穴、气海穴、关元穴、中极穴。

配穴：小腹胀痛，经行不畅，色暗有块，胸胁、乳房胀痛者加太冲穴；小腹隐痛，月经量少色淡者加足三里穴、脾俞穴；小腹隐痛、头晕耳鸣者加肝俞穴、肾俞穴。

治痛经有效穴位

次髎穴具有促进下身血液循环的作用，志室穴可缓解腰痛，关元穴可调理腹部气血通畅，气海穴可为身体补充足够的气血精气。

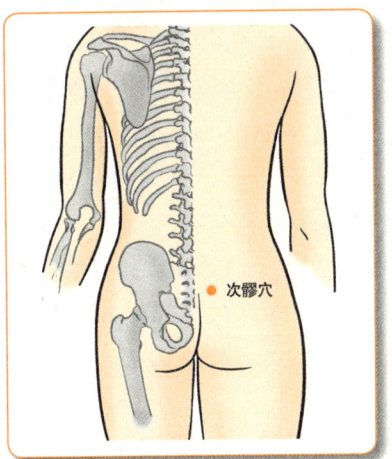

次髎穴
经属：足太阳膀胱经
位置：背部腰骨正中向下约三指宽，再向左右各一指宽处。

按压时，应略感到疼痛，下腹部疼时按压此穴效果很好。

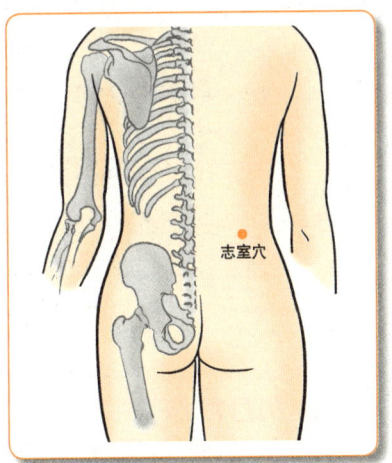

志室穴
经属：足太阳膀胱经
位置：腰部第二腰椎棘突下，旁开四横指处。

感觉腰部沉重时，可按压此穴。

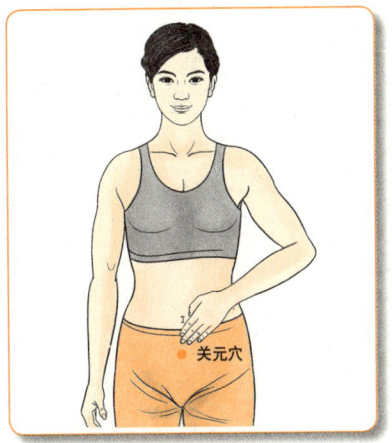

关元穴
经属：足太阳膀胱经
位置：第五腰椎棘突与第一骶椎之间，旁开1.5寸（二横指）。

四指并拢，相叠放在穴位上，用指腹轻轻按压。

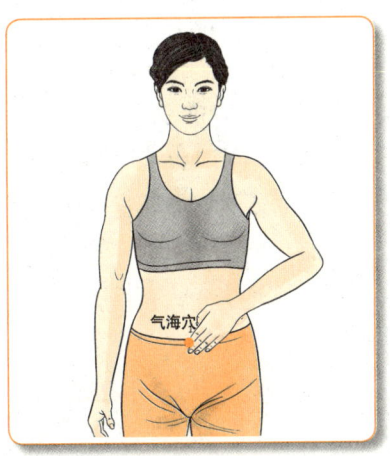

气海穴
经属：任脉
位置：下腹部，肚脐直下二横指处。

下腹出现刺痛、僵硬时，按压此穴效果很好。

常见病这样治　没有副作用的痛经止痛药

● 按摩疗法

（1）一手掌心贴于小腹部，另一手按其手背做顺时针方向旋转揉动，约3分钟。

（2）中指、食指、无名指三指并拢，指端同时按压气海穴和关元穴。

（3）然后两手掌根紧按腰部，用力上下擦动，动作要快速有力，至发热为止。

（4）手掌贴于命门穴、肾俞穴，分别在命门穴、肾俞穴周围揉摩5分钟，使腰骶部有热感为宜。

（5）用拇指指端分别点揉血海穴、中极穴、阴陵泉穴、足三里穴、三阴交穴等，使局部产生较强的酸胀感。每个穴位点揉1分钟。

● 刮痧疗法

取刮板先在其背部肝俞穴、肾俞穴等处刮拭，然后再顺序刮拭气海穴、关元穴、中极穴、下肢血海穴、三阴交穴，每个穴位刮2分钟。

● 拔罐疗法

方法一：适用于经前或经期小腹坠痛，经色黑有块，块下痛减，胸胁胀满及乳房胀痛的患者。在气海穴、中极穴、三阴交穴、太冲穴上各拔一罐，留罐10~15分钟。

方法二：适用于经期或经后小腹隐痛、月经量少、经色淡稀薄、神疲乏力的患者。在关元穴、血海穴、脾俞穴、足三里穴上各拔一罐，留罐10~15分钟。

方法三：以背部肾俞穴为中心，上下顺行走罐10分钟，然后在肾俞穴留罐5分钟。再在腹部中极穴、关元穴、气海穴、子宫穴各拔一罐，留罐10分钟左右。

● 小方法，大功效

治疗痛经除了按摩以外，比较有效的方法还有食疗。红糖有暖腹、行气血的功效，来月经的时候冲一杯红糖水，趁热喝掉，能有效地缓解痛经。还有一种用粗盐暖腹的方法，就是将粗盐炒热后装进布袋，将布袋放在小腹上热敷，不仅能调理受寒引起的痛经，还能缓解手脚冰凉的症状。

治疗痛经的穴位按摩法

穴位按摩是治疗痛经最好的方法，它通过打通身体内的穴位，使气血通畅，来达到从根本上治疗痛经的目的。

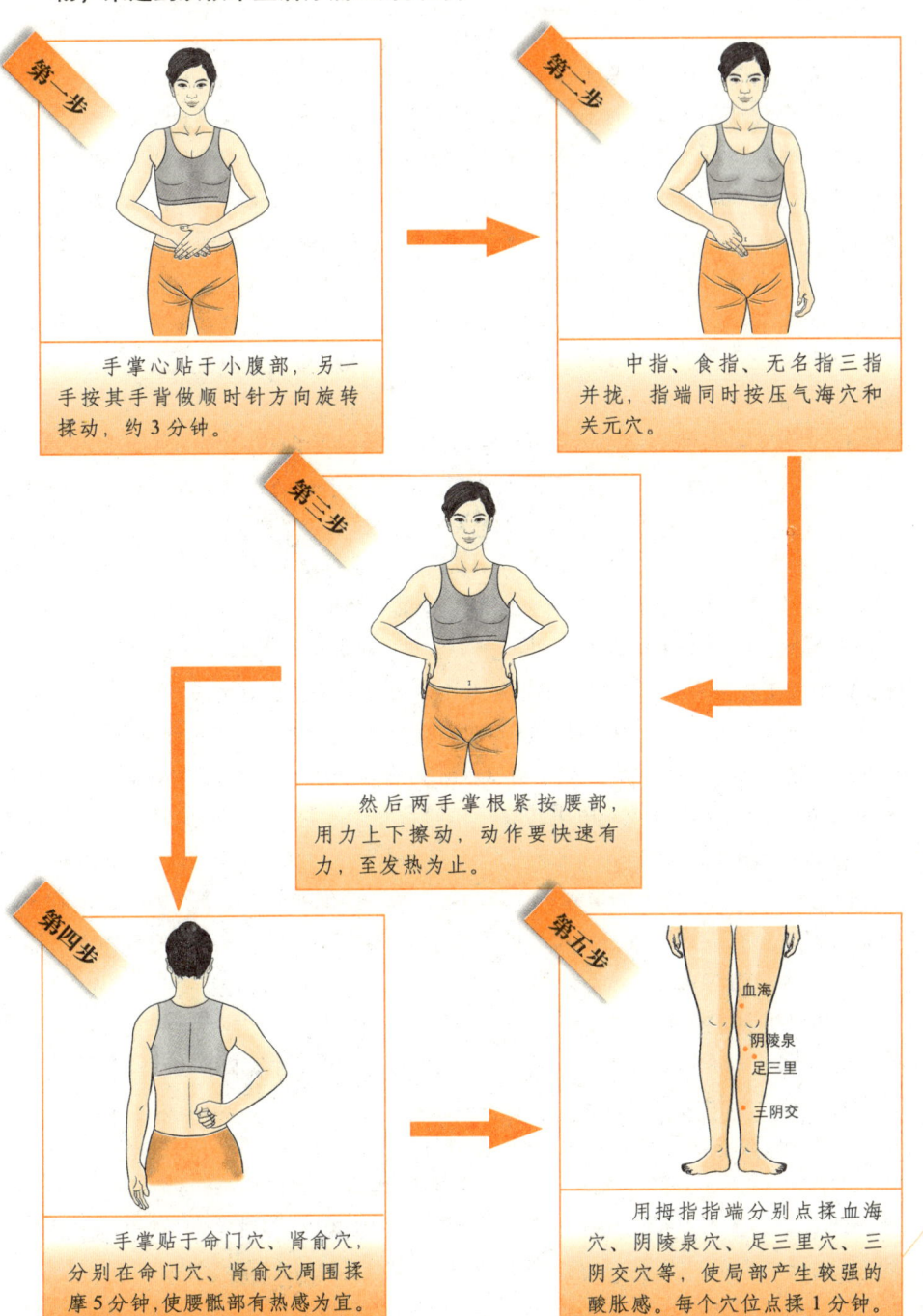

第一步 手掌心贴于小腹部，另一手按其手背做顺时针方向旋转揉动，约3分钟。

第二步 中指、食指、无名指三指并拢，指端同时按压气海穴和关元穴。

第三步 然后两手掌根紧按腰部，用力上下擦动，动作要快速有力，至发热为止。

第四步 手掌贴于命门穴、肾俞穴，分别在命门穴、肾俞穴周围揉摩5分钟，使腰骶部有热感为宜。

第五步 用拇指指端分别点揉血海穴、阴陵泉穴、足三里穴、三阴交穴等，使局部产生较强的酸胀感。每个穴位点揉1分钟。

常见病这样治　没有副作用的痛经止痛药

附录

《黄帝内经》名词解释速查

一、阴阳

【阳中之阳】指阳的事物中又分属于阳的一方面。因事物的阴阳属性只是相对的，它们中的任何一方又可分为阴阳两面。如胃在脏腑的相对关系中属阳，但胃本身又分胃阳和胃阴，则胃阳（胃气）在这种意义上称阳中之阳。在阴阳属性依不同的关系而相对变化时，指某一事物的两种属性均属于阳者。如心在五脏的相对位置因居于上，故属阳；心主火，心气通于夏，也属阳。因此，在分辨五脏间的位置与功能的相互关系时，心为阳中之阳。

【阳中之阴】指阳的事物中又分属于阴的一方面。如胃属阳，胃阴则为阳中之阴。指某一事物两种属性中，前一种属阳，后一种属阴。如肺位置在上，属阳，肺气主降，属阴。故称阳中之阴。

【阴中之阴】指阴的事物中又分属于阴的一方面。如背面为阳、腹面为阴；腹面中，胸在上属阳，腹在下属阴，故腹部属阴中之阴。指某一事物的两种属性属阴者。如肾位置在下，属阴；肾为水脏，主藏精，也属阴。故称阴中之阴。

【阴中之阳】指阴的事物中又分属于阳的一方面。如背面为阳，腹面为阴；腹中，胸在上属阳，腹在下属阴，故胸部属阴中之阳。指某一事物的两种属性中，前一种属阴，后一种属阳。如肝位于腹内，属阴；肝气主气，性疏泄，属阳。故称阴中之阳。

【阳生阴长】阳气生化正常，阴气才能不断滋长，以此说明事物生发的一面。

【阳杀阴藏】杀即收束或消灭。阳气收束，则阴气也潜藏，以此说明事物敛藏的一面。

【阴阳互根】互根即互相依存。阴阳双方均以对方的存在而存在，所以"孤阴"和"独阳"就不能生化和滋长。同时，阴阳又在一定的条件下互相转化，如机能与物质之间就是这种互根的关系，但阴阳学说中较常用互根表示人体生理范围内的变化。

【阴生于阳】根据阴阳互相依存的道理，"阴"以"阳"的存在为自己存在的前提。在人体来说，阴气所代表的物质（阴精）的生化，必须赖于阳气所代表的能动力量。因此说，阴精是通过阳气的活动而摄取和产生的。

【阳生于阴】根据阴阳互相依存的道理，"阳"以"阴"的存在为自己存在的前提。在人体来说，阳气所代表的能动力量的产生，必须依附于阴气所代表的物质（阴精）作为基础。因此说，阳气是由阴精化生出来的。

【阴阳消长】消长，说明阴阳双方对立的一面。它们任何一方都对另一方起着制约的作用，以维持事物的相对平衡。若一方太过，就会引起另一方不足；一方不足，也会导致另一方太过，产生了此盛彼衰、此消彼长的动的变化。这种关系较多被用于说明病理变化，如"阴虚阳亢""阴盛阳衰"等。

【阴阳转化】事物的阴阳两方面，在一定的条件下可以互相转化，阴可以转化为阳，阳也可以转化为阴。如：在生理上，阴生于阳，阳生于阴，表现为阴阳互根；在病理上，寒极生热，热极生寒，阴可以转化为阳，阳也可以转化为阴，阴症可以转化为阳症，阳症也可以转化为阴症等。

【阴平阳秘】阴气平顺，阳气固守，两者互相调节而维持其相对平衡，是进行正常生命活动的基本条件。《素问·生气通天论》："阴平阳秘，精神乃治。"

【阴阳乖戾】乖戾即不和或失调。阴阳不和或失调，就会彼此偏衰偏亢，气血逆乱，脏腑功能失常等。这是病理变化的基本原理。

【阴不抱阳】指由于阴的病变，不能维系阳气的正常固守，出现病理上的"阴虚阳亢"或"阴盛格阳"的病理现象。

【阴阳离决】即阴阳的关系分离决裂。指由于阴阳失调，此消彼长发展到一方消灭另一方，或一方损耗过度而致另一方失去依存，无法再继续保持阴阳两者能动的相互关系，用以表示死亡的病理。如"亡阴""亡阳"等进一步发展就可能导致阴阳离决的严重恶果，故《素问·生气通天论》说："阴阳离决，精气乃绝。"

【阳化气，阴成形】见《素问·阴阳应象大论》。化气与成形，是物质的两种相反而又相成的运动形式。张景岳注："阳动而散，故化气，阴静而凝，故成形。"因此，这里阳和阴是指物质的动与静、气化与凝聚、分化与合成等的相对运动，进而说明物质和能量的相互依存、相互转化的作用。

【阴胜则阳病】阴指阴寒，阳指阳气。外感寒邪会使卫外的阳气活动受约束，阴寒内盛也会导致脏腑的阳气虚弱，这些都是阴寒胜而影响阳气的病症。

【阳胜则阴病】阳指阳热，阴指阴液。阳热过盛或虚火妄动都会使阴液耗损，这些都属阳气胜而阴不足的病症。

【阴损及阳】由于阴精亏损而累及阳气化生不足，与"阴虚阳亢"的病理小同。如原有咳嗽、盗汗、遗精、咯血等阴亏症候，病变发展日久，若再出现气喘、自汗、大便溏泄等阳虚症候，这就叫阴损及阳。

【阳损及阴】由于阳气虚弱而累及阴精化生不足，与"阳虚阴盛"的病理不同。如原有水肿、腰酸、膝冷等肾阳虚的症候，病变发展日久，若再出现烦躁、咽干喉痛、齿龈出血、小便短赤等肾阴虚的症候，这就叫阳损及阴。

【重阳】两种属阳的性质同时出现在一个事物上。如：一昼夜的日中（正午），白昼为阳，日中为阳中之阳，故称重阳。身热，脉洪大，症脉都是阳盛，称为重阳，说明阳热之盛。把自然气候与人的病变联系起来，如夏季属阳，暑为阳邪，故夏月感暑，也可称为重阳。

【重阴】两种属阴的性质同时出现在一个事物上。如：一昼夜的夜半，夜为阴，夜半为阴中之阴，故称重阴。身冷，脉微欲绝，症脉都是阴盛，称为重阴，说明阴寒之盛。把自然气候和人的病变联系起来，如冬季属阴，寒为寒邪，冬季感受寒邪，也可以称为重阴。

【至阴】至，即到。至阴，即到达阴的意思。如太阴为三阴之始，故太阴又可称为至阴。太阴属脾，至阴常做脾的代词。《素问·金匮真言论》："腹为阴，阴中之至阴，脾也。"至，作最或极解。至阴，即属阴之最甚者。《素问·水热穴论》："肾者至阴也。至阴者，盛水也……"穴名，足太阳膀胱经井穴。位于足小指甲根外侧角外一分许。

【重阴必阳】疾病的性质原属阴气偏胜，但当阴气亢盛到一定程度时，会出现阳的现象或向着阳的方向转化。如：病理变化中的"寒极生热"就是阴寒盛的病在一定条件下出现热性症状。冬季感寒邪为重阴，病本属感冒风寒，但寒邪化热入里，会转化为热病。这些病理上的转变都是有条件的，不应理解为必然如此。

【重阳必阴】疾病的性质原属阳气偏胜，但当气亢盛到一定程度时，会出现阴的现象或向着阴的方向转化。如：病理变化中的"热极生寒"就是阳热盛的病在一定条件下出现寒性症状。夏日中暑为重阳，但由于暑热不但伤津液，还会使阳气耗散、正气不足而出现虚脱。这些病理上的转变也都是有条件的，不应理解为必然如此。

【阳常有余，阴常不足】元代朱丹溪经过临床实际体会所提倡的一种论说。他所指的阴是精血，阳是指气火，即由于精血亏损所产生的虚火。他认为精血是生命活动的物质基础，不断消耗，易损难复，故阴常不足。如不注意保养精血，嗜酒纵欲，伤戕过度，则阳气易亢，虚火妄动，故阳常有余。阴虚阳亢，则百病丛生。故主张保重精血以维持身体阴阳的相对平衡，这是他在临床上偏重滋阴法的理论根据。

【阳强不能密，阴气乃绝】见《素问·生气通天论》。阳强，即阳亢。就是说阳气过亢，既不能卫外而固密，在内的阴气又受损耗或蒸迫而外泄，以致真阴亏损。

二、五行

【五声】指与人的精神活动有关而发出的呼、笑、歌、哭、呻（呻吟）等五类声音，是藏象学说按五行的观点把人的发声活动进行的归类。即肝主呼，心主笑，脾主歌，肺主哭，肾主呻。这种归类牵强附会，现已少用。

【相生】即相互滋生，促进，助长。五行学说借相生的关系来说明事物有相互协同的一面。具体是：木生火，火生土，土生金，金生水，水生木。

【相克】即相互约制、排斥或克服。五行学说借相克的关系来说明事物有相互拮抗的一面。具体是：木克土，土克水，水克火，火克金，金克木。相克本属正常范围内的约制，但近人已习惯把它与反常的"相乘"混同，例如：病理上的木乘土，已通称为"木克土"。

【相乘】乘，有乘虚侵袭之意。相乘，即相克得太过，超过正常约制的程度，是事物间的关系失却了正常协调的一种表现。例如：木气偏亢，而金又不能对木加以正常克制时，太过的木便去乘土，出现肝木亢盛和脾土虚弱的病症。五行学说中相乘属病理变化的范围。

【相侮】侮，有恃强凌弱之意。相侮是相克的反向，即反克，是事物间关系失去正常协调的另一种表现。例如：正常的相克关系是金克木，若金气不足，或木气偏亢，木就会反过来侮金，出现肺金虚损而肝木亢盛的病症。五行学说中相侮属病理变化的范围。

【制化】制，即克制。化，即化生。五行学说认为，化生和克制是互相为用的，事物生中有克，克中有生，才能维持其相对的平衡协调。这样生克的配合，称为制化。举木为例：木能克土，但土能生金，金又能克木，通过这种调节，使木不能过度克土。其余类推。

【亢害承制】见《素问·六微旨大论》："亢则害、承乃制。制则生化……"亢，即亢盛。承，作抵御解。制，即压抑或节制。五行学说认为，事物有生化的一面，也有克制的另一面。若有生无克，势必亢盛之极而为害，因此必须抵御这种亢盛之气，令其节制，方能维持事物的正常生发。例如实热内结的病，因内热炽盛，损耗津液而产生便秘，又会火气上冲而产生谵语，治疗就需用承气汤苦寒泻下，才能抵御这种亢盛的热邪。

【所胜】胜，与克通。在五行相克关系中，"我克"者为所胜。如"木克土"，又土为木所胜。

【所不胜】胜，与克通。在五行相克关系中，"克我"者为所不胜。如土被木所克，则木为土所不胜。

【五胜】是一种用五脏之气相胜作为治疗的方法和原理，例如肺（在五行属"金"）的病症，用调补脾胃（在五行属"土"）的方法治疗，所谓"培土生金"。指五行相克。

【子气】在五行相生关系中，"我生"者为子气。如火为木所生，则火为木的子气。

【母气】在五行相生关系中，"生我"者为母气。如木生火，则木为火的母气。

【胜复】胜复，是指"五运六气"在一年之中的相胜相制。先胜后复的相互关系。胜即"胜气"，复即"复气"。胜是主动的，有强胜的意思；复是被动的，有报复的意思。胜复之气，即一年中之上半年若有太过的胜气，下半年当有与之相反的复气。如上半年热气偏盛，下半年当有寒气以报复之。又如木运不及，金气胜木，木郁而生火，火能克金，称为复。胜复的一般规律是，凡先有胜，后必有所报复，以报其胜。胜复之气并非每年都有。

【胜气】胜复之气在时序上被认为是有规律的，上半年如果发生了超常的气候，叫作胜气。参见"胜复"条。

【母病及子】用五行说明五脏间相生的母子关系中，由于母病累子而称。例如木生火，肝木为母，心火为子，当肝阳上亢发展到一定程度，就可能使心火亢盛而致病。

【子盗母气】用五行说明五脏间相生的母子关系中，由于子病累母而称。多用于阐述五脏虚损性疾病互相影响的病理。例如土生金，脾土为母，肺金为子，当肺气虚弱发展到一定程度，就可能影响脾气运化的功能。

【木喜条达】木是肝的代词，条达即调和畅达。用树木生发的现象比喻肝的生理特点。肝主疏泄，一方面疏泄胆汁，帮助脾胃消化；另一方面，肝胆又有升发透泄的作用，使全身舒畅。因此，肝气的特点是喜调和畅达，既不能过亢，又不能抑郁。

【木克土】五行中，五种相克关系之一。按五行学说的观点，相克本属正常范围内的约制，但近人已习惯于把木克土与木乘土混同，其义与"肝气犯脾""肝气犯胃"类同。

【木郁化火】五行归类中，肝属木，木郁即肝郁。由于肝郁引起肝阴亏损或素有内热而出现肝火症状，故称。临床表现有头痛、眩晕、面赤、呕血、咳血，甚或发狂等。

【木火刑金】木火，指"肝火"；金指肺。肝火过旺，可以耗伤肺金，引起肺病的加重，出现干咳、胸胁疼痛、心烦、口苦、目赤，甚或咯血等。

【木郁化风】五行归类中，肝主风，属木，木郁即肝郁。由于肝郁导致肝血亏损，或素体血亏而出现肝风症状，故称。临床表现有眩晕、舌麻、震颤、痉厥等。

【火性炎上】用火焰上燃的现象比喻火邪致病的病变向上的特点。火有虚实之分；实火多属外邪阳热，主升主散，火热伤肺，则见喘咳、咯血或鼻衄等症；火迫心神，则见头痛、呕吐、昏迷、谵妄等症。虚火多由精血亏耗、阴虚阳亢引起，症见烦燥、咽痛、声嘶、齿龈出血、耳鸣等，均属火性炎上导致的病变。

【火盛刑金（火旺刑金）】火指肝火，与"木火刑金"同义。火指心火或热邪，心火炽盛可藉伤肺阴，引起喘咳痰血；热邪炽盛，会伤害肺，引起热咳或"痰热阻肺"，病情严重的可出现高热、呼吸急促，鼻翼煽动，甚则咳血、咯血等症状，又称"火热迫肺"。

【火不生土】火指肾阳，即命门火；土即脾胃。当肾阳虚弱，命门火不足，脾胃得不到这种阳气的温煦，影响胃气腐熟水谷和脾气运化营养精微，运化水湿的功能，出现肾脾阳虚的综合病症，均属火不生土。临床表现为腰酸膝冷，畏寒，饮食不化，小便不利，浮肿或天亮前腹泻等。

【土生万物】脾胃属土，用自然界万物滋生于大地的现象，比喻脾胃为营养化生之源的生理特点。胃主受纳和消化食物，脾主吸收和输布营养精微，为各脏腑器官组织的生长和机能活动提供物质基础。

【土喜温燥】用以说明脾的生理特点。土代表脾，在水液代谢的生理活动中，脾具有运化水湿的功能，脾气温燥，则运化功能健旺，吸收正常。若过多受纳生冷食物，就会损伤脾阳，影响脾运化；反之，脾虚不运又会造成湿浊内停，产生小便不利、水肿和痰饮等病症。

【土不制水】土指脾土，水指水湿，即脾虚不能运化水湿，致湿浊停滞，出现多吐稀白痰，小便不利、大便溏泄或水肿等病症。

【金气肃降】用以说明肺的生理特点。金代表肺，肺主气的活动，肺气宣清而下降，气化活动就顺利，三焦水道也能通调；反之，若肺气不能清肃下降，就会使气上逆，产生咳嗽、气喘或小便不利等病症。

【金寒水冷】指肺肾虚寒。肺属金，肾属水。肺金与肾水在生理上相互资生，病理上也可相互影响。当肺气虚而累及肾，或肾阳虚而影响肺，都会出现肺肾虚寒的综合病症。临床表现有咳嗽、吐痰稀白、气喘、畏寒、腰膝冷、水肿等。

【水性流下】用水往下流的现象比喻水湿邪气导致的病变向下的特点，如腹泻、下肢倦怠或下肢浮肿等。

【水不涵木】涵，滋润之意。肾属水，肝属木。当肾阴虚不能滋养肝木，则肝阴不足，虚风内动，故称。临床表现有低热、眩晕、耳鸣、耳聋、腰酸、遗精、口干咽燥，手足蠕动，甚则抽搐等。

【水亏火旺】水指肾水，火指心火。肾水不足而致水不济火，使心火独旺，出现心烦、失眠或睡卧不宁的症候。指肾阴、肾阳的失调。水即肾水，火即命门火。肾水亏损，命门火偏亢，出现性欲亢进、遗精等症。

【水火不济】心属火，肾属水，水火二者互相制约，互相作用，以维持生理的动态平衡，称为"水火相济"。如果肾水不足，不能上济心火；或因心火妄动，下伤肾阴，便失去这种协调，出现心烦、失眠、遗精等症，就是这种病变。

三、藏象

【心气】主要是指心血管系统的一些功能表现，这些功能和"心阳"有不可分割的联系，其中包括心脏搏动的强弱、频率、节律和心脏传导、气血循环情况等。同时，心的神志活动和心气也有一定关联。

【心阳】主要是指心血管系统的一些功能表现，这些功能和"心气"有不可分割的联系，心阳除了表现为心血管系统等的一些功能活动外，也能宣通卫外之阳。

【心血】心血不仅能营养周身各部组织，也为心的神志活动提供物质基础。故心血虚表现为心悸、健忘、失眠多梦和一般贫血的症候。

【心阴】即心脏的阴液，为营血的组成部分。其生理、病理和"心血"密切相关，并和肺阴、肾阴等的消长盈亏有关，临床上有不少阴虚内热的病症和心、肺、肾等阴液的亏损有关。

【心主血】指心主全身的血脉。《素问·痿论》说："心主身之血脉。"《素问·六节藏象论》指出"心者，……其充在血脉"，说明心的功能和血脉之间有不可分割的联系。心是主持血液运行的动力，脉管是血液运行的通道。心和血脉之间的关系，主要体现在输送营养和血液循环的相互联系方面。

【心生神明】《素问·灵兰秘典论》记载："心者，君主之官也，神明出焉。"《素问·调经论》："心藏神。""君主"是名词，有统帅、高于一切的含义，意即心在脏腑中居首要地位。"神明"或"神"是指高级中枢神经机能活动。这些功能由心主持和体现，所以说"心主神明"。说明前人对心的理解，包括中枢神经系统的功能在内。人体脏腑、气血在心的这种中枢神经系统活动的影响下，进行统一协调的生理活动。如心有了病变，失却神明统率的作用，其他脏腑的生理功能也会受到影响。

【心开窍于舌】其主要意义在于，心的生理、病理情况可以在舌的变化中反映出来。《素问·阴阳应象大论》在论述"心"的时候提到："在色为赤，……在窍为舌。"古人还提到"舌为心苗"。苗，有略微显露的意思，即心的病症，从舌象上可以有所显露（如心经有热，舌尖发红……）。这种以五官苗窍的变化来推断脏腑的病情，是诊断的具体内容之一。

【心，其华在面】"华"，有荣华外露之意。心主全身的血脉，由于血脉循行周身，人的血气是否充盈，可以在望诊面色时看出来。

【心恶热】心为火脏，主血脉，热甚火亢则心血易伤；心主神明，高热患者容易产生神昏谵语、狂躁等热伤神明的症候，故有"心恶热"之说。

【心肾相交】心在上焦，属火；肾在下焦，属水。心中之阳下降至肾，能温养肾阳，肾中之阴上升至心，则能涵养心阴。在正常情况下，心火和肾水就是相互升降、协调、彼此交通，保持动态的平衡，这就是"心肾相交"，也是"水火相济"的表现。如肾阴亏虚，或心火炽盛，肾水和心火失去平衡，不能相济，就会产生心烦、怔忡不安、失眠等心火炽盛的症候，临床上称之为"心肾不交"。

【心合小肠】指心与小肠之间的相互关系和影响。这种相合是脏和腑互为表里（脏为阴，属里；腑为阳，属表）的关系，"心与小肠相表里"，主要是通过心和小肠经络之间的联系和某些生理功能的相互配合来体现的。治疗心或小肠的病症，有时可以通过这种"相合""相表里"的关系而互为影响。如心移热于小肠，小便尿血，就要用清心火的药物。

【小肠主受盛】受盛有承受的含义。《素问·灵兰秘典论》说："小肠者，受盛之官，化物出焉。"这是指小肠承受从胃中来的经周胃初步消化的饮食，进一步消化。

【泌别清浊】指小肠在承受胃中饮食以后所进行的消化和分清别浊的过程。所谓"分清"，是指经小肠进一步消化，使饮食精微（营养成分）在小肠被吸收后，由脾转输到身体各部；"别浊"是指经小肠消化后剩下的糟粕，或下注大肠，或渗入膀胱，成为大小便排出体外。这种消化和分清别浊的过程，称为泌别（意即分别清浊）。

【肝阳】主要是指肝的某些功能活动方面的变化情况。在正常情况下，肝阳和肝阴保持相对的平衡。如果肝阴虚，不能制阳，就会使"肝阳上亢"，产生头痛、眩晕、易怒、耳鸣、失眠等症状。

【肝气】指肝本脏的精气，病症名称。常见症状为两胁气胀疼痛，胸闷不舒；兼症较多见的是一些消化功能紊乱的症状。

【肝阴】主要是指肝脏的阴血和肝本脏的阴液。在正常情况下，肝阴、肝阳应该保持相对的平衡，如肝气太过，肝阳偏亢，可以耗伤肝阴。而"肝阴不足"，则可以引起"肝阳上亢"。

【肝血】指肝脏所藏的血液，通常和肝阴不能截然分开。不过从临床的角度来看，提到"肝血"的一些病症常和失血的情况相联系，而且不一定有阴虚阳亢的表现。

【肝，体阴而用阳】"体"，一般是指实体或实质；"用"则是指作用和机能。肝为藏血之脏，血为阴，故肝体为阴。肝主疏泄，内寄相火，为"风木之脏"，容易动风化火，肝又主管筋（肌腱）的活动，这些功能、作用以及病理的情况，以阴阳的观点来分析，是偏于动、偏于热的，属阳。故肝有体阴而用阳之说。

【肝藏血】指肝是藏血之脏，既能贮藏血液，又能调节血量，当人处于休息或睡眠状态时，部分血液回流到肝并被贮藏起来，活动时肝血又被运送到全身，供给各组织。如果因为暴怒而伤肝，可以影响藏血的功能，甚至可能引起出血或出血性病症的发作。

【肝主疏泄】指肝具有疏散宣泄的功能，可以体现在如下方面：肝和情绪有关。肝气宜舒畅条达，如因为情绪不好，就可能产生肝气郁结，这是肝病表现为疏泄功能受影响的最常见的一种病症，与消化机能有关。脾的运化，脾气的散精作用和胆汁的排泄均有赖于肝气的疏泄作用。与某些疼痛症状有关。"通则不痛"，肝气郁滞可以影响气血的流通而产生疼痛，如肝病胁痛、肝胃气痛等。与妇女月经有关。因为"肝藏血"和"胞宫"又有经脉联系，如肝疏泄失调，可能产生月经不调等症候。

【肝为刚脏】肝喜条达舒畅，恶抑郁，也忌过亢，肝的所谓"刚脏"之性，主要体现在"肝气"方面，当受到精神刺激时，使人易于急躁发怒，这叫"肝气太过"。相反，如果肝气不足，就会使人产生惊怕的症状。肝和胆相表里，肝的刚脏作用常需胆的配合才能体现。

【肝主升发】这主要是就肝气的某种作用而言。肝有调节血量的功能，它的经脉上巅络脑，肝的功能正常时，好像春天树木那样条达舒畅，充满生机，这是体现"升发"的现象。但升发太过，反而会出现头痛、眩晕等症候。

【肝主谋虑】《素问·灵兰秘典论》记载："肝者，将军之官，谋虑出焉。"古人用将军征战时的深谋远虑比喻肝的作用。也就是说，肝和某些高级神经的功能有关。肝气喜舒畅条达，如因肝气郁结或肝气太过而致肝阳偏亢，就容易使人性躁易怒。相反，如肝气不足则易出现惊怕的症状，都会影响"肝主谋虑"的作用。

【肝主筋】《灵枢·九针论》："肝主筋。"《素问·六节藏象论》又说："肝者……其充在筋。"说明筋（肌腱）的营养是从肝而得。筋附于骨节，由于筋的张弛收缩使全身肌肉关节运动自如，故又有"肝主运动"之说。但筋必须在得到充分营养供应的情况下，才能运动。《素问·上古天真论》："七八，肝气衰，筋不能动……"就是说男子一般到了五十六岁左右，就可能感到运动不大灵便，认为这是"肝气衰，筋不能动"的缘故。说明肝和筋、筋和运动之间有着密切联系。

【罢极之本】指肝脏。"罢"，音义同"疲"，和全身筋的活动有关。"罢极之本"说明肝主管筋的活动，能够耐受疲劳，是运动机能的根本。

【肝藏魂】《素问·宣明五气篇》："肝藏魂。""魂"属于精神活动，肝气疏泄条达而情志正常，叫作藏魂。因肝病而多噩梦，神志不安，所谓"魂不藏"。"肝藏魂"体现了精神活动和内在脏器的联系。参见"五脏所藏"条。

【肝开窍于目】《素问·金匮真言论》："开窍于目，藏精于肝。"《灵枢·脉度篇》又指出："肝气通于目，肝和则目能辨五色矣。"说明肝脏的精气通于目窍，视力和肝是有直接关系的。同时，《素问·五藏生成篇》认为"肝受血而能视"，亦即视力和肝血的调节功能有关，如肝血不足，目失所养，就会两眼干涩，视力减退或导致夜盲；肝火上炎，常见目赤多泪。不少眼病多被认为和肝有关，而从治肝入手，故有"肝开窍于目"之说。

【肝，其华在爪】见《素问·六节藏象论》："肝者，……其华在爪。""华"有荣华外露之意，爪即指甲。"爪为筋之余"（筋为肝脏的精气所生，爪的营养来源和筋相同。所谓"爪为筋之余"，说明爪也是肝脏的精气所生），筋为肝所主，肝与筋的虚实情况，可以从爪甲的变化反映出来。凡筋力健壮者，爪甲多坚韧；筋衰无力者，爪甲多薄而软。肝藏血功能正常、供血充分者，爪甲透红光泽；肝血不足则指甲色泽枯槁。故望诊指甲对于判断肝和筋的生理、病理有一定参考价值。

【肝主血海】血海通常是指冲脉，所谓"冲为血海"，但肝有贮藏并调节血液的功能，故亦有"血海"之称。

【发为血之余】主要是说明头发与肝血之间的密切关系。前人认为头发的营养来源于血，故年少血气充盛时，头发茂密色黑而有光泽；年老肝血不足，肾气虚，头发变为苍白，易于脱落，故有"发为血之余"之说。

【肝恶风】《素问·宣明五气篇》："五脏所恶，……肝恶风。"因为肝是"风木之藏"，有一些病症如老人中风，小儿惊风，一切风湿、麻木、瘙痒、痉、痫等，其病因病理往往和风邪以及五脏中的肝密切相关。肝又主管筋的活动，风盛则筋挛抽搐。同时，肝风容易化热、化火，故有"肝恶风"之说。

【肝主惊】惊是指有所感触（如骤然听到巨响，看到可怕的景象或受到突然的刺激等）而心动。《素问·金匮真言论》曾提到肝"其病发惊骇"。"惊骇"是大惊的意思。因肝为"风木之脏"，风木多震动，故肝病易惊。不过惊的产生和心气状况很有关系，心气虚的人，容易致惊；如心气强固，一般不易产生惊的病症。

【肝生于左】《素问·刺禁论》："肝生于左。"这里的"左"，主要是指肝的行气部位。刺气主升，行气在左。元·滑寿《十四经发挥》谓："肝之为脏……其治在左。其脏在右胁右肾之前，并胃着脊之第九椎。"故所谓"肝生于左"，并不是指肝本脏所在的部位。

【肝肾同源】肝和肾有互相滋养的关系（所谓"肝肾相生"）。肝的疏泄条达和调节血量的功能，必须依赖肾阴的滋养；肾阴的再生又必须通过肝的疏泄而入藏于肾。肝脏血、肾脏精，肝肾同源，亦即精血同源。肝和肾均有相火，相火源于命门，故名。肝肾同源又名"乙癸同源"，这是古人把脏腑和天干相配合而言。乙属木，属肝；癸属水，属肾，故名。

【肝合胆】指肝和胆之间的相互关联和影响。这种相合是脏腑互为表里（脏为阴属，腑为阳属）的关系。"肝与胆相表里"，主要是通过肝和胆经络之间的联系和某些生理功能的相互配合而体现的。治疗肝或胆的病症，有时可以通过这种"相合""相表里"的关系互为影响。如胆火旺盛或肝阳偏亢，都容易有急躁善怒的症状，用平肝的药物可以泻胆火，用泻胆火的药物也可以平肝。

【胆主决断】《素问·灵兰秘典论》记载："胆者，中正之官，决断出焉。"所谓"中正"，意含不偏不倚。这里主要说明胆的作用之一与中枢神经的某些功能活动有关。此外，"胆主决断"，对于防御和消除某些精神刺激（如突然受惊恐）的不良影响以维持和控制人体气血的正常运行，促使脏腑功能相互协调，起着重要的作用。胆气弱者，可因惊恐致病，胆气壮者，可以不受显著的影响。

【脾阳】指脾的运化功能以及在运化过程中所产生的热能。脾阳要正常地发挥作用，需要得到"命门之火"（肾阳）的温养和协助。

【脾气】主要是指脾的运化功能，也包括脾的升清和统摄周身血液的功能。

【脾阴】指脾本脏的阴精。和胃阳相对而言。脾属脏为阴，胃属腑为阳。

【脾主运化】脾的功能之一是主管运输和消化，也就是消化饮食和输布精微（营养成分）。饮食入胃，胃和脾共同进行消化，所产生的精微被吸收后，再由脾气帮助运送到身体各部，以滋养全身组织器官。同时，脾还能促进水液的运转和排泄，以维持人体水液代谢的平衡。

【脾统血】指脾有统摄血液，使之正常运行于经脉之中的功能。因脾能益气，脾气足则能统摄血液在脉管内的正常运行；脾气虚就有可能影响这种统摄血液的功能，血液由经脉外溢，引起各种有出血现象的疾患。

【脾藏营】《灵枢·本神篇》："脾藏营。"是指脾有藏纳营血的作用。"营"指循行于经脉内的精气营养物。营又主血，可以化生为血，故通常营、血并提。《难经·四十二难》指出："脾……主裹血。""裹"，有裹挟或裹护之意。说明在脏腑中虽是"肝藏血""脾统血"，而实际上脾也具有藏纳营血的作用。

【脾主肌肉】肌肉的营养是从脾的运化中而得。一般而言，脾气健运，营养充足，则肌肉丰盈，所以说"脾主肌肉"。如脾有病，消化吸收产生障碍，往往就会逐渐消瘦。

【脾主四肢】四肢之所以能活动，靠来自饮食所化的阳气。这种阳气虽为胃中饮食所化，但必须经过脾的转输才能使阳气达于四肢。在脾气健运的情况下，全身得到充分的营养供应，四肢活动就有力。四肢无力，往往是脾气虚弱的表现。

【脾主为胃行其津液】《素问·厥论》："脾主为胃行其津液者也。"这是说胃在受纳饮食之后，还需要通过脾的作用把富有营养的津液输送到其他脏腑和人体各个部分。这说明胃只是一个给养仓库，而真正要"行其津液"，主要靠"脾主运化"的功能。

【脾主后天】人在出生以后，主要有赖于脾胃功能的健全，以保证生长、发育的需要，而其中更为重要的是脾。因为饮食的精微是靠脾的消化吸收并输送到脏腑和人体其他部分，使之获得营养，所以说"脾主后天"。"后天"可以单指脾，也可以指脾胃并提。故营养不良或发育不良的，多称为"后天失调"。

【脾主中州】古人将东、西、南、北、中央，分别和五脏相配合。将脾列为"中央"，同时又根据五行学说，把脾归属"土"脏，故有"脾主中土"或"脾主中州"之称。土是生化万物的，脾主运化，把消化吸收的水谷精微输送到其他脏腑器官、四肢百骸（所谓"脾居中央，灌溉四旁"），为促进人体生长发育、维持人体机能和代谢的需要，因而很自然地就把脾和土的生化万物的特性联系在一起，所以说"脾主中州"。从另一角度讲，脾的这些作用也说明"脾为生化之源"。

【脾主升清】升清，是根据脾的运输转化功能而言。"清"，泛指精微物质，因为脾气能将饮食的精微、津液上输于肺，再输布于其他脏腑器官而化生气血，使全身得到营养。这种运化的特点是以上升为主（所谓"脾气主升"），而上升的主要是精微物质，所以说"脾主升清"。如脾气不升，甚或下降，可以导致泄泻或内脏下垂等症。

【脾藏意】《素问·宣明五气篇》："五脏所藏，……脾藏意。"意，指意念，是一种思维活动（《灵枢·本神篇》："心有所忆谓之意。"）。古人按五行学说把情志思维活动分属五脏，观察到因思虑过度可以伤脾并产生一些病症，然后用补脾的治法而获得疗效，故认为"脾藏意"，但不免牵强附会。参见"五脏所藏"条。

【脾开窍于口】《素问·金匮真言论》："开窍于口，藏精于脾。"《灵枢·脉度篇》又说："脾气通于口，脾和则口能知五谷矣。"说明脾脏的精气通于口，脾气功能正常，则舌能辨味。脾有病可以影响口味，如脾虚，多觉口中淡而无味；脾有湿热，常感到嘴里发甜……这些对于辨证有一定的帮助。

【脾，其华在唇四白】《素问·六节藏象论》："脾、胃……其华在唇四白。""华"，有荣华外露之意。唇四白，指口唇周围的白肉。脾主肉，主运化，其精气显露于口唇周围。《素问·五藏生成篇》记载："脾之合肉也；其荣唇也。"这是因为一方面是脾有"散精"作用；另一方面是脾有藏营的作用，能将"营气"输布于全身，脾气健运，口唇红润有光泽。故望诊口唇和口唇周围，有助于判断脾的情况。

【脾恶湿】《素问·宣明五气篇》："五脏所恶，……脾恶湿。"因湿胜容易影响脾的运化功能，产生"湿困脾土"（常见症状为大便溏泄，头重身重，四肢困乏，脘腹满闷，舌苔白腻等）的病症，又因"脾主肌肉"，湿胜则肌肉臃肿，故有"脾恶湿"之说。

【仓廪之官】"仓廪"是贮积谷物的仓库。仓廪之官指脾和胃。《素问·灵兰秘典论》说：

"脾胃者，仓廪之官，五味出焉。"意思是说，"胃主受纳""脾主运化"，为五味（饮食）化生的本源，也是提供脏腑器官和全身营养的"仓廪"，故名。也有人认为"仓廪之官"单是指胃。

【脾合胃】指脾和胃之间的相互关联和影响，这种相合是脏腑互为表里（脏为阴，属里；腑为阳，属表）的关系，"脾与胃相表里"是通过脾和胃的经络之间的联系和生理功能的相互配合而体现的。治疗脾或胃的病症，有时可以通过这种"相合""相表里"的关系互为影响。但由于生理功能上"胃主受纳""脾主运化"，因此在某些症候方面还是各有所属而必须加以区别的。例如呕吐，一般都以治胃为主，泄泻通常以治脾为主，主治重点就有所不同。

【胃气】泛指胃肠为主的消化功能。胃气主降，在消化功能上主要和脾气相配合。《灵枢·五味篇》指出："五脏六腑皆禀气于胃。"人以胃气为本，意即消化机能在一定程度上代表病人的一般抗病能力，说明胃气对人体的特殊重要性。故在治病时，历代医家都重视保护"胃气"，所谓"有胃气则生，无胃气则死"，强调对肠胃机能衰弱的人在开处方时要尽量避免用苦寒泻下、有损于胃气的药物。指脉的胃气，脉以胃气为本，正常人脉象不浮不沉，不急不徐，从容和缓，节律一致，称之为有"胃气"。

【胃阴】即胃中之津液，又名"胃津"或"胃汁"，是由水谷化生而来的。临床上肺胃热盛容易消耗胃阴，出现发热、口干、咽燥、便秘、舌红少苔、脉细数等症状，故从某种意义上讲，胃阴实际上也包括了体内的其他一部分津液。

【胃主受纳】"受纳"指接受和容纳水谷。在整个消化道中，胃腔容量较大，有"水谷之海"之称，受纳饮食是胃的主要功能之一。

【胃主腐熟】胃的主要功能之一。指胃能把食物消化成食糜的过程。

【胃主降浊】脾气主升，"胃气主降"，消化饮食主要就是脾胃协调升清降浊的过程。脾为阴土，胃为阳土。胃燥脾湿相互协调，食物便能被消化。脾主升清，水谷之精微赖以上输和生化；胃气以下降为顺，把初步经过消化的食物（包括食物残渣）继续推向下行，即所谓"降浊"，它和脾的"升清"作用是相反相成的。如果胃气不降，就会出现呕吐等症状。

【肺气】指肺的功能活动，也包括呼吸的气体。

【肺阴】即充养肺脏的津液，或称"肺津"。肺阴为水谷之精气所化生，与肺气相互为用，为维持肺功能所必需。临床上的肺阴不足，往往见干咳，舌苔薄白干燥。肺阴的进一步耗损可以呈现肺燥火盛的症候。

【肺主气】气，是人体赖以维持生命活动的重要物质。所谓"肺主气"，是指人身之气为肺所主，因为整个人体上下表里之气为肺所主，所以《素问·五藏生成篇》说："诸气者，皆属于肺。"

【肺主治节】《素问·灵兰秘典论》记载："肺者，相傅之官，治节出焉。""相傅"和所谓的"君主之官"心相对而言。"相傅"有辅助"君主"的意思，意即在脏腑活动中心肺功能的协调是很重要的，是人体脏腑器官依着一定的规律活动所必不可少的因素。"治节"，即治理、调节，主要是指肺和心的机能必须相互协调以共同保持正常的生理活动。

【肺朝百脉】《素问·经脉别论》:"脉气流经,经气归于肺,肺朝百脉。"朝,朝向、会合的意思,指百脉会合于肺,即肺在呼吸过程中,全身血液均流经肺经,肺脏,说明肺和百脉有密切的关系。

【肺主肃降】"肃"有清肃之意。"肺主肃降"是指肺气宜清宜降。由于肺居胸部以及肺在体内所起的作用(如司呼吸、主气、主治节、通调水道等),决定了肺气必须在清肃下降的情况下,才能保持其正常的机能活动。如肺气失降,就会出现喘逆咳嗽或小便不利等症。

【肺主行水】人的水液代谢不仅和脾的运化、肾的气化有关,与肺气的肃降也有密切关系。通过肺气的肃降作用,才能保证水液的运行并下达膀胱,而使小便通利。所以说"肺主行水""肺主通调水道"。另外,又有"肺为水之上源"的说法。

【肺生皮毛】《素问·阴阳应象大论》:"肺生皮毛。"亦即皮毛由肺的精气提供营养。肺与体表皮毛相合(所谓"肺合皮毛"),这是一种脏器与组织相关的联系。肺主呼吸,皮毛、汗孔也有调节呼吸的作用(《素问·生气通天论》称汗孔为"气门",认为有散气的作用。唐宗海《中西汇通医经精义》也指出皮毛有"宣肺气"的作用)。肺有敷布阳气、外卫肌表的功能,所以又说"肺主皮毛""肺主一身之表"。如肺气虚,肌表不固,多有自汗;卫外之气不足,肌表就易受风寒侵袭,甚至可以内合于肺,产生咳嗽等症。

【肺为娇脏】娇脏,形容它是娇嫩、容易受邪的脏器。肺既恶热,又怕寒,它外合皮毛,主呼吸,与大气直接接触。外邪侵犯人体,不论是口鼻吸入,还是侵袭皮肤,都容易犯肺而致病。即使是伤风感冒,也往往会咳嗽,说明肺是一个娇嫩的脏器,故名。

【肺为华盖】"华盖",本指帝王的车盖或指画上文彩的伞。《灵枢·九针论》指出:"肺者五脏六腑之盖也。"《难经集注·三十二难》虞庶注:"肺为华盖,位亦居膈。"因肺在体腔脏腑中居最高处,并有覆盖和保护诸脏抵御外邪的作用,故名。

【肺藏魄】《素问·宣明五气篇》:"五脏所藏,……肺藏魄。""魄"属于精神活动的一部分,《类经·藏象论》(卷三)指出:"魄之为用,能动能作,痛痒由之而觉也。"说明人体一些知觉和动作是"魄"作用的结果。参见"五脏所藏"条。

【肺开窍于鼻】《素问·金匮真言论》:"开窍于鼻,藏精于肺。"《灵枢·脉度篇》又指出:"肺气通于鼻,肺和则鼻能知香臭矣。"肺主呼吸,鼻为呼吸出入之门户,所以说"开窍于鼻",鼻要发挥正常的通气和嗅觉功能,必须依赖肺气和调,呼吸畅利。如外感风寒袭肺,则鼻塞流涕影响嗅觉;肺有燥热,则鼻孔干涩;邪热壅肺,往往有气喘鼻煽。可见肺与鼻窍是息息相关的。

【肺,其华在毛】《素问·六节藏象论》:"肺者……其华在毛。""华",有荣华外露的意思。从毛发的荣枯可以推断肺机能的盛衰,这是因为肺能"输精于皮毛"。例如肺桔核等病到了严重阶段,往往有皮肤色夭、毛发枯悴的症象,所以说"肺,其华在毛"。

【肺恶寒】《素问·宣明五气篇》:"五脏所恶,……肺恶寒。"肺主气,外合皮毛。寒邪既可直接侵袭肺部,易伤卫外之阳,侵袭肌表,又易内合于肺。此外,脾胃虚寒也会影响肺的清肃功能,产生各种病。故有"肺恶寒"之说。

【肺主声】声音和肺气有关，故听声音可以大致上了解一个人的肺气情况。肺气足的人，声音洪亮；肺气虚的人，声音低怯。风寒外感，肺气闭塞，引起声音嘶哑或失声。肺结核患者到了晚期，往往说话感到吃力，声音嘶哑，这也显示了声音和肺气之间的密切关系。

【肺肾相生】肺属金，肾属水，又叫"金水相生"。根据五行理论，肺金和肾水是母子关系。在生理功能中，肺和肾互相配合互相影响，这就叫"肺肾相生"。在病理方面，肺气虚损可以导致肾气衰弱，这是"母病及子"。相反，肾气衰弱也可以导致肺虚，称之为"子病累母"。

【肺合大肠】指肺与大肠之间的相互关联和影响。这种相合是脏腑互为表里（脏为里；腑为阳，属表）的关系，"肺与大肠相表里"，是通过肺和大肠经络之间的联系和某些生理功能的相互配合而体现的。肺或大肠的病症的治疗，可以通过这种"相合""相表里"的关系互为影响。如肺的肃降功能有助于大肠的传导，大肠的传导作用有助于肺的肃降。又如痰壅气喘，往往需参用泻下法，才能使肺气通利；有些便秘的治疗法，需参用开肺的治法；又如化痰止嗽药川杏仁、瓜蒌等也有润肠的作用。这都是比较典型的例子。

【大肠主传导】《素问·灵兰秘典论》记载："大肠者，传导之官，变化出焉。"大肠的主要功能就是将从小肠消化吸收后传送下来的化物吸收其中剩余的水分和养料，化为粪便，然后由肛门排出体外。大肠为传送糟粕的通道，所以说它"主传导"，为"传导之官"。如种种原因使大肠的传导功能失常，往往会产生泄泻或便秘等症。

【肾阳】又有"元阳""真阳""真火""命门之火""先天之火"等名称。肾阳寓于命门之中，为先天之真火，是肾脏发挥生理功能的动力，也可以说是人体热能的源泉。肾所藏的精（包括先天和后天之精），均需命门之火的温养，才能发挥其滋养体内各部组织器官和繁殖后代的作用。特别是后天脾胃之火需经先天命门之火的温养，才能更好地发挥消化运输的作用。

【肾阴】又有"元阴""真阴""肾水""真水"等名称。与肾阳相对而言。肾阴指本脏的阴液（包括肾脏所藏的精），是肾阳功能活动的物质基础。如果肾阴不足，肾阳就会亢奋，出现"相火妄动"的病理现象。

【肾藏精】精，是维持生命的基本物质。"肾藏精"的含义有两个：是藏五脏六腑水谷之精气（为"后天之精"），是维持生命、滋养人体各部组织器官并促进机体生长发育的基本物质；是藏肾本脏之精（即"先天之精"），亦即男女媾精的精气，这是供生育繁殖的最基本的物质。它和人的生殖、生长、发育和衰老有关。这一部分精的生成、储藏和排泄，均由肾主管。肾是先天的根本，接受其他脏腑的精气而储藏起来，五脏的精气充旺，肾精的生成、储藏和排泄才能保持正常。"肾藏精"是肾的重要功能之一，《素问·六节藏象论》指出肾为"封藏之本"（"封藏"有闭藏、贮藏之义），主要就是体现肾的藏精作用。精不宜过度消耗，以免影响全身的各种机能。

【肾主骨】《素问·宣明五气篇》："五脏所主，……肾主骨。""主"，有主持的意思。"肾主骨"包含肾充养骨骼以及二者生理功能方面的联属关系。《素问·六节藏象论》说："肾者……其充在骨。"骨骼起支持人体的作用，为人身之支架。骨之所以能起这样的作用，依赖于骨髓的营养。骨髓由肾精所化生，《素问·阴阳应象大论》指出"肾生骨髓"，髓藏于骨腔之中，以充养骨骼，所谓"肾充则髓实"。而髓的生成，为"肾主骨"提供了物质基础。此外，牙齿和骨的营养来源相同，同样也是肾脏的精气所化生，故有"齿为骨之余"之说。

【肾主水】"肾为水脏"，它在调节体内水液平衡方面起极为重要的作用。肾对体内水液的潴留、分布与排泄，主要靠肾气的"开"和"阖"（所谓"肾开阖"）。"开"，主要是输出和排泄水液；而"阖"，指潴留一定量的水液在机体内。"开"和"阖"取决于肾阴、肾阳的协调。在正常情况下，由于人的肾阴、肾阳是相对平衡的，肾气的开阖是协调的，因而尿液排泄正常。如果肾有病，失掉"主水"的功能，不能维持体内水液代谢的平衡，会发生水肿等病症。

【肾主纳气】肺是主呼吸的，肾有摄纳肺气（即"纳气"）的作用。在临床上一般的久病咳喘者，特别是年老肾虚者，多纳气困难。气喘的特点是呼多吸少。例如老年慢性支气管炎合并肺气肿，主要表现是吸气困难，临床上称之为"肾不纳气"，需要用补肾纳气的方法来治疗。

【肾主生殖】因为肾为藏精之腑，对于人体的生长发育以及繁衍后代起重要的作用。男女生殖器官的发育成熟及其生殖能力均有赖气（肾本脏的精气）的充实。古人早就认识到女子14岁左右月经来潮，男子16岁左右精气充满，并能排精，说明生殖机能开始成熟，男女在生殖机能成熟的情况下交合就能生育。到了女子49岁，男子64岁左右，肾气衰微，不仅人显得老了，随着女子更年期经闭和男子精少体衰，生殖能力也逐步丧失。因为精气的生成、储藏和排泄由肾主管，所以说"肾主生殖"。

【肾主伎巧】《素问·灵兰秘典论》："肾者，作强之官，伎巧出焉。""作强。""作"指动作或工作，"强"应作负荷能力来理解。"作强"有耐重劳、动作轻劲有力的含义。"伎巧"就是精巧灵敏。肾之所以有这样的作用，是和肾的藏精、主骨、生髓的作用分不开的。凡肾气充旺、精盈髓足者，不但精神健旺，精巧敏捷，而且筋骨强壮，动作有力；反之，肾亏精虚髓少的人，往往腰酸骨弱，精神疲惫，头昏健忘，动作疲懒迟缓。

【肾主先天】这是就肾的生理功能对人体的重要性而言。因为肾不仅有藏精、主骨、生髓、供给各部器官热能等重要功能，而且肾气的盛衰又直接和人的生长、发育、衰老和生殖能力有关。前人把肾称为"先天"，或者叫"肾主先天""肾为先天之本"，说明肾为发育生殖之源。故婴儿出生以后发育方面的障碍，如"五迟"（站立、行走、长发、生齿、说话都比正常婴幼儿要晚得多）、"五软"（头项、口、手、足、肌肉均痿软无力）、"解颅"（头缝裂开不合、前囟宽大）等症，都认为和肾虚、先天不足有关，而在治疗方面往往以补肾为主。

【肾藏志】《素问·调经论》："肾藏志。""志"指记忆力，因脑和髓均为肾精所化，故肾虚患者多健忘。一说"志"有专意而不移的意思。参见"五脏所秘"条。

【肾开窍于耳】《素问·阴阳应象大论》提到肾"在窍为耳"，《灵枢·脉度篇》又指出："肾气通于耳，肾和则耳能闻五音矣。"耳为肾之官，肾精足则听觉灵敏，肾精虚则两耳失聪。通过听觉的变化，一般可以推断肾气的盛衰情况。

【肾开窍于二阴】前阴指尿道（一说包括精窍），后阴指肛门，这主要是指肾和大小便的关系，因为肾主水，是管理水液代谢的，这一功能的产生又和命门之火的气化功能有关。故在肾功能正常的情况下，水液的分布、排泄才能各走其道。大小便之利和不利与肾也有密切关系。如肾水不足，可使大便干燥秘结，或小便量少；命门之火不足，又可引起泄泻或小便失禁等病症。

【肾，其华在发】《素问·六节藏象论》："肾者，……其华在发。""华"，有荣华外露之意。头发的营养虽然来源于血（所谓"发为血之余"），但头发的生机源于肾气。体内肾气的外部表现可从毛发上显露出来，青壮年肾气充盛的人，头发茂密有光泽，年老体弱、肾气虚弱的人，往往毛发容易干枯脱落。

【肾恶燥】《素问·宣明五气篇》："五脏所恶，……肾恶燥。"因肾主骨、生髓，燥则阴精受伤，肾气耗损，骨髓枯竭，津液消灼，故有"肾恶燥"之说。

【肾主恐】心中畏惧不安为恐。《素问·阴阳应象大论》提到肾"在志为恐"。前人认为五脏的精气相并于肾，如肾经经脉的脉气不足，或肾水不足以及肝、心、胃的某些病变，均可能出现"恐"的症候。主要还是肾本身的原因，因为肾水足则肝血足而胆壮，肾水虚则肝血不足而胆弱易恐。"恐则气下"，恐又能伤精伤肾，所以有"肾主恐"的说法。

【肾者胃之关】"关"，可以认为是水液出入的关口。肾居下为"至阴之脏"，开窍于二阴，与膀胱相表里。肾主水，在人体水液中起极为重要的作用。在通常情况下，水入于胃，由脾上输于肺，肺气肃降，水下流而归于肾，这是由体外摄取水液以后在体内升降的大概过程。如肾气不化，往往二便不利；二便不利则中焦燥满，影响水液代谢。《素问·水热穴论》说："肾者，胃之关也，关内不利，故聚水而从其类也。"水液排泄有障碍，积聚体内，就形成浮肿，而这种浮肿是由于肾的"聚水"发展而来的。

【肾间动气】又称原气，是两肾间所产生的一种热能和动力，实际上就是命门之火的作用。人体脏腑和经脉的活动以及三焦的气化等均有赖于肾间动气的作用，所以说它是生气之源，也可以说是生命的根源。

【左肾右命】"左肾右命"学说，是用以说明肾的多方面功能及其对人体的重要性。《难经·三十六难》说："肾两者，非皆肾也，其左者为肾，右者为命门。命门者，诸神精之所舍，原气之所系也。故男子以藏精，女子以系胞。故知肾有一也。"这是中医文献中第一次提到的"左肾右命"学说，后世医家多尊崇这个学说。这个学说的要点就是比较突出命门的作用，因为它有藏精神和系原气等重要生理功能，被认为是人体生命和根本。对于"左肾右命"，不应机械地以所在部位来理解，当着重从阴阳的含义的角度来加以分析。"左肾右命"学说的实质，就是提示学者要注意肾有"肾阴"和"肾阳"两方面的功能，而肾阴、肾阳应该彼此协调（亦即命门之火和肾水相济），如果不协调就会产生种种病症。

【肾合膀胱】指肾与膀胱之间的相互关联和影响，这种相合是脏腑互为表里（胆为阴，属里；腑为阳，属表）的关系，"肾与膀胱相表里"，是通过肾和膀胱经络之间的联系和某些生理功能的相互配合而体现的，如膀胱排尿要靠肾的气化作用。肾和膀胱病症的治疗，可以通过这种"相合""相表里"的关系互为影响。如治疗小便不禁或小便不通，有时应从治肾着手，才能获得良好的效果。

【膀胱主藏津液】《素问·灵兰秘典论》记载："膀胱者，州都之官，津液藏焉，气化则能出矣。""州"即洲，"都"即渚。洲渚本是指水中可以居住的地方，在这里是指膀胱为三焦水液归集之处。津液经过肾的气化作用变成小便而排出体外。

【三焦主决渎】"决渎"，意即疏通水道。三焦有通调水道、运行水液的作用，故又称"决渎之官"（见《素问·灵兰秘典论》）。三焦的决渎功能是联合许多脏器而发挥其作用的，其中尤以肾、脾、肺等关系更为密切，如这些脏腑的功能出现出现障碍，可因三焦不通利、气化失常而产生肿胀和小便不利等症。

【上焦如雾】《灵枢·营卫生会篇》："上焦如雾。""雾"是形容蒸发的气有如雾一样弥漫。"上焦如雾"主要是指心肺的输布作用。上焦心肺能宣发由中焦上输的水谷的精气，使之达于全身以温养肌肤、骨节，通调腠理，供给体内各组织器官，这个作用好像雾露一样均匀地敷布于全身，故名。

【上焦主纳】《难经·三十一难》："上焦者……主内而不出。""纳"在这里主要是指呼吸和对食物养料的摄取。因为呼吸和饮食都是通过上焦而摄纳的，故名。

【中焦如沤】《灵枢·营卫生会篇》："中焦如沤。""沤"是形容中焦消化食物的情况。"中焦如沤"，指脾胃的消化转输作用。中焦胃主消化饮食，吸收精微，蒸化津液，使营养物质通过肺脉的输布以化生营气。这个作用好像沤渍食物使之变化一样，故名。

【中焦主化】饮食主要在中焦脾胃消化，并由中焦化生营血，故名。

【下焦如渎】《灵枢·营卫生会篇》："下焦如渎。""渎"是形容下焦水液的排出。"下焦如渎"主要是指肾与膀胱的排尿作用，同时包括肠道的排便作用。下焦的主要功能是将体内消化后残余的物质区别清浊，使糟粕入于大肠。水液经由肾的气化渗入膀胱，这个作用有如渠道需要疏通一样，故名。

【君火】指心火。因心是所谓的"君主之官"，故名。

【相火】与"君火"相对而言。二火相互配合，以温养脏腑，推动人体功能活动。一般认为命门、肝、胆、三焦均内有相火，而相火的根源发自命门。

【少火】《素问·阴阳应象大论》："少火之气壮。"少火与壮火相对而言。是一种正常的具有生气的火，是维持人体正常生理活动所必需的。

【壮火】《素问·阴阳应象大论》："壮火之气衰。"壮火与少火是相对而言的。是一种亢奋的病理之火，能损耗正气，影响人体的正常生理机能。

【后天之火】脾胃为"后天之本"，后天之火即脾胃之火。这里的"火"字，可以认为是消化食物所需要的热能，但整个消化过程还需要"先天之火"（即"命门之火"）的帮助。

【脏腑相合】是指脏腑之间的互相关联和影响。人体脏腑的配合体现了阴阳表里相配合的关系。脏腑表里相合，主要是通过经脉联系和生理功能的相互配合而体现的。脏腑的配合是："心合小肠""肺合大肠""肝合胆""脾合胃""肾和膀胱""心包络合三焦"。

【脏行气于腑】关于脏和腑的特点，《素问·五藏别论》指出脏是"藏精气而不泻"，腑是

"传化物而不藏"。五脏虽是贮藏精气的，但是五脏之"气"（可以认为是活动的动力）的作用，必然要和六腑发生密切联系，这样才能体现脏和腑的综合功能。至于腑，《素问·五藏别论》提到"此受五脏浊气，名曰传化之府，此不能久留输写（同"泻"）者也"。这里所说的"浊气"，系指饮食及饮食所良化的产物，如糟粕、水分等，这些"气"是从脏来的，所以称作"脏行气于腑"。如以具体脏腑的功能配合来说，如胆汁的排泄需肝气的疏泄，膀胱的排尿需肾的气化作用。这些都体现了脏的行气功能。

【腑输精于脏】五脏主藏精气，六腑是"传化物"（指对食物的消化、吸收、传送作用）的；同时，六腑又是"仓廪之本"（水谷仓库的根本），五脏六腑必须依靠胃气的供养，所以《灵枢·五味篇》有"五脏六腑皆禀气于胃"之说。营气出于中焦，胃能输送精气而灌溉五脏；小肠则能将食物进一步消化，区分清浊，使水谷的精微传送到五脏，贮藏起来。胃和小肠的这些功能体现了腑输精于脏的生理作用。

【六腑以通为用】六腑是"传化物"的器官，靠分工协作共同完成食物的消化、吸收、转输和排泄，如胃的受纳、消化，将食糜下送肠道；胆的疏泄胆汁；小肠的承受、吸收、区分清浊；大肠的吸收水分和排便；膀胱的贮存和排泄尿液等等。三焦则集合各部分的功能，协同蒸发气化，它又是水液升降排泄的主要通道。六腑和五脏的不同点在于它有时出，有时入，有时实，有时虚，是负责出纳、消化、转输的一个"大集体"。所以六腑贵在协调功能，使其畅通无阻，否则就会影响"传化物"的功能，所以说"六腑以通为用"。

【五志】指五种情志的变化。《内经》认为情志的变化和五脏的机能有关，肝志为怒，心志为喜，脾志为思，肺志为忧，肾志为恐，统称"五志"。这种以情志变化按五行归属的方法，不太符合实际。

【五脏所主】简称"五主"（见《素问·宣明五气篇》），即"心主脉""肺主皮""肝主筋""脾主肉""肾主骨"。

【五脏所藏】主要是把精神、思维等各种中枢精神活动和五脏相联系。有两种解释，其一为"心藏神""肺藏魄""肝藏魂""脾藏意""肾藏志"（见《素问·宣明五气篇》）。其二为"肝藏魂""肺藏魄""心藏神""脾藏意与智""肾脏精与志"。"五脏所藏"的理论是古人在五行学说支配下分类归纳的，不仅不能完全符合临床实际，而且也不能离开人的社会性来谈人的精神活动，因此更应有分析和研判的必要。

【五脏化液】《素问·宣明五气篇》记载："五脏化液：心为汗，肺为涕，肝为泪，脾为涎，肾为唾，是谓五液。"五液之由来，清朝张志聪认为是"五脏受水谷之津，淖注于外窍而化为五液"。在汗、泪、涎、涕、唾五液中，心主血，汗为血所化生，故"汗为心液"。肾经有一络上挟舌本，通舌下廉泉、玉英二穴而为唾，故"唾为肾液"。肝、脾、肺分别开窍于目、口、鼻，泪出于目，涎出于口，涕出于耳，故"泪为肝液""涎为脾液""涕为肺液"。

【五脏所恶】简称"五恶"（见《素问·宣明五气篇》）。"恶"，有憎厌的意思。五脏各随其性能与气化而有所恶。所谓"五恶"，即"心恶热""肺恶寒""肝恶风""脾恶湿""肾恶燥"。

【五味所入】简称"五入"(见《素问·宣明五气篇》)。五味入胃，各有其所喜的脏腑，即"酸入肝""辛入肺""苦入心""咸入肾""甘入脾"。"五味所入"和临床药物治疗有关。

【五味所禁】简称"五禁"(见《素问·宣明五气篇》)。"禁"，有避免和禁忌的意思。由于五味归于五脏，而五味之性多有所偏，偏则容易致病，故必有所禁。辛味善走气分，但性主散，多食则能耗气，故气病不宜多食辛味。咸味善走血分，但多食则血行凝涩，故血病不宜多食咸味。苦味善走骨，因其能助心火，多食则火盛而使肾水耗损，肾主骨，肾生骨髓，故骨病不宜多食苦味。甘味善走肌肉，但甘味性滞，多食则肌肉壅满，故肉病不宜多食甘味。酸味善走筋，但酸味收敛，多食则筋易拘急，故筋病不宜多食酸味。这就是五味之偏，多食不利于病，故有"五禁"之说。

四、神气精

【营血】从生理的角度来说，营血就是指血液。

【营脉】指饮食所化生的精微物质。《素问·痹论》："荣者水谷之精气也。"这种物质通过脾的气化作用，上注于肺，行于经脉之中，均匀地分布于脏腑和身体其他组织，指经脉的脉管。《灵枢·经脉篇》说："脉为营。"这里的"营"有营舍的意思，也就是血气所在的地方。

【血脉】即"经脉"，简称脉。是气血运行的通道。

【津气】这是就津的功能而言。津是清而稀的，属阳。津能温养肌肉有赖于气的输布作用，说明津的活动离不开气，而具体体现津的这种功能活动的就叫"津气"。

【阴液】泛指体内一切富有营养的液体，或指脏腑的阴精。就液的性质而言，液是稠而浊的，属阴，故名。

【魄汗】"肺脏魄"，外与皮毛相合，而汗液又由皮表透发，和肺气有关，故称为"魄汗"，汗孔亦称为"魄门"(即"鬼门")。一说魄为阴，汗为阴液，故名。

【津血同源】津液和血都来源于饮食的精气，并能相互滋生，相互作用。津液耗损常使气血同时亏虚，而气血亏虚同样会引起津液的不足。例如大汗、大吐、大泻，或温病耗损津液时，往往相继出现心悸气短、四肢厥冷、脉微细等气血亏虚的症候；大量失血后，常有口燥渴、舌干无津、尿少便秘等津液不足的现象，故《灵枢·营卫生会篇》有"夺血者无汗，夺汗者无血"之说；《伤寒论》也认为经常失血或出血多的患者(称"亡血家")不可发汗。这些见解和经验都说明津和血之间有密切关系。

【涎唾】涎和唾都是口腔内的唾液。"涎"俗称"口水"，比较淡，主要有润泽口腔的作用；"唾"比较稠黏，主要能帮助消化食物。根据"五脏化液"理论，涎、唾是分别通过脾和肾的作用所化生，所以有"脾为涎""肾为唾"之说。

【营卫气血】营、卫、气、血是人体生命活动过程中所必需的物质和动力基础。气血在经脉中不断地循环运行。营、卫来源于水谷之精气，其生成要通过一系列的脏腑气化活动，如脾胃的消化运输，心肺的气化输布，然后分别供人体各部分营养，故《灵枢·营卫生会篇》说："谷入于胃，以传与肺，五脏六腑，皆以受气，其清者为营，浊者为卫。"这里所谓"清"和"浊"主要是从功能上的差异而言。"清"是指营气比较柔和，"浊"是指卫气作用的剽悍滑利，无所不到。"卫主气""营主血"，卫属阳而营用阴，阳主外而阴主内，故从所处位置而言，有"营行脉中，卫行脉外"之说，这虽不是绝对的，还是可以说明营和卫在内、外概念上的不同。从作用方面讲，"卫"有捍卫于外的"保卫"作用，"营"有充盈于内的"营养"作用。一般来说，"营卫"主要体现在功能作用方面，"气血"主要体现在物质基础方面。通过气血的运行，发挥营卫的作用。所以《素问·阴阳应象大论》说："阴在内，阳之守也；阳在外，阴之使也。""阴"指营血，"阳"指卫气。这些阴阳、内外、守（内守）使（运行）等对偶概念名词，提示了营卫气血之间的相互依存关系。清代叶天士就在这个基础上，把温病传变划分为卫、气、营、血四个阶段，作为临床上辨证施治的纲领。参见"卫气营血辨证"条。

【气】指体内流动着的富有营养的精微物质，如水谷之气等。指脏腑组织的活动能力，如五脏之气、六腑之气、经脉之气等。临床上所说的"气"，多数是指脏腑机能失调引起的病状，如"胃气不降""肝气犯胃"等。

【大气】指宇宙间的空气或胸中呼吸之气。

【真气】又叫"正气"，《灵枢·刺节真邪篇》说："真气者，所受于天，与谷气并而充身（者）也。"这说明"真气"是由先天之气（即受于先天的"原气"）和后天之气（得之于呼吸、饮食的）相结合而成，是能充养全身的。人体各种机能活动以及抗病能力都和真气直接相关，故真气是维持人体生命活动的动力。

【原气】又叫"元气"，包括元阴之气和元阳之气。乃先天之精所化生，赖后天摄入之营养不断滋生。"原气"发源于肾（包括"命门"），藏于脐下"丹田"借"三焦"的通路敷布全身，推动脏腑等一切组织器官的活动，可以认为是人体生化动力的源泉。

【宗气】是饮食水谷所化生的营卫之气和吸入的大气相合而积于胸中的气。胸中是宗气积聚之处，又是一身之气的运动、输布的出发点。它有两大功能：其一是上出于喉咙而行呼吸，它关系到语言、声音、呼吸的强弱；其二是贯注心脉而行气血，凡气血的运行以及肢体的寒温和活动能力多与宗气有关。

【营气】乃运行于血管中的精气，生于水谷，源于脾胃，出于中焦，其性柔顺，有化生血液、滋养周身的作用。"营气"的运行从中焦上注手太阴肺经，然后通过全身的经脉不停地运转，滋养人体上下、内外各个部分。所以从生理的角度而言，营气就是指血液的作用。

【卫气】"卫气"是人体阳气的一部分，生于水谷，源于脾胃，出于上焦，行于脉外，其性刚悍，不受经脉的约束，气行迅速而滑利。它的运行，内而脏腑，外则肌表腠理，无所不到。它既能温养脏腑，又有温润肌肤、滋养腠理、启闭汗孔等重要功能。因为这种气以具有保卫肌表、抗御外邪为特点，所以叫作"卫气"。

【谷气】又叫"水谷之气"。指饮食的精气，因为人的饮食以五谷为主，故称。

【清气】指水谷精微之气，亦即从胃传注于肺，然后再散布到脏腑组织的营气。指秋天清肃之气，或吸入肺的大气。作为治法，是指清气分之热。

【浊气】指饮食精华的浓浊部分。指人体呼出的浊气和排出的矢气等。

【浊气归心】指水谷的精气通过血的运行归于心脏。《素问·经脉别论》："食气入胃……浊气归心，淫精于脉……"这里所说的"浊气"是指饮食精华的浓浊部分，它运行到心，由心脏再通过经脉把养料送到身体各部。"浊气归心"说明了心在这个过程中起到循环输送营养的"总枢"的作用。

【中气】通常是指中焦脾胃之气和脾胃等脏腑对食物的消化运输，升清降浊等就生理功能而言，但有时单指脾气。脾气主升，在临床上遇到脱肛、子宫脱垂等病症，往往是由于脾虚下陷所致，常用补中益气的治法，所谓"补中益气"，就是指补脾和升提下陷的脾气。

【气为血帅】气血的运行，保持着相互对立、相互依存的关系，气为阳，是动力；血为阴，是物质基础。营血在经脉中之所以能不停地运行全身，有赖于"气"作为它的动力。气行血亦行，气滞血亦滞，所以说"气为血帅"。但"气"必须依赖营血才能发挥作用，所以又有"血为气母"的说法。它们的关系是，血液滋养组织器官而产生机能活动，而机能的正常活动又推动了血液的运行。气血的运行也体现了"阴阳互根"的道理。

【气化】广义是指人体内气机的运行变化，如脏腑的功能作用，气血的输布流注，脏腑之气的升降、开阖等，都有"气化"的含义。气化狭义上是指三焦之气的流行宣化，如三焦输布水液的功能，即为气化的作用。

【生气】指春天的生发之气，为万物生长所必需。古人认为人的活动要适应季节变化的特点，否则就容易生病。有生发和增强元气的含义。《素问·阴阳应象大论》指出："壮火食气，……少火生气。""少火"是指正常的阳气和热能，这种阳气或热能有生发和增强"元气"的作用。

【气机】通常泛指气的功能活动。有时则指脏腑之气运行的通路，如临床上因痰热壅肺，可以导致肺的气机不畅而产生喘逆的症状。

【清阳、浊阴】"清阳"指体内轻清升发之气；"浊阴"指体内较重浊的物质。《素问·阴阳应象大论》指出："清阳出上窍，浊阴出下窍；清阳发腠理，浊阴走五脏；清阳实四肢，浊阴归六腑。"意思是说，阳主气，轻清上升，故清阳（主要指呼吸之气）出于耳、目、口、鼻等上窍；阴主形，重浊下降，故浊阴（主要指大小便）出于前、后阴等下窍。阳主卫外，故清阳（可以认为是卫气）发于肌表"腠理"；阴主内守，故浊阴（指水谷精微的浓浊部分）内走于体内脏腑等组织器官。四肢为诸阳之本，故清阳（卫外的阳气）充实于四肢；六腑传化水谷，故浊阴（饮食水谷）归流于六腑。古人用"清阳""浊阴"相对地来阐明具体的、较为普遍的生理现象，并以此来说明"阴阳互根"的原理。虽对"清阳"和"浊阴"的理解有个总的概念，但结合实际情况，含义有时并不尽相同。

【神】"神"是神态、知觉、运动等生命活动现象的主宰，它有物质基础，由先天之精生成，并需后天饮食所化生的精气的充养，才能维持和发挥功能。它在人体居于首要地位。凡神气充旺，则身强，脏腑器官机能旺盛而协调；神气涣散，则一切机能活动的正常现象都被破坏了。前人把大脑、中枢神经的部分功能和心联系起来，故又有"心藏神"的说法。《素问·宣明五气篇》："心藏神，肺藏魄，肝藏魂，脾藏意，肾藏志。"所说的神、魂、魄、意、志等只是用以区别不同的中枢神经活动现象以及对内脏某些病理的影响，实际都是由心所主的神又是生命活动现象的总称，是内脏功能的反映。如诊断时对眼睛、脉象等生理机能正常反映，都叫作有"神"。

【精神】亦即"神"的概念。是人体生命活动的重要组成部分，它和五脏中的"心"有最密切的关系，因为心是"藏神"的，《灵枢·邪客篇》记载："心者，五脏六腑之大主也，精神之所舍也。""大主"体现了脏腑中"心"的统率作用，"舍"有寄舍的意思，可见精神就是"神"的主要表现。

【三宝】指精、气、神，又称"三奇"。这套理论被用来说明人体的生理活动。认为"三宝"是生命现象的产生及变化的根本。这是前人受道家思想影响而借用的术语，应另释其意义。实际上，精神的活动是有物质基础的，精为气之母（即气产生于精），精的化生有赖于气，精气足则神旺，精气虚则神衰。故精、气、神三者关系非常密切，存则俱存，亡则俱亡。精脱者死，失神者亦死。所以精、气、神是生命存亡的关键，故名。

【形体】指身形和体质。临床上观察身形的肥瘦、形态特征和体质的强弱，可以作为辨证论治的一种参考。

五、病因病理

【虚邪】致病邪气的通称。因邪气乘虚而入，故名。如《素问·上古天真论》："虚邪贼风，避之有时。""五邪"之一。某脏发病，邪气从"母病及子"传来的。

【微邪】指邪气轻微，致病也轻浅。"五邪"之一。某脏发病，邪气从该脏"所胜"的方面传来的。

【实邪】指邪气盛。"五邪"之一。某脏发病，邪气从"子盗母气"传来的。

【奇邪】邪气的性质奇特，发病规律与其他不同。《素问·三部九候论》："其病者在奇邪，奇邪之脉，则缪刺之。"与一般病邪的含义相同，皆指不正之气。

【客邪】泛指侵犯人体的邪气，因邪气从外而来，故名。

【合邪】指两种或两种以上的邪气结合侵犯人体，或从病症表现出其病因有两种或两种以上的邪气。如湿温、燥热、风寒、湿等。

【贼风】语出《灵枢·贼风篇》等。指风邪。"虚邪贼风"的简称。泛指四时不正常的气候，因它们具有贼害的性质，会使人致病，所以称之为贼风。

【阴邪】指六淫病邪中的寒、湿等邪气。因它们致病易伤阳气，阻滞气化活动，故名。指侵犯阴经的邪气。

【阳邪】指六淫病邪中的风、暑、燥、火等四种邪气，因它们致病多表现为阳热症候，易伤阴津，故名。指侵犯阳经的邪气。

【邪害空窍】空窍，指耳、目、口、鼻等器官。病邪侵犯这些器官所出现的病变，如风寒引起鼻流清涕、鼻塞不通；风热、火邪引起眼目红赤、耳病；燥邪引起鼻咽干燥等。

【外感】病因和病症分类，指感受六淫、疫疠之气等外邪。这些病邪或先侵犯人体皮毛肌肤，或从口鼻吸入，或同时受病，都是自外而入，故名。

【新感】感受病邪后，很快发病的，称为新感。若内有伏邪，由新感触动而发病的，称为"新感引动伏邪"。新感与伏气的区别在于：新感温病，随感随发，初起有恶风畏寒表症；伏气初起即有内热症状。

【伏气】指病邪伏藏体内，经过一段时间而发病。郁热内发，最易伤阴。病变部位有深有浅，有发于少阳、阳明、少阴和厥阴等经的不同。邪郁越深，病情越重。发病时由里达表，病程长且多变。

【心肾不交】指心阳与肾阴的生理关系失常的病变。心居上焦，肾居下焦。正常情况下，心与肾相互协调，相互制约，彼此交通，保持动态平衡。如肾阴不足或心火扰动，两者失去协调励系，称为心肾不交。主要症状有心烦、失眠、多梦、怔忡、心悸、遗精等。多见于神经官能症患者及虚弱的病人。

【热入心包】温邪化热入里，出现高热、神昏、谵语或昏沉不语等症状，称为热入心包。它与逆传心包症状大致相同，但病情传变有别。如昏迷、惊厥持续多天未清醒，称为"邪恋心包"。恋，是留恋不去，即病邪仍留恋心包。邪恋心包多有夹痰现象，也易出现后遗症。

【热伤神明】热性病因高热而使患者出现神昏谵语、意识障碍等症状时，一般称为热伤神明，与热入心包的意义大致相同。但热入心包是针对病变部位而言，热伤神明是针对神志症状而言，提法不同。

【痰火扰心】指痰火上扰心神，引起神志错乱的病变。如神志失常，言语错乱，甚至狂躁妄动，舌尖红苔黄腻，脉滑数。多见于精神分裂症、癫病等。

【痰迷心窍（心蒙心包）】也称"痰阻心窍"。主要症状有意识模糊，喉有痰声，胸闷，甚则昏迷不醒，苔白腻，脉滑。多见于中风昏迷及癫痫等。乙型脑炎、流行性脑炎亦有此症状。

【水气凌心】指水气影响心脏的病变。由于脾肾阳虚，气化障碍，水液停留在体内，不能正常排泄，产生痰饮、水肿等水气病时，当水气上逆，停聚胸膈阻碍心阳，可使心阳不脉、"心气不宁"，出现心悸、气促等症状，称为水气凌心。

【心脾两虚】即心脾两脏俱虚。主要症状有心悸、健忘、失眠、多梦、食欲减退、腹胀、便溏、倦怠、面黄、苔白、脉细。多见于神经官能症、贫血等。

【心移热于小肠】指心火影响小肠的病变。心与小肠相表里，心火旺盛，会出现心烦、口舌生疮等症状，如影响小肠区别清浊的功能时，即见小便短赤或刺痛、尿血等症状，称为心移热于小肠。

【小肠虚寒】指寒邪伤于小肠或小肠功能降低的病变，临床表现多见脾虚症候，如小腹时常隐痛，痛时喜按，肠鸣泄泻，小便频数不利，舌淡苔白，脉缓弱等。

【小肠实热】指邪热蕴于小肠的病变。主要症状有心烦、耳鸣、咽痛、口生疮、小便赤涩、排尿刺痛或尿血、腹胀、苔黄、脉滑数。多见于尿道感染、口腔炎等。

【肝虚】泛指肝的气血不足。临床表现有视物不明、听觉减退、容易恐惧等（《素问·藏气法时论》）。

【肝气虚】又称"肝气不足"。为肝本脏的精气虚损，常见肝血不足。主要症状为面少华色，唇淡乏力，耳鸣失聪，容易恐惧等。

【肝阴虚（肝阴不足）】多由血不养肝所致。主要症状有眩晕、头痛、视物不清、眼干、夜盲、经闭、经少等。肝阴虚，往往引起肝阳上亢，如血压偏高、耳聋、耳鸣、面热、四肢麻木震颤、烦躁、失眠等。多见于高血压、神经官能症、眼病、月经病。

【肝血虚（肝血不足）】主要症状有面色萎黄，视力减退，虚烦失眠，妇女则月经不调，脉弦细等，多见于贫血、神经官能症、月经病及一些眼病。

【肝气不和】指肝脏的气机不和，疏泄太过而引起的病变。主要症状有急躁易怒，胸胁胀满，甚则作痛，小腹胀痛，妇女则乳房胀痛、月经不调等；若肝气太过，可影响脾胃，出现呕恶、泄泻等消化不良症状。

【肝气逆】肝气过于郁结，则上逆或横逆。上逆则眩晕头痛，胸胁苦闷，面赤耳聋，甚则呕血；横逆则腹胀、腹痛、嗳气吞酸。

【肝实】泛就肝的实证而言，包括肝寒、肝热、肝火、肝气等的实证。主要特点为性情急躁易怒，两胁下疼痛牵引少腹。参见"肝寒""肝热""肝火""肝气"等条。

【肝热】指肝有热邪或气郁化热引起的病变。主要症状有烦闷、口苦、口干、手足发热、小便黄赤等，严重的可见狂躁、不得安卧等症状。

【肝火】由于肝的机能亢盛而出现热象或冲逆症状的，统称"肝火"。导致肝火的原因，有因肝经蕴热，有因肝阳化火，与情志刺激过度也有一定的关系。临床表现有头痛眩晕、眼红、眼痛、面赤、口苦、急躁易怒、舌边尖红、苔黄、脉弦数有力；严重的可出现发狂或呕血、咯血、衄血等。

【肝寒】指肝脏阳气不足，机能衰退而出现寒性症状。临床表现有忧虑胆怯，倦怠不耐劳，四肢不温，脉沉细而迟等。指寒邪凝滞于肝的经脉。

【肝阳上亢（肝阳偏旺）】由于肾阴不能滋养肝，或肝阴不足，阴不维阳，则肝阳偏旺而上亢。主要症状有头晕、头痛、面赤、眼花、耳鸣、口苦、舌红、脉弦滑或弦细等。多见于高血压病。

【肝阳化火】与木郁化火的临床表现基本相同。是肝阳上亢的进一步发展。阳亢则热，热极则生火。

【肝火上炎】指"肝经实火"。主要症状有头痛眩晕、耳聋耳鸣、眼红痛、烦躁易怒、睡不安、呕吐、吐血、衄血、苔黄、脉弦等。多见于高血压、上消化道出血、更年期症候群、急性结膜炎等疾患。

【肝郁】是"肝气郁""肝气郁结"的简称。肝有疏泄的功能，喜升发舒畅，如因情志不舒，恼怒伤肝，或因其他原因影响气机升发和疏泄，就会引起肝郁的病症。其表现主要有两胁胀满或窜痛，胸闷不舒，且胁痛常随情绪变化而增减。肝气上逆于咽喉，使咽中似有异物梗阻的感觉；肝气横逆，侵犯脾胃，胃失和降而脘痛、呕逆、吐酸水、饮食不脉；脾气失和就发生腹痛、腹泻。肝气郁结而致气滞血瘀，则胁部刺痛不移，或逐渐产生症瘕积聚。此外，如月经不调、神经官能症、慢性肝胆疾患，肝脾肿大、消化不良等病症也常和肝气郁结有关。

【肝气犯胃】指由于肝气偏亢，过于疏泄，影响脾胃，以致消化机能紊乱，或称"肝气犯脾"。临床表现，一方面出现肝气症状，如头眩、胁痛、易怒、胸闷、小腹胀、脉弦等；一方面出现脾胃症状，如胃脘痛、吐酸、厌食、腹胀、大便泄泻等。如病情迁延，较长时间失却胁调，称为"肝脾不和"，可见于慢性胃炎、胃十二指肠溃疡病、胃肠神经官能症、肝炎、肝硬化等疾病。

【肝郁脾虚】由于肝气郁结，疏泄功能障碍，导致脾胃消化功能紊乱，出现胁痛、厌食、腹胀、大便溏泄、四肢倦怠等脾虚症状。

【肝风内动】病变过程中出现动摇、眩晕、抽搐等症状，称为"肝风"，它属于病理变化的表现，为区别于外感风邪，故称肝风内动，实际上与"风气内动"同义。其病机和肝主血、主筋、开窍于目、其经脉上巅络脑等的功能失调有关，故有"诸风掉眩，皆属于肝"之说。有虚证、实证之分，虚者由于阴液亏损，称为"虚风内动"；实者由于阳热亢盛，称为"热盛风动"，或称"热极生风"。

【寒滞肝脉】指寒邪凝滞于肝脉的病变。肝的经脉络于外阴部，经过小腹，分布两胁。如寒邪凝滞于肝的经脉，可使该经脉挛急，出现下腹胀痛，牵引睾丸坠痛，并见肢冷畏寒，舌苔白滑，脉沉弦或迟等。多见于睾丸、副睾的某些疾病及疝气等。

【肝肾亏损】又叫"肝肾阴虚"。肝和肾在生理上是互相滋生、密切联系的。肾阴不足必然导致肝阴不足；肝阴不变也会使肾阴亏损。故临床上肝肾阴虚的症状常同时出现，如眩晕头涨、视物不明、耳鸣、五心烦热、遗精、失眠、腰膝酸痛、舌红少津、脉弦细数或细而无力等。可见于贫血、神经官能症、耳源性眩晕、月经不调等内伤杂病或急性热病的末期。

【肝胆湿热】指湿热之邪，蕴蒸于肝胆的病变。主要症状有寒热口苦、胁痛、腹痛、恶心呕吐、腹胀厌食、皮肤巩膜发黄、小便黄赤、舌苔黄腻、脉弦数等。多见于急性黄疸型肝炎、胆囊炎和胆管炎、胆结石等。

【胆虚（脉气不足）】也叫"胆虚气怯"。主要症状有虚烦不眠，心慌心跳，容易惊恐，多疑虑，常叹息。可见于某些癔病、神经衰弱等病。

【胆实】指胆气不畅导致的实证。主要症状有胸脘满闷，胁下胀痛，口苦而干，头额两侧以及目锐眦疼痛等。

【胆热】指胆的热证。胆属少阳经脉，与肝相表里。故胆的热证、实证常与肝有联系。临床表现如胸胁烦闷、口苦、咽干、呕吐苦水、头晕眼花、耳聋、往来寒热、黄疸或鼻流浊涕等。

【脾虚】泛指脾气虚弱或脾阴不足。临床表现有食不消化、腹满、肠鸣、泄泻等（《素问·藏气法时论》）。

【脾气虚】指脾气虚弱，运化无力。临床表现有乏力、食欲不振或食后易胀，伴有眩晕、倦怠、面色萎黄等气虚症状。多见于胃十二指肠溃疡、胃神经官能症、慢性痢疾、贫血等。

【脾阳虚】即脾胃虚寒。主要症状有胃脘冷痛、脘腹胀满、呃逆、呕吐、食少、便溏或久泻久痢、倦怠、尿少、浮肿、消瘦、舌淡苔白、脉虚缓。多见于胃十二指肠溃疡、慢性胃肠炎、慢性肝炎、慢性痢疾、水肿、白带等。

【脾阴虚（脾胃阴虚）】指脾胃的阴液不足而影响受纳运化。主要症状有唇燥口干、喜饮、口淡无味、饮食减少、大便干结、舌红苔少或舌面光滑等。

【脾热】指脾受热邪或过食燥热食物所引起的热证。主要症状有唇红、咽干、心烦、脘腹胀满或疼痛、大便秘结、小便黄短等。

【脾失健运】指脾运化功能失常。脾主运化水谷精微和水湿，如脾阳虚则失去正常功能，可出现腹胀纳呆、肠鸣、泄泻等消化不良症状，久则面黄肌瘦、四肢无力，或因水湿困阻，成痰成饮，四肢浮肿，这些都是脾虚不能正常运化所致。

【脾虚湿困】指脾虚内湿阻滞。脾主运化水湿，为胃行其津液，脾虚则运化功能低下，引起水湿停滞；水湿的停滞又反过来妨碍脾的运化。主要症状有饮食减少，胃脘满闷，大便泄泻，甚或恶心欲吐，口黏不渴或渴喜热饮，肢体困倦，甚或浮肿，舌苔厚腻，脉缓等。多见于慢性胃肠炎、慢性痢疾、慢性肝炎等疾病。

【湿困脾阳】与脾虚湿困症状大致相同，但病机上稍有差异。湿困脾阳，是因外湿影响脾阳的运化，宜燥湿利湿为主，湿去则脾阳可以恢复。脾虚湿困，是因脾虚导致水湿困阻，宜健脾为主。结合燥湿，脾健才能正常运化。

【中阳不振】指中焦脾胃阳气虚弱，消化机能不振。主要症状有食少不化、呕吐、泄泻、四肢冰冷、面色萎黄、唇淡等。多见于慢性消化不良、慢性痢疾等病。

【中气不足】中气指中焦脾胃之气。中气不足即脾胃虚弱。因脾胃虚弱而引起功能衰退，运化无力，不能上输精气。表现为食欲不振、食后易胀、面色淡白、眩晕倦怠、气虚乏力、胃痛喜按、大便稀烂等。

【中气下陷（气虚下陷）】又称"脾气下陷"。是中气不足的进一步发展。主要症状有面色淡白、眩晕易汗、短气、倦怠、食少、便溏、腹部坠胀感严重、便意频数、小便淋沥等。多见于胃下垂、肾下垂、子宫下垂、脱肛及慢性肠炎、慢性痢疾等病。

【脾气不舒】指脾胃的消化机能障碍。有因于肝失疏泄，有因于湿困脾阳，有因于食伤脾胃，脾气壅滞。主要症状有脘腹胀闷、食不消化、厌食等。

【脾气不升】指脾气不能把水谷精微之气上输心肺。脾主升清，故脾气上升则运。脾气不升，有因于脾阳虚，中气不足；有因于湿浊食滞阻碍。中气不足，以健脾益气为主；湿浊食滞，以燥湿消导为主。

【脾胃湿热】指湿热内蕴脾胃。主要症状有身目俱黄、腹胀脘痞、饮食减少、恶心、倦怠、尿少而黄、苔黄腻、脉濡数。多见于黄胆型肝炎或其他急性肝胆疾病。有些皮肤病如湿疹、脓疱疮等也和脾胃湿热有关。

【脾不统血】指脾气虚不能统摄血液。脾具有统摄血液的功能，使血液循经运行，若脾阳虚弱，不能摄血，则血不循经。临床上，有多种慢性出血的病症，如月经过多、崩漏、便血、衄血、皮下出血等。若见舌淡、脉细以及脾虚症状的，常用"补脾摄血""引血归脾"的方法治疗。多见于贫血、功能性子宫出血、原发性血小板减少性紫癜等病。

【脾虚肺弱（脾肺两虚）】脾主运化，摄取营养，把精气上输于肺以养全身。如脾虚则精气不足，以致肺气也虚，出现面色苍白、手足不温、食少、便溏、短气、咳嗽、痰多、肌肉瘦削、舌淡苔白、脉细弱等。多见于肺结核、慢性支气管炎、慢性消化不良等病。

【胃虚】泛指胃气虚弱或胃阴不足。

【胃气虚】指胃的受纳和消化水谷的功能弱。主要症状有胸脘痞闷，不思饮食，或食不消化，甚则食入反吐，大便稀烂，唇舌淡白等。

【胃阴虚（胃阴不足）】指胃的阴液不足。胃火炽盛、脾胃湿热，或热性病热盛伤津，均可损耗胃的阴液，引起胃阴虚。主要症状有唇燥口干，喜饮，饮食减少，大便干结，小便短少，甚则干呕呃逆，舌中心绛干，脉细数等。多见于慢性胃炎、胃神经官能症、消化不良、糖尿病以及热性病恢复期。

【胃气不降（胃失和降）】胃气以通降为顺，如因饮食所伤，胃火冲逆或痰湿阻滞等，均可导致胃失和降，甚则"胃气上逆"。主要症状有不思饮食、胃部胀满、嗳气、呃逆、或胃脘疼痛、呕吐等。

【胃寒】指胃阳虚，胃有寒气。主要症状有呕吐清水或冷涎、口淡喜热饮、舌苔白润等。

【胃热（胃中热）】指胃受了邪热，或过食煎炒食物，出现口渴、口臭。易嘈杂易饥，小便短赤，大便秘结。胃热化火时，则见口腔糜烂、牙周肿痛等。参见"胃火上升"条。

【胃热壅盛（胃火炽盛）】形容胃热的严重程度。主要症状有烦渴喜冷饮、口臭、口唇溃烂、牙周肿痛、脘腹灼热、小便黄短、大便秘结、舌红苔黄厚等。如温热病见胃热壅盛，即阳明实热，可出现神昏谵语、狂躁等症。

【胃热杀谷】杀谷，是谷食易消的意思。胃的功能主腐熟水谷，胃中热则腐熟作用过盛，食下不久，即感饥饿，叫胃热杀谷。

【胃火上升】指胃热化火，出现口腔炎症。如口臭、牙龈肿痛，甚或牙龈出血等。

【胃气不和】或称"胃不和"。指胃阴不足，邪热扰胃，或食滞胃中，影响胃气的降纳，出现厌食、泛恶、不寐、大便失调等症状。

【食滞胃脘】指饮食不节，滞留胃脘，不能消化，出现上腹胀痛、嗳腐、呕吐、厌食、舌苔厚腻、脉滑等症状。多见于消化不良、胃炎等。

【肺气虚】指肺气虚弱。主要症状有面色淡白、短气、声音低弱、畏风、自汗等。

【肺阴虚】指肺阴亏虚而出现燥火病变。主要症状有干咳少痰、潮热盗汗、两颧潮红、手足心热、咽燥音哑、舌质红干、脉细数等。若虚火伤络则痰中带血。常见于肺结核、慢性咽喉炎、咽白喉等。

【肺实】即肺经邪实。可因风寒、痰热、痰湿、痰火等多种病因而致。临床表现随病因不同而异。如喘咳息粗、胸满胀痛、痰涎壅盛、咯痰稠黄或带血、突然失音等，多属肺实见症。

【温邪犯肺】指温热之邪侵犯肺经。风温病邪，多从口鼻侵入，初起部见肺的症状，如咳嗽、发热口渴，或见咽喉火欣疼痛、舌边尖红、脉浮数等。多见于感冒、上呼吸道感染、急性支气管炎、急性扁桃体炎等疾病。

【肺气不宣】不宣，是不能宣通的意思。肺司呼吸而开窍于鼻，外合皮毛。在正常情况下，这些功能正常，表示肺气宣畅。如因外邪侵攻，皮毛闭塞，肺气不能宣通，可出现恶寒发热、鼻塞流涕、咳嗽等一系列症状。肺气不宣与肺气不利有某些相同之处，但习惯上肺气不宣多指外感表症，肺气不利多指水肿、气喘方面的病症。

【肺气不利】肺主一身之气而通调水道，如由于某种原因引起肺气不利，除出现咳嗽等症状外，还可影响水液的运行和输布，致小便不利而出现浮肿。

【肺失清肃】指肺失去清肃下降功能。肺是主管呼吸的器官，它以清肃下降为顺。如邪气犯肺（包括外感、内伤等各种病因），失去清肃下降的功能，则会产生咳嗽、痰多、气喘、胸膈胀闷等气逆症状。所以，久患咳嗽的病人肺气损伤，肃降失常，很容易导致"肺气上逆"。临床所见的哮喘性支气管炎、肺气肿，即属于肺气上逆现象。

【风寒束肺】指风寒外邪侵攻肺。主要症状有鼻塞、声重、打喷嚏、流清涕、咳嗽、痰清稀、头痛、恶寒、微热、无汗，或只觉恶寒而无发热、舌苔薄白、脉浮。相当于风寒感冒。

【肺津不布】指肺不能正常输布津气，出现喘咳等症状。肺接受由脾输送的精气，经过肺和心的作用而输布全身。如肺受热灼则肺阴耗伤，津液输布失常；肺受寒束，则水津不行，停而成饮，均可聚液成痰，出现喘咳等症状。

【燥气伤肺】指秋燥的邪气伤于肺。燥是六淫之一，秋天气候干燥，容易从口、鼻入侵于肺，耗伤肺津，出现干咳无痰，或咯痰带血、咽喉疼痛、胸胁痛等燥气症候。临床上分为温燥和凉燥。多见于上呼吸道感染、气管炎、白喉、急性咽喉炎等疾病。

【痰阻肺络】指肺脏受邪之后失去输布津液的功能，致聚液成痰，壅阻于肺，出现痰盛气逆、喘咳等症。临床上分为"痰热阻肺"和"痰湿阻肺"。

【痰热阻肺】指痰热壅阻于肺，出现喘咳。主要症状有发热、咳嗽、痰鸣、胸胀满闷、咯黄稠痰或痰中带血，甚则呼吸迫促、胸胁作痛、舌红苔黄腻、脉滑数。大都由于外邪犯肺之后，郁而化热，热伤肺津，炼液成痰，痰与热结，壅阻肺络所致。多见于急性支气管炎，肺炎、肺气肿合并感染，支气管哮喘合并感染等疾病。

【痰湿阻肺】指痰湿壅阻于肺，导致喘咳。肺为贮痰之器，脾为生痰之源，如脾阳虚，运化失职，不但不能把精气上输于肺，反而聚湿成痰，影响肺。主要症状有咳嗽，痰涎壅盛，痰白而稀，容易咯出，胸膈满闷，稍微活动则咳嗽加剧，气喘，舌苔白腻或白滑，脉濡缓等。多见于慢性支气管炎、支气管哮喘等疾病。

【热邪阻肺】指热邪壅阻于肺，发生喘咳。主要症状有发热、咳嗽、痰稠黄，或痰中带血，甚则呼吸迫促，胸胁作痛，舌边尖红，苔黄干，脉洪数或弦数。多见于支气管炎、肺炎等疾病。

【热伤肺络】指肺络受火热所伤，引起咳血或咯血。临床上分实热和虚热。实热多因外邪郁而化热，热伤肺络，或肝脉实火，上迫于肺所致，咯血量多，发热面赤，舌红苔黄，脉多滑数；虚热多因平素肺肾阴亏、虚火灼肺所致，咯血量少，或仅痰中带血，可兼见低热，午后潮热，两颧潮红，咽喉干燥，舌质嫩红苔少，脉细数等。

【肺络损伤】指因久咳或剧咳而损伤肺络，引起咯血。多见于肺结核、支气管扩张等疾病。

【肺热】热邪犯肺，肺受热灼所出现的肺热证，临床以面颊红赤、咳嗽痰稠、胸痛，甚则喘促、咯血。

【肺热叶焦】语出《素问·痿论》。指肺有郁热，肺脏长期受熏灼而发生痿症。其病理有两种情况：肺痿。以咳吐浊唾涎沫为主症，手足痿弱。以皮毛，肌肉枯萎，四肢无力为主症。

【肺火】指肺热火旺。有虚火、实火二种。临床表现：实火咳剧痰少，咳声有力，或咯痰稠黄、痰中带血、舌红苔黄、脉滑数等；虚火多属久咳阴虚，咳声无力，伴有潮热、盗汗、脉细数等。

【肺燥】指燥邪伤肺，或肺阴虚伤津化燥。主要症状有干咳、咯血、耳咽干燥，或咽喉火欣痛，音嘶，口干而渴，舌体苔白而干等。

【阴虚肺燥】指肺燥由于阴虚所致者。肺为娇脏，怕受火灼，如肺肾阴虚，内热虚火灼伤于肺，则肺燥而阴更虚。主要症状有干咳无痰，或痰中带血、咽痛嘶哑、舌嫩红苔少、脉细数等。可见于肺结核、慢性咽喉炎、白喉、支气管扩张等疾病。

【水寒射肺】指寒邪和水气影响肺脏。平素患痰饮或水肿的病人，外感寒邪，寒邪引动水饮，寒水上逆，以致肺气失宣。主要症状有咳嗽、气喘、痰涎多而稀白、舌苔白腻、脉浮紧，伴有发热、恶寒等。

【肺肾两虚】指肺脏和肾脏俱虚。临床表现有二：肺肾气虚。肺司呼吸，为气之标，肾主纳气，为气之根。肺肾气虚则见喘促短气，自汗易汗，形寒肢冷，或咳嗽痰多等症。常见于慢性支气管炎、肺气肿等疾病。肺肾阴虚。有因肺虚不能输津滋肾的，有因肾虚阴精不能上承或虚火灼肺的。往往呈现干咳、短气、咽喉干燥、腰酸腿软、骨蒸潮热、遗精盗汗等症状。多见于肺结核病。

【金实不鸣】金实指肺气实；不鸣，即音哑。金实不鸣，是指肺气实而声音嘶哑。多由于感外邪而致，但有寒热之分：外感风寒，内遏于肺，寒气凝滞，肺气失宣，开合不利，可突然声音嘶哑。风热燥邪，灼伤肺阴；或寒郁化热，煎熬津液，痰热交阻，肺失清肃，声音嘶哑。此外，亦有因肺有蕴热，复感外寒，热受寒束，肺气失于宣畅而音哑的，都属二证。金实不鸣是病机上的术语，疾病名称为"暴喑"，即突然失音，相当于喉部或声带的急性炎症、水肿等。

【金破不鸣】肺气损伤而声音嘶哑。肺主气，肾纳气，二脉均与发声有关。肺肾阴亏则肺燥而热郁，阴液不能上承，咽喉失于濡润，故声音嘶哑。多见于晚期结核病、慢性喉炎等。本病多属虚证，逐渐失音，故又称为"久喑"。失音可间歇出现或持续存在，说话较多时则加重，完全失音者少见，一般无外感症状。

【大肠虚】即大肠气虚，常兼见脾虚症候。主要症状有脱肛、久泻不止、完谷不化、粪便色淡不臭、肠鸣等。若久泻不止，临床上多虚寒并见。

【大肠虚寒】大肠虚寒而传导失职所致，多与脾肾虚寒有关。主要症状有下利稀薄、食少、四肢冷、腰酸、怕冷、苔白、脉沉细等。多见于慢性肠炎、慢性痢疾等。

【大肠寒结】指寒气结于大肠而出现便秘的病变。主要症状有腹部隐痛、大便秘结、口淡、舌白少苔、脉沉弦。多见于寒性便秘。

【大肠液亏】大肠津液不足所致的病变，多与阴血不足或热病伤津有关。主要症状有便秘或排便困难，兼见消瘦、皮肤干燥、咽干、舌红苔少、脉细。多见于老年性便秘或习惯性便秘。

【大肠热结】指因邪热结于大肠而引起的病变。临床表现有便秘、腹痛拒按、舌黄苔燥、脉沉实有力。多见于各种外感热病的气分阶段。

【大肠湿热】指湿热侵袭大肠所表现的症候。主要症状有下痢脓血、腹痛、"里急后重"、尿短赤、苔黄腻、脉滑数。多见于痢疾（菌痢或阿米巴痢）、急性肠炎。

【热迫大肠】指湿热伤及肠胃，以致大肠传导失常，发生腹痛泄泻的病变。主要表现为泻下如注、粪便黄臭、肛门灼热、小便短赤、舌苔黄腻、脉滑数等。

【肾虚】也称"肾亏"。是肾脏精气不足而引起的病变。一般症状有精神疲乏、头晕耳鸣、健忘、腰酸、遗精、阳痿等。

【肾阴虚（真阴不足）】即"肾水不足"。由于肾精耗损过度所致。临床表现有腰酸疲乏、头晕耳鸣、遗精早泄、口干咽痛、两颧潮红、五心烦热、午后潮热、舌红无苔、脉细数等。这种现象也叫"下元亏损"。

【肾阳虚】肾主一身阳气，肾阳衰微，则一身之阳气皆虚，故肾阳亦称"元阳"，是命门火的体现。一般的虚弱，称为肾阳虚，是命火不足所致，主要症状有身寒、怕冷、腰酸、滑精、阳痿、夜尿频多等。如果虚弱的程度较严重，称为"肾阳衰微"，或"命门火衰"，主要表现除上述症状加重外，常见精神萎靡、腰痛、脊冷、天亮前泄泻或浮肿、脉沉迟微弱等。这些现象又称为"下元虚惫"或"真元下虚"。

【命门火旺】肾脏元阴和元阳，元阴指肾精，元阳即命门火。如肾阴亏损而致命门火偏旺，表现为性机能亢进、阴茎易举、多梦失眠等。

【龙火内燔】燔，焚烧之意。这里指"肾火偏亢"。龙火，指肾火，命门之火。肾是阴脏，内藏水火（即真阴、真阳），水火必须保持相对平衡。若肾水亏损太过，则可使肾火偏亢，产生阴虚火旺的病理变化，因而使肾主封藏的功能减弱，出现性机能亢奋、遗精、早泄等症状。

【相火妄动】一般多指肝、肾的相火，因失却肾阴滋养而妄动。临床表现，属于肝火上炎的，可见眩晕头痛、视物不明、耳鸣耳聋、急躁易怒、睡眠多梦、面觉烘热等症；属于肾的虚火内灼的，可见五心烦热、头目眩晕、腰背胫跟酸痛、性机能亢奋、遗精早泄等症。

【热灼肾阴】指热性病后期肾阴被邪热所消耗，出现低热、手足心灼热、口齿干燥、耳聋、舌光绛干瘪、脉细数或虚数等症。

【肾气不固】又称"下元不固"。肾主藏精，开窍于"二阴"。若肾气不固，可出现遗精、滑精、早泄或液尿频多、遗尿、小便失禁等症状。

【封藏失职】封藏、封闭、贮藏之意。肾有贮藏精气的功能，而主二便。如肾气不固，出现遗精、滑精、早泄、小便失禁、夜尿频多、黎明前泄泻等症，称之为封藏失职。

【肾虚水泛】指肾阳虚出现水肿。肾主水液代谢，肾阳虚弱而不能主水，则膀胱气化不利，小便量少，同时也影响脾的运化，致水液泛滥形成水肿。一般症状有全身浮肿（尤以腰部以下较甚），按之凹陷、腰痛酸重、畏寒肢冷、舌淡胖、苔白润、脉沉脉等。常见于慢性肾炎、心性水肿等。

【脬气不固】脬，是膀胱的别称。脬气不固，指膀胱之气虚弱，不能约束小便而出现小便失禁或遗尿，故称。膀胱与肾相表里，膀胱气虚多与肾阳虚有关。

【膀胱气闭】即膀胱气化的机能障碍。其病因多与肾、三焦气化不利有关。主要症状有小腹胀满、小便困难或尿闭。多属实证。

【膀胱虚寒】指膀胱气化不足或受寒邪影响而丧失约束的能力。多与肾阳虚有关。主要症状有遗尿、尿急、尿频而清、淋沥不尽、苔薄润、脉细弱等。

【热结膀胱】膀胱位于下焦，为足太阳经之府。若伤寒太阳病不解，化热入里，邪热循经脉与血气相搏，结于膀胱，出现下腹部硬满、拘急不舒、发热而不恶寒、神志如狂等症，称为热结膀胱。

【膀胱湿热】湿热蕴于下焦膀胱所引起的病变。主要症状有尿频、尿急、尿少而痛、尿黄赤或尿血、舌红苔黄、脉数等。多见于急性膀胱炎。

【邪留三焦】指热性病，湿热之邪留恋三焦气分，上见咳嗽胸闷，中见腹胀纳呆，下见小便不利。指水液代谢障碍，出现胸胁胀闷、下腹窘急、小便不利等症。

【三焦虚寒】指上、中、下三焦虚寒。上焦指心肺的虚寒，中焦指脾胃的虚寒，下焦指肝肾的虚寒。是水肿病和下消病机之一。

【三焦实热】指上、中、下三焦实热。上焦指心肺的实热，中焦指脾胃的实热，下焦指肝肾的实热。气分实热证的别称。

图书在版编目（CIP）数据

图解黄帝内经 /《图解经典》编辑部编著. -- 长春：吉林科学技术出版社，2017.7
ISBN 978-7-5578-2794-6

Ⅰ. ①图… Ⅱ. ①图… Ⅲ. ①《内经》– 图解 Ⅳ. ① R221-64

中国版本图书馆 CIP 数据核字 (2017) 第 161950 号

图解黄帝内经

TU JIE HUANG DI NEI JING

编　　著	《图解经典》编辑部
策　　划	紫图图书 ZITO®
监　　制	黄　利　万　夏
出 版 人	李　梁
责任编辑	隋云平　解春谊
开　　本	787mm×1092mm 1/16
字　　数	220 千字
印　　张	23
印　　数	30001—35000 册
版　　次	2017 年 7 月第 1 版
印　　次	2018 年 12 月第 6 次印刷

出　　版	吉林科学技术出版社
地　　址	长春市人民大街 4646 号
邮　　编	130021
网　　址	www.jlstp.net
印　　刷	天津中印联印务有限公司

书　　号	ISBN 978-7-5578-2794-6
定　　价	69.90 元

版权所有，侵权必究
本书若有质量问题，请与本公司联系调换
纠错热线：010-64360026-103